新スタンダード栄養・食物シリーズ 18

食品分析化学

新藤一敏・森光康次郎 著

東京化学同人

序

　栄養学を学ぶ者にとって2005年はエポックメーキングな年であった．第一は6月17日に食育基本法が制定されたことであり，第二は"日本人の食事摂取基準（2005年版）"が策定されたことである．食育基本法は国民が生涯にわたって健全な心身を培い，豊かな人間性をはぐくむための食育を推進することを目指して議員立法により成立した法律で，世界に類をみないものである．これに基づいて食育推進基本計画が策定され，5年ごとの見直しでさまざまな取組みが行われている．

　"日本人の食事摂取基準"はそれまで用いられてきた"日本人の栄養所要量"に代わるもので，国民の健康の維持・増進，エネルギー・栄養素欠乏症の予防，生活習慣病の予防，過剰摂取による健康障害の予防を目的としてエネルギーおよび各栄養素の摂取量の基準を示したものである．やはり5年ごとの見直しが行われて2015年4月から適用されるものとして"日本人の食事摂取基準（2015年版）"が策定された．

　いずれも栄養にかかわる者にとって大切な指針であり，食に関する概念が大幅に変わったことに対応して，このたび"スタンダード栄養・食物シリーズ"を全面的に改訂し，"新スタンダード栄養・食物シリーズ"として内外ともに装いを改めた．

　この"新スタンダード栄養・食物シリーズ"は"社会・環境と健康"，"人体の構造と機能，疾病の成り立ち"，"食べ物と健康"などを理解することが大きな3本柱となっており，栄養士，管理栄養士を目指す学生だけでなく，生活科学系や農学系，また医療系で学ぶ学生にとっても役立つ内容となっている．

　全18巻からなる本シリーズの執筆者は教育と同時に研究に携わる者でもあるので，最新の知識をもっている．とかく内容が高度になって，微に入り細をうがったものになりがちであるが，学生の理解を得るとともに，担当する教師が講義のよりどころにできるようにと，調整・推敲を重ねてお願いした．また図表を多用して視覚的な理解を促し，欄外のスペースを用語解説などに利用して読みやすいよう工夫を凝らした．

　2013年には和食がユネスコの無形文化遺産に登録されたが，日本の食文化が世界に認められたものとして栄養学に携わる者としては誇らしいことである．この登録の審査に当たっては栄養バランスに優れた健康的な食生活であるという点が高く評価されたという．本シリーズの改訂にあたっては，和食の食文化は健康維持を図る手段であると考え，今後，食に関する多面的な理解が得られるようにとの思いを込めた．食文化は数百年，数千年と続いた実績の上に成り立っているが，この変わらぬ食習慣の裏付けを科学的に学ぶうえで本シリーズが役立つことを願っている．

　2016年2月

編集委員を代表して

脊　山　洋　右

新スタンダード栄養・食物シリーズ　編集委員会

委員長	脊山洋右	東京医療保健大学 客員教授，東京大学名誉教授，お茶の水女子大学名誉教授，医学博士
委員	赤松利恵	お茶の水女子大学基幹研究院自然科学系 教授，博士（社会健康医学）
	飯田薫子	お茶の水女子大学基幹研究院自然科学系 教授，博士（医学）
	池田彩子	名古屋学芸大学管理栄養学部 教授，博士（農学）
	石川朋子	聖徳大学人間栄養学部 教授，博士（医学）
	板倉弘重	茨城キリスト教大学名誉教授，医学博士
	市 育代	お茶の水女子大学基幹研究院自然科学系 講師，博士（農学）
	一色賢司	日本食品分析センター 学術顧問，北海道大学名誉教授，農学博士
	稲山貴代	長野県立大学健康発達学部 教授，博士（スポーツ医学）
	大塚 譲	お茶の水女子大学名誉教授，農学博士
	香西みどり	お茶の水女子大学基幹研究院自然科学系 教授，博士（学術）
	金子佳代子	横浜国立大学名誉教授，保健学博士
	河原和夫	東京医科歯科大学大学院医歯学総合研究科 教授，医学博士
	久保田紀久枝*	お茶の水女子大学名誉教授，学術博士
	倉田忠男	お茶の水女子大学名誉教授，新潟薬科大学名誉教授，農学博士
	小松龍史	同志社女子大学生活科学部 特任教授，保健学博士
	近藤和雄*	お茶の水女子大学名誉教授，医学博士
	佐藤瑤子	お茶の水女子大学基幹研究院自然科学系 助教，博士（生活科学）
	渋井達郎	日本獣医生命科学大学応用生命科学部 教授，農学博士
	新藤一敏	日本女子大学家政学部 教授，博士（農学）
	鈴木恵美子	お茶の水女子大学名誉教授，農学博士
	須藤紀子	お茶の水女子大学基幹研究院自然科学系 准教授，博士（保健学）
	辻 ひろみ	東洋大学食環境科学部 教授，栄養学修士
	冨永典子	お茶の水女子大学名誉教授，理学博士
	奈良井朝子	日本獣医生命科学大学応用生命科学部 准教授，博士（農学）
	野口 忠	東京大学名誉教授，中部大学名誉教授，農学博士
	畑江敬子*	お茶の水女子大学名誉教授，理学博士
	藤原葉子	お茶の水女子大学基幹研究院自然科学系 教授，博士（学術）
	本田善一郎	お茶の水女子大学保健管理センター 所長・教授，医学博士
	本間清一*	お茶の水女子大学名誉教授，農学博士
	丸山千寿子	日本女子大学家政学部 教授，医学博士
	村田容常（まさつね）	お茶の水女子大学基幹研究院自然科学系 教授，農学博士
	森田 寛（ゆたか）	お茶の水女子大学名誉教授，医学博士
	森光康次郎	お茶の水女子大学基幹研究院自然科学系 教授，博士（農学）

（＊編集幹事，五十音順）

まえがき

　ある特定の物質あるいは物質群が，分析対象の試料中に含まれているのかどうか，また，その量はどのくらいであるのかについて，化学的な手法で調べる（分析する）学問領域が分析化学である．本書ではまず理系学部共通で学ぶ，分析化学におけるデータの取扱い（第1章），基礎理論（第2章），定量分析方法（第3章）について概説した．つぎに，農学部，家政学部，生活科学部などの栄養・食品系学科で学ぶ，食品に含まれるさまざまな成分の分析方法の原理・実験方法・実験結果の計算処理について，食品成分の定性分析（第4章），食品成分の定量分析（第5章）として，成分ごとにまとめた．

　ただし第4章，第5章に記載した分析方法は，食品中のタンパク質全体，脂質全体の存在やその量を調べるといったものが多く，それらはより高度な分析化学で重要となる"特定の物質がどのくらいあるのか"，さらに"その物質はどのような化学構造をしているのか"を明らかにできるものではない．そこで"特定の物質がどのくらいあるのか"を調べるために必須な精製（食品中の各成分を物質ごとに分離し，目的の物質を取出す方法）にかかわる分析化学の原理・実験方法を第Ⅲ部（第6～10章）に詳しく記した．第Ⅲ部の最後には，いくつかの精製を組合わせて実施することにより，目的の物質を純粋な物質として取出す単離の例をいくつか取上げた．さらに単離された有機化合物の化学構造について，さまざまな機器を用いた分析により解析すること（機器分析）も，高度な分析化学として重要な領域である．そこで，機器分析にかかわる分析法の基礎原理を，質量分析（第11章），分光分析（第12章）としてまとめたうえで，NMR解析を主体とする構造解析法を二つの化合物を例として第13章にまとめた．物質の精製と構造解析法については，これらを記載している食品分析の教科書は少なく，また筆者の専門領域でもあるので，本書の特徴としてなるべく丁寧にわかりやすく解説したつもりである．

　本書は，筆者がこれまで授業で学生から多く受けた質問に丁寧に応えた内容にしたいと考え，それぞれの内容についてなるべくわかりやすい説明を行うと共に，内容を具体的な設問とし，その解説を詳しく記して理解しやすくした．また計算などの訓練が必要な章では，章末に演習問題を付し，それらに解答することにより，内容の理解ができているかをチェックできるようにした．筆者としては第1～5章まではおもに家政学部・生活科学部といった学部の学生向け，第1～3章，6～13章はおもに農学部の学生向けとなると考えている．それぞれの学部での必要に応じて，本書を利用していただければ幸いである．

　2016年11月

新　藤　一　敏

目　　次

第 I 部　分析化学の基礎

1. 分析データの取扱い…………………………………………3
1・1　誤　　差…………………………………………………3
1・2　正確さの表し方…………………………………………4
1・3　有 効 数 字………………………………………………7

2. 分析化学に関わる基礎理論…………………………………12
2・1　濃　　度…………………………………………………12
2・2　化学平衡, pH, 緩衝液…………………………………20
2・3　酸 化 と 還 元……………………………………………27

3. 容量分析, 重量分析, 吸光光度分析の原理………………31
3・1　容 量 分 析………………………………………………31
3・2　重 量 分 析………………………………………………39
3・3　吸光光度分析……………………………………………41

第 II 部　食品成分の分析

4. 食品成分の定性分析…………………………………………49
4・1　タンパク質, アミノ酸…………………………………50
4・2　糖質（還元糖, 多糖）…………………………………52
4・3　脂　　質…………………………………………………53
4・4　ビ タ ミ ン………………………………………………54

5. 食品成分の定量分析…………………………………………55
5・1　水　　分…………………………………………………55
5・2　タンパク質, アミノ酸…………………………………56
5・3　炭水化物, 糖質…………………………………………60
5・4　脂　　質…………………………………………………64
5・5　食 物 繊 維………………………………………………66
5・6　無 機 成 分………………………………………………67
5・7　ビ タ ミ ン………………………………………………69

第Ⅲ部 物質の精製

6. 溶媒の濃縮（除去） ……………………………………………………………… 79
 6・1 溶液濃縮 …………………………………………………………………… 79
 6・2 凍結乾燥濃縮 ……………………………………………………………… 81

7. 抽出と二相分配 ………………………………………………………………… 82
 7・1 成分の抽出 ………………………………………………………………… 82
 7・2 二相分配による分離 ……………………………………………………… 84

8. クロマトグラフィー …………………………………………………………… 89
 8・1 薄層クロマトグラフィー（TLC） ……………………………………… 89
 8・2 カラムクロマトグラフィー ……………………………………………… 90
 8・3 吸着に基づく分離 ………………………………………………………… 91
 8・4 分配に基づく分離 ………………………………………………………… 97
 8・5 分子の大きさに基づく分離 ……………………………………………… 102
 8・6 イオン交換性に基づく分離 ……………………………………………… 104
 8・7 高速液体クロマトグラフィー（HPLC） ……………………………… 106

9. 電気泳動とアフィニティークロマトグラフィー ………………………… 111
 9・1 電気泳動 …………………………………………………………………… 111
 9・2 アフィニティークロマトグラフィー …………………………………… 113

10. 物質の単離 …………………………………………………………………… 115

第Ⅳ部 機器分析

11. 質量分析 ……………………………………………………………………… 123
 11・1 質量分析の原理 ………………………………………………………… 123
 11・2 質量分析スペクトル …………………………………………………… 125
 11・3 分析物質のイオン化法 ………………………………………………… 127

12. 分光分析 ……………………………………………………………………… 132
 12・1 紫外・可視分光法 ……………………………………………………… 133
 12・2 赤外分光法 ……………………………………………………………… 137
 12・3 核磁気共鳴（NMR）分光法 …………………………………………… 139

13. スペクトルを利用した有機化合物の構造解析 …………………………… 157
 13・1 クロトン酸エチルの構造解析 ………………………………………… 157
 13・2 オイゲノールの構造解析 ……………………………………………… 161

章末問題の解答 ……………………………………………………………………… 176
索　引 ………………………………………………………………………………… 187

第Ⅰ部

分析化学の基礎

1 分析データの取扱い

1・1 誤　差

　測定値と真の値との差を**誤差**という．誤差が生じる原因はさまざまだが，分析化学の測定を行ったとき，その値には必ず誤差が含まれていることを考慮しなければならない．誤差には，予測可能な確定誤差と，予測不可能な不確定誤差がある．

a. 確定誤差

　確定誤差とは原因が確定でき，回避あるいは補正することが可能な誤差である．ある傾向をもって生じることから**系統誤差**ともいわれる．容量分析で使用するビュレットの読み取りを例にあげると，ビュレット上方を用いて 1 mL を読み取ったときと，下方を用いて読み取ったときでは，目線の違いから同じ 1 mL でも体積の誤差が生じうる．このように，その原因が説明でき，それを補正することが可能なものである．一般的な確定誤差には以下のようなものがある．

確定誤差: determinative error

1) **測定機器による誤差**: 測定結果にばらつきが生じる装置，加熱によりゆがんだガラス測容器などによるもの．
2) **操作誤差**: 実験操作において，分析者の技量不足や不注意によって生じる誤差．前述した目線の違い，溶液の移し替え時の損失，試料溶解時のこぼし，試料乾燥の不十分など．操作誤差はあとから補正することが困難な個人誤差であり，この誤差を回避するには，分析操作の習熟や事前の学習が必要である．
3) **方法誤差**: 測定方法に起因する誤差．使用する試薬中の不純物，沈殿物のわずかな溶解，副反応の発生や反応進行の不完全などが考えられる．この誤差を減らすには測定方法自体の改良が必要である．

測定機器による誤差: instrumental error

操作誤差: operative error

　確定誤差を回避あるいは最小にするための一般的な方法としては，既知量の標準物質を分析試料の一つとして加えておくことがよく行われる．標準試料（標準物質またはその溶液）の分析は，測定機器による誤差，操作誤差，方法誤差を確認し，あるいは見つけ出すのにも役立つ．

4　　1. 分析データの取扱い

b. 不確定誤差

　もう一つの誤差は，**不確定誤差**であり，**偶然誤差**ともよばれている．熟練した分析者が同一の条件で繰返し測定を行ったときでも，小さな数値上の違いとして現れるものであり，実践的な不確かさを反映するものである．この誤差は予想したり見積もったりすることはできず，ランダムに分布・発生する．

1・2　正確さの表し方

正確さ：accuracy
真　度：trueness
精　度：precision

　正確さとは何だろうか．正確さを表す概念として，真度と精度がある．**真度**は真の値からどのくらい違うかの偏りの程度を示し，**精度**は測定のばらつきの程度を示す．"この天秤は精度が高い"というような言い回しをすると思うが，ここで注意しなければならないのは，精度が高い＝正確さが高い，ということにはならない点である．たとえば極端な例として，質量測定に用いる電子天秤の値が常に 50.0 mg 多く表示されたとしよう．真の値から 50 mg もずれていたら正確とはいえないだろう（真度は低い）．しかし常に 50.0 mg 増えるのであれば測定値のばらつきは少なく精度は高いといえる．測定値の現れる度数と真度，精度の関係を図1・1に示す．

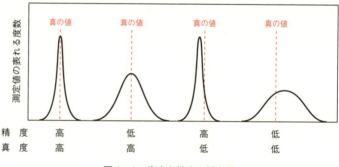

図1・1　真度と精度の概念図

　一般に精度が高ければ，真の値を得る確率は大きくなり，測定回数を増やすことで，より信頼性の高い精度を確保することが可能となる．

1・2・1　真　度

　真度とは真の値と測定値がどの程度一致しているかを示すもので，これを表す用語として**絶対誤差**と**相対誤差**があり，以下の式で示される．

$$絶対誤差 = |測定値 - 真の値|$$

$$相対誤差 = \frac{|測定値 - 真の値|}{真の値} \times 100\,\%$$

　絶対誤差，相対誤差が小さいほど真の値からの偏りが小さく，真度が良いことに

なる．ただし，未知試料の分析測定を行う場合，真の値はほとんどの場合は知ることができないので，これらの誤差を調べることはできない．一方，標準試料の分析においては，その試薬瓶の純度・濃度表示値を真の値として，測定値からこれら誤差を求めることは可能であるので，厳密な実験では標準試料で予備的に実験を行って，用いる実験の絶対誤差，相対誤差を知っておく必要がある．

1・2・2 測定値の棄却

測定値の偏りの有無は精度の大小に影響されることから，どの測定値を棄却するかは統計的な手法に基づいた棄却法を用いて判断する必要がある．たとえば，多数回の実験で得た測定値のなかで，他の数値とかけ離れた値が得られることがある．その場合は，いきなりその値を捨てるのでなく[*1]，確率論に基づいた手法に照らし合わせて，数値を捨てるべきかどうかを客観的に判断する．測定法の棄却にはいろいろな手法があるが，測定値が比較的少ない場合でも信頼性が高いとされている **Q 検定** を以下に説明する．

数値が大きい順に測定値を並べ，疑わしい測定値（最大値または最小値）と，その隣の数値との差を範囲（＝最大値－最小値）で割る．この値 Q_M を表 1・1 に示した棄却係数 Q_{90} 値（信頼限界 90％ の Q 値）と比較し，Q_{90} 値と等しいかより大きい場合には，その数値にはある確定的な誤差が含まれているとして棄却するというものである[*2]．

表 1・1 測定回数と棄却係数 Q_{90}

測定回数	Q_{90}
3	0.941
4	0.765
5	0.642
6	0.560
7	0.507
8	0.468
9	0.437
10	0.412

[*1] 実験操作などの誤りが原因であることが明らかな場合は捨ててよい．

[*2] Q 検定の具体例については，p.10 のコラム"きな粉の水分の求め方"を参照．

$$Q_M = \frac{|疑わしい測定値 - その隣の数値|}{最大値 - 最小値}$$

より信頼性が必要な実験の場合は，信頼限界％を上げて同様の検定を行えばよい．異なる信頼限界における Q 値を表 1・2 に示す．

表 1・2 異なる信頼限界における棄却係数 Q [a]

測定回数 (n)	Q_{80} (信頼限界 80％)	Q_{90} (信頼限界 90％)	Q_{95} (信頼限界 95％)	Q_{96} (信頼限界 96％)	Q_{98} (信頼限界 98％)	Q_{99} (信頼限界 99％)
3	0.886	0.941	0.970	0.976	0.988	0.994
4	0.679	0.765	0.829	0.846	0.889	0.926
5	0.557	0.642	0.710	0.729	0.780	0.821
6	0.482	0.560	0.625	0.644	0.698	0.740
7	0.434	0.507	0.568	0.586	0.637	0.680
8	0.399	0.468	0.526	0.543	0.590	0.634
9	0.370	0.437	0.493	0.510	0.555	0.598
10	0.349	0.412	0.466	0.483	0.527	0.568
11	0.332	0.392	0.444	0.460	0.502	0.542
12	0.318	0.376	0.426	0.441	0.482	0.522
13	0.305	0.361	0.410	0.425	0.465	0.503
15	0.285	0.338	0.384	0.399	0.438	0.475
20	0.252	0.300	0.342	0.356	0.391	0.425
25	0.230	0.277	0.317	0.329	0.362	0.393
30	0.215	0.260	0.298	0.309	0.341	0.372

a) D. B. Rorabacher, *Analytical Chemistry*, **63**, 139 (1991) より．

1・2・3 精度

精度とは，"同じ試料を繰返し分析したとき，測定値がどの程度一致した値になるか（あるいは，どの程度ばらついているのか）"という測定値の再現性を示すものである．精度の表し方には，標準偏差，相対標準偏差（変動係数）などがある．

平均値：mean value

a. 平均値

n 回の測定回数に伴う測定 $x_1, x_2, \cdots, x_n$ の平均値 $\bar{x}$ は，$\bar{x}=(x_1+x_2+\cdots+x_n)/n$ で与えられる．測定回数が多くなるに従って，$\bar{x}$ は真の値 x に近づく．すなわち $\bar{x}$ は**最も確からしい値**といえる．

最も確からしい値：most probable value
偏差：deviation
偏差平方和：sum of squares

ここで，各測定値の平均値からの偏り $x_i - \bar{x}$（$i=1, 2, \cdots, n$）を**偏差**といい，各偏差の二乗の和を**偏差平方和**という．偏差平方和は測定値全体についてのばらつきを表す．

また偏差平方和を $n-1$ で割った値を**不偏分散**または単に**分散**とよび，これを S^2 で表す．

$$\text{不偏分散} \quad S^2 = \frac{\sum_{i=1}^{n}(x_i-\bar{x})^2}{n-1}$$

実験標準偏差：experimental standard deviation

b. 実験標準偏差

不偏分散の平方根を**実験標準偏差**といい，これを S で示す．S は実際の実験でのばらつきを表す最も基本的なものである．

$$\text{実験標準偏差} \quad S = \sqrt{\frac{\sum_{i=1}^{n}(x_i-\bar{x})^2}{n-1}}$$

また，n が大きいときには（$n-1$）の代わりに，そのまま n が用いられることもある．n が十分大きいときの S を**標準偏差**（σ）とよぶ．

$$\text{標準偏差} \quad \sigma = \sqrt{\frac{\sum_{i=1}^{n}(x_i-\bar{x})^2}{n}}$$

相対標準偏差：relative standard deviation, RSD

c. 相対標準偏差

標準偏差の平均値 $\bar{x}$ に対する百分率（%）を示した値を**相対標準偏差**（または**標準偏差パーセント**）といい，RSD で表される．

$$\text{相対標準偏差} \quad \text{RSD}(\%) = \frac{\sigma}{\bar{x}} \times 100$$

1・3 有効数字

1・3・1 実験器具の公差

　実験に用いる器具は精密に作製されているが，工業技術上の理由により正確さの限界は当然存在する．多くの計量器具は，その保証される誤差の上限が**公差**として示されている．代表的な計量器具である測容器*とその公差について，図1・2および表1・3に示す．

* 駒込ピペットやビーカー，三角フラスコにも目盛り線が記入されているが，これはまったく検定されたものではないので，目盛りとはいわずに目安といい，測容器として使用してはいけない．

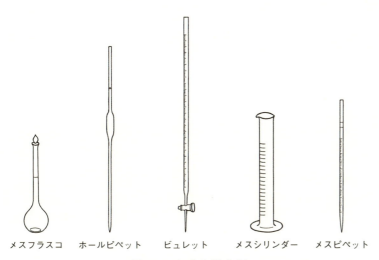

図1・2　おもな測容器

表1・3　おもな測容器の公差〔mL〕

メスフラスコ	全量 公差 ±	50 0.06	100 0.1	250 0.15	500 0.25	1000 0.4
ホールピペット	全量 公差 ±	1 0.01	2 0.01	5 0.015	10 0.02	20 0.03	50 0.05
ビュレット	全量 公差 ±	10 0.02	25 0.05	50 0.05	100 0.1		
メスピペット	全量 公差 ±	1 0.01	2 0.015	5 0.03	10 0.05	25 0.1	
メスシリンダー	容量 公差 ±	10 0.2	100 0.5	500 2.5	1000 5		

　たとえば，10 mL 容ホールピペットでは，公差 0.02 mL である．これは，この器具で 10 mL をはかりとった場合，その真の値は 10±0.02 mL 以内にあることが保証されるということになる〔したがって相対誤差は (0.02 mL/10 mL)×100＝0.2% 以内ということである〕．

1・3・2 有効数字数値の決定

　表1・3に示した公差に依存して，図1・2の測容器を用いて溶液をはかりとったときに，どの程度の細かさまで測定値が保証されるのか，という問題が生じ

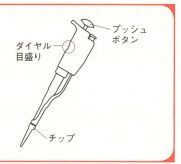

マイクロピペット

図 1・2 のガラス製測容器のほかに，小容量用のプラスチック製のピペット類（一般に**マイクロピペット**と呼称される）も頻繁に利用される．これは，目的量をダイヤル目盛りで合わせ，ピストンの原理ではかりとるもので，精度も高く，特に生化学系の実験などで汎用される．

る．これを取扱うのが**有効数字**という概念である．

　実験器具ではかりとった数値は，すべて有効数字として扱われる．たとえば，測容器ではかりとった溶液の値を 10 mL と記す場合，分析化学では，これは真の値が 10±0.5 mL（9.5〜10.5 mL）以内にあることが保証されていることを意味する（記されている最小桁数より一つ小さい桁で，±5 以内となる範囲）．これを 10.0 mg と記す場合は，10.0±0.05 mg 以内に真の値が存在することが保証されていることになる．数学上の数値としては，10 mg と 10.0 mg はまったく同じであるが，分析化学上では，このように精度の保証という意味で異なってくる．

　では，この有効数字の数値は，どのように規定すればよいであろうか．たとえば，表 1・3 中の 10 mL 容ホールピペットを用いて 10 mL をはかりとった場合を考えてみる．10 mL 容ホールピペットでは公差 0.02 mL 以内であるが，10.0 mL と表記した場合は，"10.0±0.05 mL 以内を保証" という意味になるので，公差で保証している精度より粗いことになる．そこで，<u>公差で保証される精度を超える精度となるように示された桁数の数値を含めた</u> 10.00 mL を有効数字の数値とする約束となっている（有効数字では，最後の数字が 0 であっても明記しておかなければならない）．すなわち，<u>有効数字の最小桁数の数字は誤差を含むものである</u>．

　このルールを適用すると，表 1・3 に示した実験器具を用いたときの有効数字は，各公差に従い，以下のようになる．

〔測容器〕

- メスフラスコ（50〜1000 mL）: 小数点以下 1 桁（50.0, 100.0）
- ホールピペット（50 mL 以下）: 小数点以下 2 桁（2.00, 10.00, 50.00）
- ビュレット，メスピペット，メスシリンダー: 各器具の最小目盛りの 1/10 までの桁（例: 100 mL 容メスシリンダーでは 0.1 mL の位まで，25 mL 容ビュレットでは 0.01 mL の位まで）
- マイクロピペット: 20 μL 用は 0.1 μL の位まで，1000 μL 用は 1 μL の位まで

〔電子天秤や分光光度計など数値がデジタル表示される機器〕

- 表示される数値の桁数までが，そのまま有効数字となるように設計されている（10 mg 単位まで表示される天秤なら 10 mg の位まで，0.1 mg 単位まで表示される天秤なら 0.1 mg の位まで）．

有効数字の桁数: 52.16, 5.216, 0.5216, 0.05216 の四つの値は，すべて有効数字 4 桁である．位取りの 0 は有効数字ではない．21.050, 0.21050 の有効数字はいずれも 5 桁であるが，21050 は有効数字 4 桁であるか 5 桁であるか明瞭には判別できない．このような場合，2.1050×10^4 と表記すれば，有効数字が 5 桁であることが明白になる．

> 有効数字はおもに実験器具により発生するため,実験により求められた数値はすべて有効数字である.たとえば,試薬瓶に示されている含有量(質量%濃度)や密度,実験に用いる溶液のファクター,種々の実験係数(それぞれの実験に固有な計算処理上の係数)といったもの* はこれに該当するため,表記されている数値は有効数字である.
> また,物理化学定数も確かさの限界のある数値であるので有効数字となる.分子量,アボガドロ定数なども有効数字である.ただしこれらは,一般には,用いる実験器具により決定する有効数字桁数に比べると大きい桁数を利用できるため,実験器具により決定する有効数字桁数に2〜3桁加えた数値を利用して計算処理を行えば,実験結果の有効数字の数値を決定する要因とはならない.

* 質量%濃度については §2・1・1,密度については p.13 の計算例,ファクターについては §2・1・3 を参照.

1・3・3 有効数字数値の丸め方

ある数値を有効数字 n 桁の数値に丸める場合,$(n+1)$ 桁目以下の数値に従い,つぎのように処理する.

1) $(n+1)$ 桁目が 5 未満であれば切り捨て,5 より大きければ切り上げる.
   例 1: 2.756<u>4</u> を有効数字 4 桁に丸めると 2.756
   例 2: 2.756<u>6</u> を有効数字 4 桁に丸めると 2.757

2) $(n+1)$ 桁目が 5 であり,$(n+2)$ 桁目以降があるとき.
   例: 2.75<u>51</u> を有効数字 3 桁に丸めると 2.76(下線部全体では 5 より大きい)

3) $(n+1)$ 桁目が 5 であり,$(n+2)$ 桁目はない場合は,n 桁目の数字が偶数のときは切り捨て,奇数のときは切り上げる.
   例 1: 2.362<u>5</u> を有効数字 4 桁に丸めると 2.362
   例 2: 2.361<u>5</u> を有効数字 4 桁に丸めると 2.362

4) 丸め方は 1 段階で行わなければならない.
   例: 5.4246 を 3 桁に丸めるのに,まず 4 桁に丸めて 5.425 とし,その後 3 桁に丸めて 5.43 としてはいけない(1 段階でまとめた 5.42 が正しい).

1・3・4 有効数字のある数値を含む計算でのルール

ほとんどの分析実験においては,秤量した有効数字のある数値同士を足したり,引いたり,掛けたり,割ったりする計算により,求める値を算出することになる.これらの計算においては,以下の二つのルールに従って計算する.

1) 足し算・引き算を実施する場合は,小数点以下の桁数の最も粗いものに合わせる.(単純に電卓などで計算を行ったのち,最後に最も桁数の粗いものの桁数に合わせる)
   例: $4.52 + 1.876 - 1.0298 = 5.3662 \rightarrow 5.37$
   (最小桁数は,4.52 が小数点以下 2 桁,1.876 が 3 桁,1.0298 が 4 桁.小数点以下 2 桁が最も粗いので,それに合わせる.このため,和の 5.3662 の小数点以下 3 桁目を,§1・3・3 のルールに従って丸め,5.37 とする.)

2) 掛け算・割り算では,計算式内の最小桁数の数字に合わせる.
   例: $3.14 \times 5.298 \div 1.0344 = 16.08248\cdots \rightarrow 16.1$
   (3.14 は有効数字 3 桁,5.298 は 4 桁,1.0344 は 5 桁.したがって,答えは 3 桁となる.このため,積の 16.08248… の 4 桁目を丸めて 16.1 とする)

例：きな粉の水分を求める

[問題]

実験に用いる空のガラス容器の重量（W_0）の恒量[*1]値を求めたところ，15.5220 g であった．ここに，きな粉 3.0444 g を入れて乾燥処理を行い，処理後のきな粉＋ガラス容器の重量（W_1）の恒量値を求めたところ，18.4122 g であった．きな粉の水分を求めよ．

[計算式・解答]

この場合の水分（%）を算出する式は，

$$\frac{(3.0444 + 15.5220) - 18.4122}{3.0444} \times 100$$

となる．この式においては，%換算に必要な 100 以外の数値はすべて実験値であるので，有効数字のある数値である．式の処理の順序は，一般の四則計算のとおりであるので，まず，

$$3.0444 + 15.5220$$

を実行する．これらの数値の粗さは，ともに同じ小数点以下 4 桁であるので，答えは同じ小数点以下 4 桁の 18.5664 となる．つぎに，この 18.5664 から 18.4122 を引く．ここでも，数値はともに小数点以下 4 桁の数値であるので，答えも小数点以下 4 桁となる．

$$18.5664 - 18.4122 = 0.1542$$

ここで大変重要なのは，ここまでの計算で分子の有効数字は <u>4 桁に変わった</u> ことである．

ここまでの処理を行うと，もとの式は，

$$\frac{0.1542}{3.0444} \times 100$$

まで簡略化できたことになる．最後に，この割り算，掛け算を行えばよい．0.1542 は 4 桁，3.0444 は，5 桁の有効数字のある数値である．一方で，100 というのは割合を示すための数値であるので，有効数字のある値ではない．したがって 100 は無視して，4 桁と 5 桁の割り算とすればよく，答えは有効数字 4 桁の数値となる．電卓で 0.1542÷3.0444×100 を実行すると 5.06503… となるので，5 桁めの 0 を丸めて，答えは 5.065 % となる．

少し戻るが，空のガラス容器の恒量の算出には，複数回の実験を行い，その平均値（$\bar{x}$）を恒量としたはずである．今回の 15.5220 g も，そのような実験によって求められていることになる．実際の実験で，ガラス容器の重量を 5 回求めた結果，15.5267, 15.5230, 15.5220, 15.5216, 15.5213 であった場合，どのようにデータ処理するのであろうか．まず最も大きく外れた最大値である 15.5267 について Q 検定を実施すると，$Q_M=0.685$ となり，$n=5$ のときの Q_{90} 検定値 0.642 より大きいので棄却される．一方，最小値である 15.5213 は $Q_M=0.056$ であり，0.642 より小さいので棄却されない．つぎに残った四つの数値のうち最大の 15.5230 について Q 検定を実施すると，$Q_M=0.588$ となり，$n=4$ のときの Q_{90} 検定 (0.765) で棄却されず，同様に最小の 15.5213 も同様に $Q_M=0.176$ で棄却されない．したがって，ガラス容器の恒量 $\bar{x}$ を求めるのに，この四つの値は使用でき，恒量 $\bar{x}$ の算出式は，

$$\frac{15.5230 + 15.5220 + 15.5216 + 15.5213}{4}$$

となる．この式でも，有効数字に関するルールが当然働く．まず，最初の足し算は，ともに小数点以下 4 桁同士の足し算であるので，答えも小数点以下 4 桁までで，62.0879 となる．これを 4 で割るが，この 4 は有効数字とは関係ない．そこで，割り算の答えは，割られる数値である 62.0879 と同じ 6 桁となる．電卓で計算すると 15.521975… となるので，7 桁目の 7 を丸めて，15.5220 がガラス容器の恒量 $\bar{x}$ となる．

一気に式を考えるのが困難である場合は，前述したように分割した各式で有効数字が何桁になるかを自覚したうえで，それよりも 2 桁程度細かい数値を用いて次の式を計算していき，最後に有効数字の桁数をそろえればよい．

なお，m 回の測定の結果得られた分析値を書き表すとき，$\bar{x}\pm S$（$n=m$）として実験標準偏差を示すことも多い．この表し方で空のガラス容器の恒量値を表すと，

$$S = \sqrt{\frac{(15.5230-15.5220)^2 + (15.5220-15.5220)^2 + (15.5216-15.5220)^2 + (15.5213-15.5220)^2}{4-1}}$$

$$= 0.000741\cdots \fallingdotseq 0.0007$$

となる[*2]．

表記は 15.5220±0.0007（$n=4$）となる．

[*1] 水分や汚れが付着していない容器の真の重量（室温）を **恒量** という．洗浄した容器を乾熱（105 ℃）して水分を完全に除き，これをデシケーター中で室温まで冷却して重量測定することにより求める（p.39 参照）．

[*2] 実験標準偏差，標準偏差も有効数字のある数値である．これらは x_i-x（引き算）の値を元に導かれるもの（x_i, x は有効数字）であるので，その正確さ（小数点以下の桁数）は x_i-x と同一となる（x_i-x が小数点以下 2 桁の数値であれば，実験標準偏差，標準偏差の値も小数点以下 2 桁）．

すべての実験計算では，必ず，まず数値間（重量や滴定値などの）引き算・足し算を行い，つぎにその結果割り算・掛け算のみの式となったものについて計算処理を行うことになる．このような足し引き算，掛け割り算が混在する実験計算処理についても，それぞれにp.9の(1)，(2)のルールを遵守して行えばよい．

また，ここで確認しておかなければならないのは，有効数字は実験に伴って発生する数値であるということである．したがって，たとえば，2 mol/L の塩酸をつくるとか，%で表示するために100を掛けるとかいう場合の数値は，有効数字ではない．実験処理計算においては，有効数字とそうでないものが一つの計算式に入ってくることも多い．このような場合，有効数字でない数値は，有効数字桁数を考えるうえから除外して考えればよい．

また§1・3・3(3) のルールから，丸め処理を計算途中でやってはいけないことがわかる．必要な計算処理を一気に行い，最後に丸める．複数の式に分けて計算処理をしたい場合は，有効数字桁数より2～3桁多く値をとっておき，最後の計算式で桁数を整えて処理を行う．

実際の計算処理の例として，きな粉中の水分を求める実験* のデータ処理をコラムに示す．

* この実験の手順および水分算出の一般式については§5・1・1を参照．

対数の有効数字

1) 有効数字のある数値の対数（log）をとる，逆に 2) 有効数字のある指数（10^x の x が有効数字）を数値に換算する，という必要がある場合がある．このときは，指数の小数点以下の桁数＝数値の有効数字とする．たとえば 4.82×10^2 の対数を考えるときは，$\log 4.82 \times 10^2 = \log 4.82 + 2 = 0.68304\cdots + 2 = 2.68304\cdots$ となるが，もとの数値 4.82 は有効数字 3 桁なので，小数点以下 3 桁までが有効数字となり，2.683 となる．同様に $10^{1.34}$ を数値に直すと，$21.87\cdots$ となるが，指数 (1.34) は小数点以下 2 桁の値なので，数値は 22 となる．

 章末問題

問題 1・1 以下の式中の数値はすべて有効数字であるとして，式の解を求めよ．
1) $4.2765 - 3.33$
2) $1.004 \times 13.33 \div 5.2$
3) $(3.8775 - 3.3834) \div 1.67$

問題 1・2 ある容器の重量を 7 回繰返し測定して，つぎのような結果が得られた．
第 1 回 15.3777 g，第 2 回 15.3524 g，第 3 回 15.3508 g，第 4 回 15.3505 g，
第 5 回 15.3510 g，第 6 回 15.3515 g，第 7 回 15.3506 g

Q_{90} 検定に合格した数値だけを採用するとしたとき，恒量はいくらとなるか．またそのときの標準偏差，相対標準偏差（RSD）の値を求めよ．

2 分析化学に関わる基礎理論

2・1 濃　度

濃 度：concentration

　濃度とは，全体の中にその成分が含まれる割合のことである．全体とは，液体，固体，気体あるいは空間であることもあるが，分析化学で用いるものは液体が圧倒的に多いので，ここでは液体について述べる．液体の場合，全体を**溶液**，溶けている成分を**溶質**，溶かしている液体を**溶媒**という．

溶 液：solution
溶 質：solute
溶 媒：solvent

　濃度はつぎのように書ける．

$$\text{濃　度} = \frac{\text{溶質の量}}{\text{溶液の量}}$$

2・1・1　質量/質量濃度，質量/体積濃度

　溶液と溶質の量を，ともに質量(g)を用いて示す濃度として，**質量/質量濃度**（重量/重量濃度[*1]ともいう）がある．また，質量/質量濃度を百分率で表した**質量％濃度**（重量％濃度[*2]ともいう）も利用される．

[*1] weight/weight から w/w 濃度とも表記する．
[*2] w/w%, wt%とも表記する．

$$\text{質量/質量濃度 (g/g)} = \frac{\text{溶質の質量 (g)}}{\text{溶液の質量 (= 溶質の質量 + 溶媒の質量) (g)}}$$

$$\text{質量％濃度 (\%)} = \frac{\text{溶質の質量 (g)}}{\text{溶液の質量 (= 溶質の質量 + 溶媒の質量) (g)}} \times 100$$

　特に断っていない限り，％として示されている溶液の濃度は質量％濃度を表している．

[*3] weight/volume から w/v 濃度とも表記する．

　溶液を体積で，溶質を質量で表す**質量/体積濃度**[*3]もあり，こちらの方が分析化学実験ではよく使われる．この場合，溶質は g，溶液は L で表すのが一般的である．

$$\text{質量/体積濃度 (g/L)} = \frac{\text{溶質の質量 (g)}}{\text{溶液の体積 (L)}}$$

[*4] §2・1・2参照．

　この質量/体積濃度は，モル濃度や当量濃度（規定度）[*4]とも密接なつながりがある．モル濃度は，溶液 1L 中に含まれる溶質のモル数で表されるが，溶質の g

数をその分子量で割るとモル数となるので，質量/体積濃度を溶質の分子量で割ればモル濃度になるという関係がある．

分析化学実験でよく用いられる質量/体積濃度やモル濃度が，溶液の質量ではなく体積を分母としている理由は，大部分の試薬類は水などの溶媒に溶かした溶液として使用され，このとき溶液は"質量"より"体積(容積)"で取扱う(はかりとる)方がはるかに多いためである．たとえば，"1 g の溶液を加える"実験より"1 mL の溶液を加える"実験の方がはるかに多いので，その中にどれだけの質量あるいはモル数の成分が入っているのかが示される濃度の表し方の方が利用しやすいということである．

質量％濃度溶液の調製方法

[例1] 質量％濃度が 5.00 % の食塩水 20.0 g を調製する．
[手順] 溶質が純品の粉末(固体)であれば，溶質(g)を電子天秤ではかりとり，溶液量(g)－溶質量(g)の溶媒(g)を加えて溶かせばよい．したがって，"20.0 g × 5.00/100 = 1.00 g の食塩を電子天秤ではかりとって，ここに 20.0 g － 1.00 g = 19.0 g の水を電子天秤ではかりとって加える"という作業を行う．

なお上記で溶媒量を質量で算出したが，液体は体積ではかりとることが多いので，19.0 g の水は 19.0 mL (室温での水の密度は 1.00 g/cm³)として，"1.00 g の食塩を電子天秤ではかりとって，20 mL 容メスピペットなどの測容器で水を 19.0 mL はかりとって加える"でもよい．

※ 上記に登場する**密度**とは単位体積(cm³)当たりの質量(g)をさす．したがって単位としては g/cm³ となる(ただし cm³ = mL であり，密度単位を g/mL として示した方が，これ以降の式の説明などがわかりやすい．そこで今後は便宜上，密度の単位を g/mL として示す)．質量/質量濃度(あるいは質量％濃度)の溶液調製にあたって溶媒量を体積ではかりとろうとする場合，溶媒が水の場合(密度 1.00 g/mL)は，質量(g) = 体積(mL)で考えればよいが，たとえば溶媒がエタノールである場合には，その密度 0.792 g/mL (20 ℃でのエタノールの密度)を用いて，質量(g)を体積(mL)に換算することが必要である．この場合，試薬溶媒瓶のラベルなどに密度(density, d と略されていることも多い)が記載されているので，この値を用いる．また水の密度と，ある物質の密度の比の値を**比重**というが，密度の代わりに比重が記載されていることもある (specific gravity, Sp. Gr. と略されていることも多い)．比重は無名数(単位のない数)だが，その値は密度と等しいので，計算処理では密度と同じ単位(g/mL)を付けて考えるとわかりやすい．

[例2] 質量％濃度が 1.00 % であるコレステロールを含むエタノール溶液 10.0 g を調製する．
[手順] "10.0 g × 1.00/100 = 0.100 g のコレステロール(粉末)を電子天秤ではかりとり，10.0 g － 0.100 g = 9.90 g のエタノールを電子天秤ではかりとって加える"という作業を行う．

またエタノールは液体であるので，[例1]の注に記載したように "9.90 g ÷ 0.792 ≒ 12.5 mL {質量(g) ÷ 密度(g/mL) = 体積(mL)} のエタノールをメスピペットなどではかりとって，電子天秤で秤量した 0.100 g のコレステロールに加える"でもよい．

[例3] 試薬塩酸(市販の濃塩酸)を使って，質量％濃度が 5.0 % の希塩酸を 100 g 調製する．
[手順] 試薬塩酸(市販の濃塩酸)は含有量(質量％濃度) 35 % の HCl 水溶液なので，[例1][例2]のように，"塩酸分子 100 g × 5.0/100 = 5.0 g をはかりとる"ことはできない．そこで実作業としては，以下のように計算して調製することになる．

試薬塩酸は含有量(質量％濃度) 35 %，密度 1.18 g/mL の水溶液である．したがって，塩酸分子(HCl) 5.0 g をはかりとるために必要な試薬塩酸の量を a mL とすると，以下の式が成り立つ．

$$a \text{ mL} \times 1.18 \text{ g/mL} \times 0.35 = 5.0 \text{ g}$$

これを解くと，$a ≒ 12.1$ mL となる．また，この 12.1 mL の試薬塩酸の質量は，12.1 mL × 1.18 g/mL = 14.3 g であるので，加える水の量は 100 － 14.3 = 85.7 g となる．したがって，"試薬塩酸 12.1 mL を 20 mL 容メスピペットなどではかりとり，ここに電子天秤ではかりとった水 85.7 g を加える(実際の作業としては，水は 100 mL 容メスシリンダーで 85.7 mL はかりとるのでもよい)"となる．はかりとった試薬塩酸 12.1 mL 中には，塩酸分子 5.0 g と水 9.3 g が含まれるからである．

※ ［例3］で示したように，試薬塩酸の塩酸分子含有量は 100 % ではなく，35 % 程度である．このほか，よく使う試薬のうち，固体の試薬では水酸化ナトリウム，水酸化カリウム，チオ硫酸ナトリウム，過マンガン酸カリウム，液体の試薬では硫酸は 100 % でない．また，塩酸，硝酸，アンモニアなどはもともと飽和水溶液として試薬になっている．このような試薬が溶質である溶液を調製するときは，含有量（質量％濃度）を計算に入れてはかりとる必要がある．試薬が液体の場合は密度（比重）も考慮する必要がある．

含有量は通常試薬瓶のラベルに表示されている（purity, assay, concentration などとして記載されていることも多い）．数値に幅がある場合や min X ％（=X ％以上）として表示されている場合もある．幅がある場合は数値の真ん中をとり，min の場合はその値を使用すればよい．ただし含有量の値が 2 桁程度で示されているのは，それ以上の精度は保証されていないことを理解しておかなければならない．すなわち，これら 100 % でない試薬は，それ自身の秤取によって正確な濃度の溶液をつくることはできない．必ず他の"正確な量が秤量できる試薬"から調製した溶液（一次標準溶液）を用いた滴定実験により，正確な濃度を求めてから使用する（§2・1・3 参照）．

［例 3］では溶液の調製方法を説明することが目的であったので，用いる測容器の精度に応じてはかりとる数値を示した．しかしながら，どんなに正確に試薬，溶媒をはかりとっても，試薬塩酸の含有量が 35 ％（有効数字 2 桁）までしか保証されていない以上，試薬塩酸を水で希釈するという方法では，2 桁以上保証される正確な濃度をもつ希塩酸を調製することはできない．

質量/体積濃度溶液の調製方法

質量/体積濃度の溶液を調製する場合，溶質のはかりとり方は質量/質量濃度の溶液をつくるときと同様であるが，溶媒については，それを単独ではかりとるのではなく，"まず溶質を半分量程度の溶媒に溶かした溶液を測容器に入れ，ここに溶媒を目指す液量（全容量）となるまで加える"という形で用いる．この操作を**フィルアップ**といい，"一定容にする"という表現がふつう使われる．フィルアップに使われる器具はメスフラスコやメスシリンダーといった測容器である．要するに，溶媒をはかって加えるのでなく，溶液として全容量（体積）になるまで溶媒を加えて合わせるということである．

たとえば，10 g/L の食塩水を調製する場合，食塩 10 g と水 990 mL を混ぜても，1.00 L にはならない．そこで，まず 500 mL 程度の水に食塩 10 g を溶かしてから，水を加えて一定容（1.00 L）にする必要がある．なお，溶解熱で調製した溶液の温度が上がったり下がったりすることがあるが，そのときは，目標の液量よりやや少なめでいったん溶媒を加えることを止めて，室温に戻るまで待ってから，最終的に定容にする．

［例 1］ 10.0 g/L の食塩水を 100 mL つくる．
［手順］ "食塩 10.0 g/L×0.1 L=1.00 g を電子天秤ではかりとり，ここに水を加えて 100 mL にする"という作業を行えばよい．

実際には，"電子天秤で食塩を 1.00 g はかりとってビーカーに入れる．ここにメスシリンダーで水 50 mL 程度を加えて溶解させたのち，この食塩水を 100 mL 容メスシリンダー（あるいはメスフラスコ）に移し，水を加えていって 100.0 mL にフィルアップする"ということになる．

［例 2］ 10 g/L の希塩酸を 50.0 mL つくる．
［手順］ 試薬塩酸（市販の塩酸）は，含有量（質量％濃度）35 ％，密度 1.18 g/mL の水溶液であるので，塩酸分子 0.50 g をはかりとるために必要な試薬塩酸の量を a mL とすると，以下の式が成り立つ．

$$a \text{ mL} \times 1.18 \text{ g/mL} \times 0.35 = 0.50 \text{ g}$$

これを解くと，$a ≒ 1.21$ mL となる．したがって，実際の作業としては"試薬塩酸 1.21 mL をメスピペットなどではかりとり，ビーカーに入れる．ここに，水を 30 mL 程度加えて溶解させたのち，全溶液を 50 mL 容メスシリンダー（あるいはメスフラスコ）に移し，水を加えて 50.0 mL にフィルアップする"ということになる．

2・1・2 モル濃度と当量濃度

a. モルの概念

分子というものは,決まった原子の組合わせからできている.たとえば,水1分子は水素原子2個と酸素原子1個の結合したもので,水素原子,酸素原子,水分子にはそれぞれ固有の質量がある.しかし,このような分子1個あるいは原子1個を基準にした単位は,途方もなく小さな値になってしまうため実用的ではない.そこで,分子,原子を構成する各原子の原子量の総和(分子量)が,ちょうどグラム(g)数と同じになったときの分子・原子の数を **1 モル(1 mol** と表記する)と定義することとした.たとえば,水分子 H_2O は水素原子2個と酸素原子1個からなるが,水素の原子量はおよそ1,酸素の原子量はおよそ16であるので,$1×2+16=18$ が水の分子量である.そこで,水分子が18g存在するときの分子数が1 mol となる.これは実際の原子や分子の数としては約 $6.02×10^{23}$ 個にあたり,この **$6.02×10^{23}$ はアボガドロ数**とよばれる[*1].いろいろな物質間で起こる化学反応を反応式として示すとき,各分子や原子にかかる係数はモル数の比率を表していることになる.たとえば,化学反応でつぎのように書くとき,

$$2H_2 + O_2 \longrightarrow 2H_2O$$

これは,水素分子二つと酸素分子一つが反応して水分子二つが生じることを表すが,反応の比率は,水素分子,酸素分子,水分子のモル数の比率が 2:1:2 になるということである.

周期表(表紙裏)に原子量として記されている数値は,その元素が1 mol 存在したときのg数と等しいわけであるが,これらはみな完全な整数値ではない.それは,元素によっては同位体が存在したり[*2],原子の質量をおもに規定する陽子,中性子以外の他の粒子(電子,中間子など)の影響が関わったりしてくるからである.水素の平均原子量は厳密には1.008,酸素の平均原子量は 16.00 というように測定されている.食品に含まれる代表的な原子の原子量を表2・1に示す.

分析化学実験で原子量や分子量を計算式中の数値として用いる場合は表2・1の桁数をすべて利用して計算して用いればよい[*3].しかし§1・4・1で述べたように,分析化学実験上の計算では,実験に用いる器具に由来する有効数字が存在するので,原子量数値の桁数が多い場合は有効数字より2〜3桁多い桁数までを用いれば十分である.

原子量あるいは分子量として扱われる数値は,g/mol の値を表しているが,それらは定義上では単位はなく,いわゆる無名数(単位のない数)である.しかし,計算のときには,g/mol を入れて考える方がわかりやすい.たとえば質量をはかりとったある物質のモル数を計算するとすれば,質量(g)を分子量で割ればよいからである.グルコース $C_6H_{12}O_6$ の分子量は,炭素の原子量 12.01,水素の原子量 1.008,酸素の原子量 16.00 から,

[*1] アボガドロ数はモルの概念の提唱者である A. Avogadro の名前に由来している.

[*2] 水素の場合は,^1H(陽子1個)と ^2H(陽子1個と中性子1個)が約100:1の割合で存在する.また ^3H(陽子1個と中性子2個)もごくわずか存在する.

[*3] ただし有効数字のルールと等しく,小数点以下3桁の元素と2桁の元素を含む分子で求められる分子量は小数点以下2桁となる.

表 2・1 食品に含まれる代表的な原子の原子量[a]

原子	原子量	原子	原子量
H	1.008	P	30.97
C	12.01	S	32.07
N	14.01	Cl	35.45
O	16.00	K	39.10
Na	22.99		

同位体が存在する元素(H, C, N, O など)の原子量は物質中の各同位体の存在割合の変動によって変化するため,表2・1より小さい小数点以下の桁数は決まらない(各同位体の精密な原子量は決まっている.表 11・1 参照).一方 Na などの同位体をもたない元素の原子量は,実際は 22.98976928 まで精密に決まっている.

> **分子量と式量**
>
> 分子量は molecular weight といい，試薬瓶のラベルには mol.wt. または MW などと略記されている．無機塩などで formula weight（FW）と書いてあることもあるが，これは式量といって，たとえば塩化ナトリウムなどは，NaCl という分子があるのではなく，Na^+ と Cl^- という二つのイオンが 1：1 で存在しているので，Na と Cl の原子量の和（式量）を分子量の代わりに使うものである．意味は分子量と変わらない．

$$(12.01 \times 6) + (1.008 \times 12) + (16.00 \times 6) = 180.156 \fallingdotseq 180.16$$

となり*，たとえば電子天秤ではかりとったグルコース 9.00 g は，

$$9.00\ g \div 180.16\ g/mol = 0.0499555\cdots \fallingdotseq 0.0500\ mol$$

となる．

* 小数点以下 2 桁と 3 桁の足し算なので，有効数字処理ルールに従い，答えは小数点以下 2 桁となる．

b. モル濃度

溶液 1 L に含まれる溶質のモル数を示す濃度を，**モル濃度**（mol/L）という．モル濃度は，単位 **M** で表す．すなわち，M＝mol/L である．

$$モル濃度（mol/L） = \frac{溶質のモル数（mol）}{溶液の体積（L）}$$

モル濃度を実際の計算で出すには，含まれている物質のモル数を溶液量（L）で割ればよい．その物質の質量と分子量から計算するときは，質量/体積濃度（g/L）を出して，その濃度を分子量で割ってもモル濃度になる．逆に，モル濃度がわかっている溶液のある液量をとってその中のモル数を計算するときは，

$$モル濃度（mol/L）\times 液量（L）＝モル数（mol）$$

で計算できる．

> **モル濃度溶液の調製方法**
>
> [例 1]　1.00 mol/L の食塩水（NaCl）を 100 mL つくる．
> [手順]　"NaCl 1.00 mol/L×100.0/1000 L＝0.100 mol をはかりとり，ここに水を加えて 100 mL にする"という作業を行えばよい．実際には，NaCl の分子量(式量)を 58.44 として，"電子天秤で NaCl を 58.44 g/mol×0.100 mol≒5.84 g をはかりとってビーカーに入れる．ここにメスシリンダーで水 50 mL 程度を加えて溶解させたのち，この食塩水を 100 mL 容メスシリンダー（あるいはメスフラスコ）に移し，水を加えていって 100.0 mL とする"ということになる．
>
> [例 2]　0.50 mol/L の希塩酸を 2.00 L つくる．
> [手順]　"HCl 0.50 mol/L×2.00 L＝1.0 mol をはかりとり，ここに水を加えて 2.00 L にする"という作業を行えばよい．試薬塩酸は HCl 含有量（質量％濃度）35 ％，密度 1.18 g/mL の水溶液であるので，ここから HCl 1.0 mol（1.008＋35.45≒36.46 g）を取出すのに必要な試薬塩酸量を a mL とすると，以下の式が成り立つ．
>
> $$a\ mL \times 1.18\ g/mL \times 0.35 = 36.46\ g$$
>
> これを解くと，a≒88.3 mL となる．したがって，実際の作業としては，"試薬塩酸 88.3 mL を 100 mL 容メスシリンダーではかりとり，いったんビーカーなどに入れる．ここに水を 1 L 程度加えて均一とした後，全溶液を 2 L 容メスシリンダーに移し，ここに水を加えて 2.00 L とする"ということになる．

c. 当量濃度

モル数は元来は分子の量の単位であるが，原子の量，イオンの量，分子中の官能基の量，さらに電子の量などにも使ってよい．したがって，着目の仕方によって異なる表し方になることもある．たとえば，硫酸分子（H_2SO_4）が水溶液中に 1 mol 存在する場合，酸としては溶液中で，

$$H_2SO_4 \longrightarrow 2H^+ + SO_4^{2-}$$

となっている．そこで水素イオン H^+ の方に着目すれば，H^+ として 2 mol あるともいえる．酸・塩基の中和反応や酸化還元反応などでは，反応に関わる分子 1 mol を単位として考えるよりも，H^+，OH^- のモル数（中和反応）や，やりとりされる e^-（電子）のモル数（酸化還元反応）を単位として考える方が都合がよい．そこで，酸・塩基や電子のモル数を特に<u>当量数</u>（Eq.）という表現をする．なぜ当量数で表現すると便利なのかといえば，中和反応は $H^+ + OH^- \rightarrow H_2O$ となる反応であるので，中和したということは，反応した H^+ と OH^- の<u>当量数が等しかった</u>ことを示すからである．これは酸化・還元反応の場合も同様で，酸化する物質が奪った電子と，酸化された物質が奪われた電子の<u>当量数が等しい</u>．

Eq.: equivalent

当量数は，酸の例でいえば，1 価の酸（分子 1 mol が H^+ 1 mol を放出するもの）である塩酸や硝酸では分子としてのモル数と同じ，2 価の酸である硫酸では分子としてのモル数×2，3 価の酸であるリン酸では分子としてのモル数×3 となる．同様に 5 価の酸化剤（分子 1 mol が 5 mol の e^- を奪う）である過マンガン酸カリウム 1 mol の当量数は 5 である．

当量濃度（Eq./L）は，モル濃度と同様に，溶液 1 L に含まれる当量数として表され，

$$当量濃度（Eq./L）= \frac{当量数（Eq.）}{溶液量（L）}$$

で規定される．当量濃度は酸，塩基，酸化剤，還元剤などの溶液で用いられる濃

当量濃度（規定度）溶液の調製方法

［例］ 1.0 N 希硫酸を 500 mL つくる．
［手順］ 硫酸 H_2SO_4 は 2 価の酸であるので，0.50 mol/L の希硫酸を 500 mL つくる，と置き換えて考えればよい．したがって，本溶液を調製するのに必要な H_2SO_4 は，0.50 mol/L×0.500 L＝0.250 mol となり，その質量は 98.09 g/mol（硫酸の分子量）×0.250 mol≒24.5 g である．

試薬硫酸は含有量（質量％濃度）95％，密度 1.84 g/mL の液体であるので，本溶液を調製するのに必要な溶液量を a mL とすると，以下の式が成り立つ．

$$a \text{ mL} \times 1.84 \text{ g/mL} \times 0.95 = 24.5 \text{ g}$$

これを解くと，a≒14.0 mL となる．したがって"試薬硫酸 14.0 mL をメスピペットあるいはメスシリンダーではかりとり，これをビーカーに入った水 300 mL 程度に加えて均一にしたのち，全溶液を 500 mL 容メスシリンダーに移し，ここに水を加えて 500 mL とする"となる．

度で，**規定度**（規定濃度）とよばれることも多く，単位 N で表す（N=Eq./L）．1 価の酸，塩基，酸化剤，還元剤では当量濃度（規定度）はモル濃度と等しい．2 価，3 価の酸，塩基，酸化剤，還元剤を用いた場合は，それらのモル濃度×価数が，当量濃度（規定度）である．当量濃度を用いて酸，塩基，酸化剤，還元剤溶液を作成して中和滴定や酸化還元滴定を実施すれば，常に

$$\text{酸の当量濃度} \times \text{液量} = \text{塩基の当量濃度} \times \text{液量}$$
$$\text{酸化剤の当量濃度} \times \text{液量} = \text{還元剤の当量濃度} \times \text{液量}$$

で計算ができて便利なのでよく利用される（モル濃度を用いる場合は，上式に価数を乗じて考えなければならない）．

2・1・3 ファクター

化学物質には，きわめて高い純度をもつものを試薬として作製できるものもあれば，そうでないものもあり，後者の方がはるかに多い．これは，その物質の性質や製造方法によって決まるものである．前者（**標準物質**という）に属する物質を電子天秤ではかりとり，これをメスフラスコなどで正確な容積に溶解すると，きわめて正確な濃度の水溶液を調製できる（これを**一次標準溶液**という）．炭酸ナトリウム Na_2CO_3，シュウ酸二水和物 $(COOH)_2 \cdot 2H_2O$，スルファミン酸 $H_2NSO_2(OH)$ などは標準物質の例である．

一方，中和滴定[*1]で滴定溶液としてよく用いられる塩酸，硫酸，水酸化ナトリウムなどは標準物質ではない．そのため市販されているものの純度は不安定で，試薬瓶の表示ラベルに従って希釈しても，どうしても濃度がばらつき，正確に目標の濃度を調製することはできない．そこで，このような物質の溶液を調製する場合は，まずだいたいの目標濃度の溶液をつくり，つぎに正確につくった一次標準溶液（あるいは正確に秤取した標準物質を適当量の水に溶解したもの）を調製した溶液で滴定することによって，調製した溶液の正確な濃度を算出する[*2]．これを**標定**といい，標定によって濃度が確定された溶液を**二次標準溶液**という（図 2・1）．ほとんどの滴定実験は，この二次標準溶液を用いて行われる．一次，二次標準溶液の濃度は，通常 M（モル濃度）あるいは N（当量濃度）で表す．

[*1] 中和滴定については § 3・1・1 を参照．

[*2] 酸を滴定する一次標準溶液としては炭酸ナトリウム水溶液，塩基を滴定する一次標準溶液としてはスルファミン酸水溶液などを用いる．

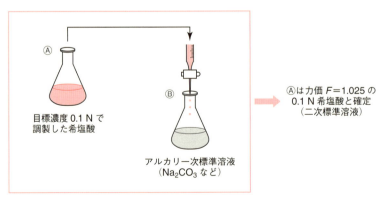

図 2・1 標　定

標定によって求められた二次標準溶液の正確な濃度については，算出された濃度を直接表記するのではなく，目標として調製した濃度とのずれを係数(F)として別にし，目標濃度×F として示す約束になっている．たとえば 0.1 N ちょうどを目標に調製した希塩酸（二次標準溶液）の濃度が標定により 0.1025 N と測定された場合，0.1025＝0.1×1.025 であるので，$F=1.025$ の 0.1 N 塩酸というように表す．**F をファクター**あるいは**力価**とよび，定量分析実験の計算処理はこの F を含めて行う．なお，F は実験(標定)で求められる数値であるので，有効数字である．

計算式のたて方，数値の表し方

ここまでにいくつかの溶液調製での計算例を示してきたが，計算式のたて方に実践的によく慣れておくことが必要である．濃度と物質量の計算は，試薬溶液を調製するときだけに必要なものではない．さまざまな計算に便利な質量，体積，物質量と濃度の対応表を図 2・2 に示す．この関係をよく理解しておくとよい．

また，計算式中では扱われる数値の単位も記載するとわかりやすい．たとえば，グルコースを 9.00 g とって水 1.00 L に溶かしたとすると，質量/体積濃度は，

$$9.00 \text{ g} \div 1.00 \text{ L} = 9.00 \text{ g/L}$$

となる．これをモル濃度に換算すると，分子量 180.16 から，以下となる．

$$9.00 \text{ g/L} \div 180.16 \text{ g/mol} \fallingdotseq 0.0500 \text{ mol/L}$$

単位を式中に記載しておけば，たとえば，計算の途中で，答えがモル数なのかモル濃度なのかわからなくなるというような間違いは起こらない．単位というのは，掛け算，割り算では代数的な文字と同じように取扱える（分子と分母に同じ単位があれば相殺される）ので，たとえば上式では，

$$9.00 \text{ g/L} \div 180.16 \text{ g/mol} = \frac{9.00 \times \left(\frac{\text{g}}{\text{L}}\right)}{180.16 \times \left(\frac{\text{g}}{\text{mol}}\right)}$$

$$\fallingdotseq 0.0500 \times \left(\frac{\text{mol}}{\text{L}}\right)$$

となって，計算式が与える単位が理解できる．

つぎに，単位について覚えておいてほしいことは，k (キロ), m (ミリ), μ (マイクロ) などの単位の頭につける**補助単位**である．人はあまりに大きい数字（たとえば 100,000,000）や小さい数字（たとえば 0.0000001）で示されてしまうと，直感的な量としてとらえることが難しい．そこで，1000 倍あるいは 1/1000 倍ごとに補助単位を設け，これらを利用してなるべく小数点以上 1 桁あるいは 2 桁程度の数値として表す．図 2・3 によく用いる補助単位の一覧を示す．

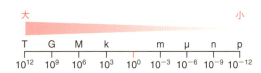

図 2・3 補助単位 大きくなる方の補助単位には，10^3=k (キロ), 10^6=M (メガ), 10^9=G (ギガ), 10^{12}=T (テラ) がある．小さくなる方の補助単位には 10^{-3}=m (ミリ), 10^{-6}=μ (マイクロ), 10^{-9}=n (ナノ), 10^{-12}=p (ピコ) がある．

補助単位も代数的な文字と考え，たとえば mg (ミリグラム) は m×g であると理解しておく．ただしこれらは，k=10^3 (1000), m=10^{-3} (0.001), μ=10^{-6}, p=10^{-12} という数字そのものである．補助単位を用いて，数値を，たとえば 0.000025 g というより 25 μg という方が把握しやすく，間違いも少なくなる．

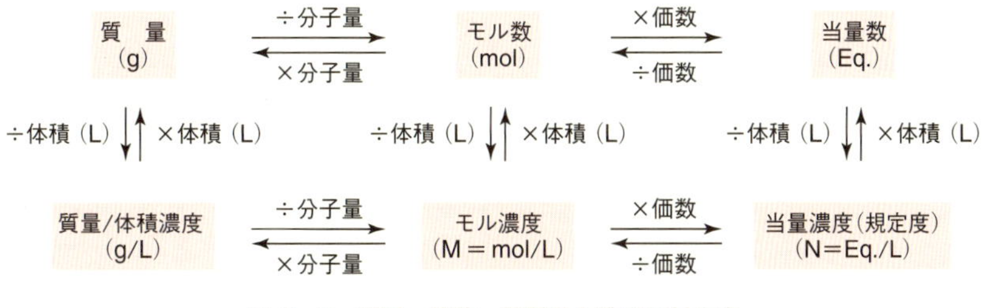

図 2・2 質量, 体積, 物質量と濃度の対応表

質量 (g) ⇌ (÷分子量 / ×分子量) モル数 (mol) ⇌ (×価数 / ÷価数) 当量数 (Eq.)

↕ (÷体積 (L) / ×体積 (L))　　↕ (÷体積 (L) / ×体積 (L))　　↕ (÷体積 (L) / ×体積 (L))

質量/体積濃度 (g/L) ⇌ (÷分子量 / ×分子量) モル濃度 (M=mol/L) ⇌ (×価数 / ÷価数) 当量濃度(規定度) (N=Eq./L)

2・2 化学平衡，pH，緩衝液

2・2・1 化学平衡

ある化学反応が可逆反応であるとき，出発物質と生成物質の濃度はある一定の値で釣り合う．これを**化学平衡**という．つぎの化学式で考えてみよう．

$$A + B \rightleftarrows C + D$$

可逆反応とは，AとBが反応して（反応が右に進んで）CとDを生成する反応と，CとDが反応してAとBを生成する逆向きの反応の両方が可能なものをいう．このときは，最初AとBが与えられても，やがて一定の割合がCとDになったところで見かけ上濃度変化が止まり（右向きの反応速度と左向きの反応速度が等しくなって，それぞれの濃度変化がない状態），平衡になる．このときに成り立つ法則を**質量作用の法則**といい，A，B，C，Dのそれぞれの濃度を[A]，[B]，[C]，[D]で表せば[[　]はその物質のモル濃度(M)を示す]，[A]×[B]と[C]×[D]の値の比は，温度や圧力などの条件が一定ならば不変である．これは右向きの反応速度が[A]×[B]に比例し，逆の左向きの反応速度が[C]×[D]に比例し，両者が釣り合って平衡になると考えるとわかりやすい．

この比を K（平衡定数）といい，つぎの式で書ける．

$$K = \frac{[C][D]}{[A][B]}$$

上の例は，二つの出発物質A，Bが二つの生成物質C，Dをつくるものであるが，出発物質，生成物質の数はいくつでもよい．出発物質が一つの化学式では，K はつぎのようになる．

$$A \rightleftarrows B + C \qquad K = \frac{[B][C]}{[A]}$$

この式は，弱酸が解離するときや水が電離するときなどにもあてはまるので，つぎに水の電離を例として具体的に述べる．

2・2・2　pH

水はつぎのように解離する．

$$H_2O \longrightarrow H^+ + OH^-$$

この式の平衡定数はつぎのように示されることが明らかとなっている．

$$K = \frac{[H^+][OH^-]}{[H_2O]} = 1.8 \times 10^{-16} \, M$$

上式中の水のモル濃度 $[H_2O]$ の値は，水1L中に何molの水分子があるかを計算すれば求められる．水（密度 1.00 g/mL とする）1L は 1000 g であるので，水 (H_2O) の分子量 18.02 で割ると，

$$1000 \, g \div 18.02 \, g/mol \fallingdotseq 55.5 \, mol$$

ここから，水のモル濃度は 55.5 M であることがわかる．この数値 $[H_2O]=55.5$ M を上式に入れると，

$$[H^+][OH^-] = 1.8 \times 10^{-16} \text{ (M)} \times 55.5 \text{ (M)}$$
$$\fallingdotseq 1.0 \times 10^{-14} \text{ (M}^2\text{)}$$

（この 1.0×10^{-14} を**水のイオン積** K_w という）

$[H^+]$ が $[OH^-]$ より大きい状態を**酸性**，$[OH^-]$ が $[H^+]$ より大きい状態を**アルカリ性**，両者が等しい状態を**中性**と定義する．

酸　性	$[H^+] > 10^{-7}$ M, $[OH^-] < 10^{-7}$ M
アルカリ性	$[H^+] < 10^{-7}$ M, $[OH^-] > 10^{-7}$ M
中　性	$[H^+] = [OH^-] = 10^{-7}$ M

ということになる．ここで，$[H^+]$ と $[OH^-]$ の積は 1.0×10^{-14} M^2 と一定であることから，$[H^+]$ または $[OH^-]$ の値がいずれか一方でも示されれば，残りも自動的に計算できることがわかる（表2・2）．

酸性～アルカリ性の表現は，水素イオン濃度 $[H^+]$ を用いて行うことができる．ただし，実際の水素イオン濃度である 10^{-3} M という表現は用いられず，濃度の対数値を利用した **pH** という表し方が採用されている（表2・2）．水素イオン濃度(M)は 10^{-3} というように1より小さく，対数をとるとマイナスになって扱いにくいので，pH では水素イオン濃度の対数にマイナスの符号を掛けて，数値をプラスに逆転させている．

表2・2 $[H^+]$, $[OH^-]$ と pH の関係

$[H^+]$	$[OH^-]$	pH	
1	10^{-14}	0	酸　性
10^{-1}	10^{-13}	1	
10^{-5}	10^{-9}	5	
10^{-7}	10^{-7}	7	中　性
10^{-9}	10^{-5}	9	
10^{-14}	1	14	アルカリ性

$$\text{pH} = -\log[H^+]$$

たとえば，pH 5 とは $[H^+]=10^{-5}$ M，$[OH^-]=10^{-9}$ M であり，pH 12 は $[H^+]=10^{-12}$ M，$[OH^-]=10^{-2}$ M というように，pH 値から水素イオン濃度，水酸化物イオン濃度を求めることができる．pH が整数でないときの水素イオン濃度を計算したり，水素イオン濃度がちょうど 10 の整数乗でないときの pH を計算するには，関数電卓などを使えばよい．

[例1]　$[H^+]=4.5 \times 10^{-6}$ M の pH
$$\text{pH} = -\log(4.5 \times 10^{-6}) = -(\log 4.5 + \log 10^{-6})$$
$$= -\{\underline{0.6532} + (-6)\} \fallingdotseq 5.35$$
　　　　　　↑
　　　関数電卓で求める

[例2]　pH 6.35 の $[H^+]$
$$[H^+] = 10^{-6.35} = 10^{0.65-7} = 10^{0.65} \times 10^{-7} \fallingdotseq \underline{4.47} \times 10^{-7} \text{ M}$$
　　　　　　　　　　　　　↑
　　　　　　　　関数電卓で求める

おおよその pH を調べるには，pH 指示薬が用いられる．pH 指示薬とは，その物質中のフェノール性ヒドロキシ基や共役構造に結合したアミノ基，カルボキシ基の解離・非解離の状態によって色調の変わる色素類で，解離域は変色域といっ

てそれぞれで異なる．フェノールフタレインとメチルオレンジの各 pH での化学構造と，それに伴う色を図 2・4 に示す．pH 指示薬は，測定したい pH 付近に変色域のあるものを選ばなければならない．代表的な指示薬の変色域を表 2・3 に示す．

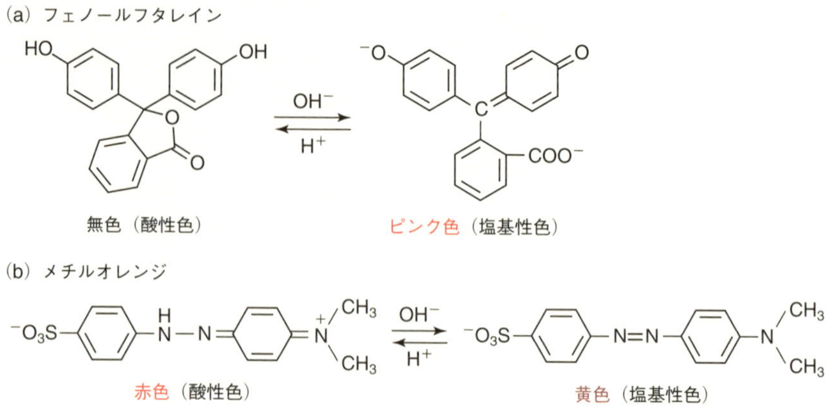

(a) フェノールフタレイン

無色（酸性色）　　　　　　　　　　ピンク色（塩基性色）

(b) メチルオレンジ

赤色（酸性色）　　　　　　　　　　黄（塩基性色）

図 2・4　フェノールフタレイン (a) とメチルオレンジ (b) の化学構造と色調

表 2・3　代表的な pH 指示薬の特徴および試薬濃度

指示薬名（略称）	酸性色	変色域 (pH)	アルカリ色	溶液濃度（質量%/溶液の溶媒）
チモールブルー（TB）	赤 黄	1.2〜2.8 8.0〜9.6	黄 青	0.1%/20% エタノール
メチルオレンジ（MO）	橙	3.1〜4.4	黄	0.1%/水
メチルレッド（MR）	赤	4.2〜6.3	黄	0.1%/95% エタノール
ブロモチモールブルー（BTB）	黄	6.0〜7.6	青	0.1%/20% エタノール
クレゾールレッド（CR）	黄	7.2〜8.8	赤	0.1%/20% エタノール
フェノールフタレイン（PP）	無	8.3〜10.0	紫紅	0.05%/70% エタノール

pH 指示薬を用いて溶液の pH を調べるには，溶液中に指示薬を数滴加えてみる，pH 試験紙（沪紙に pH 指示薬を染み込ませたもの）に溶液を滴下するといった方法がある．

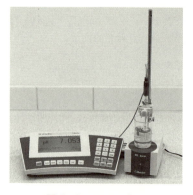

図 2・5　pH メーター

pH 指示薬は，それ自身に若干の緩衝能*があるので，緩衝能のまったくない溶液の pH の測定は厳密にはできない（測定する溶液の pH を変えてしまう）．たとえば，酸や塩基の希薄溶液などの pH 測定は難しい．また，pH 指示薬はそれほど正確な pH 情報を与えるものではないので，必要とされる精度を考えて利用する．正確な pH 測定には pH メーター（図 2・5）を用いる．

* 緩衝液とその作用については次節（§2・2・3）参照．

2・2・3 緩 衝 液

さまざまな実験で緩衝液を用いることは多い．そこでつぎに緩衝液について説明するが，そのために，酸あるいは塩基の電離から話を進める．酸とは，解離して水素イオンを生じるものである．式で表すと，

緩衝液: buffer solution

$$AH \rightleftarrows A^- + H^+$$

具体的に酢酸を例とすれば，

$$CH_3COOH \rightleftarrows CH_3COO^- + H^+$$

となる．塩酸（HCl）などの強酸では，この電離がほとんど完全に右に偏っているが，酸として弱くなるほど未解離の AH の比率が高くなる．したがって，上述の酢酸では，平衡はほとんど左に偏っている．この場合の平衡定数 K は，

$$K = \frac{[A^-][H^+]}{[AH]} \quad (2 \cdot 1)$$

で表され，**酸解離定数**といわれる．弱い酸ほど小さな値になる（[AH] が [A$^-$] に比べて多くなるため）．酸解離定数は，平衡定数 K に酸 acid の a を付して $\boldsymbol{K_a}$ と書かれることが多い．また，(2・1)式を変形すると，

$$[H^+] = \frac{K[AH]}{[A^-]} \quad (2 \cdot 2)$$

となり，弱酸の pH が [AH] と [A$^-$] の比で決定されることが理解される．

さて，ここで，弱酸 AH を強塩基で中和する場合を考えてみる．具体例として，0.1 M 酢酸（CH_3COOH）100 mL に，0.1 M 水酸化ナトリウム（NaOH）溶液を加えていった場合の pH 変化を図 2・6 に示す．

最初，水に酢酸を加えて 0.1 M 酢酸とした状態（図 2・6①）では前述したように酢酸はほとんど解離しておらず，[CH_3COOH]：[CH_3COO^-] ≒ 100：1 前後の割合で存在している〔①の pH は 3 前後であるので，CH_3COOH が電離して生じている [H$^+$] ≒ 0.001 M 程度であり，[CH_3COOH]：[CH_3COO^-]（＝[H$^+$]）＝ 0.1：0.001＝100：1〕．ここに 0.1 M NaOH 溶液を加えていって中和された点（図 2・6②，0.1 M NaOH 溶液 100 mL 添加時．②では最初にあった CH_3COOH と，加えた NaOH のモル数は等しい）での状態を考えてみる．中和した状態では，溶媒（水）を除去すれば CH_3COONa が析出することになる．したがって，この CH_3COONa の水溶液中の挙動を考えてみればよい．CH_3COONa は水溶液中で以

下のように解離する．

$$CH_3COONa \rightleftarrows CH_3COO^- + Na^+$$

ここで Na^+ はこのまま安定に存在するが，CH_3COO^- の一部は，下記の反応によって一部 CH_3COOH に戻る．

$$CH_3COO^- + H_2O \rightleftarrows CH_3COOH + OH^- \qquad (2\cdot3)$$

それでは，この (2・3) 式の反応は，どの程度の割合で起こっているのであろうか．これは，中和点 (②) の pH を考えてみるとよく理解できる．図 2・6 は，0.1 M の CH_3COOH に 0.1 M の NaOH を加えていった場合の pH 変化であるので，中和点である ② 点での CH_3COONa の濃度は 0.05 M ということになる（溶媒の体積は滴加開始前の倍になっているため）．したがって，(2・3) 式の平衡が完全に右に偏っているとすれば，OH^- は 0.05 M 発生することになり，pH は 12.7 となるはずである[*1]．しかし，② 点での実測の pH は 8.6 であるので，(2・3) 式の反応は実際にはほとんど起こっておらず，② では $[CH_3COOH]:[CH_3COO^-] \fallingdotseq$ 1:10000 前後の状態であると判断される[*2]．

[*1] $[OH^-]$ が 0.05 M のときの pH
$$\begin{aligned} pH &= 14 + \log [OH^-] \\ &= 14 + \log (5.00 \times 10^{-2}) \\ &= 14 + (0.699 - 2) \\ &= 12.699 \fallingdotseq 12.7 \end{aligned}$$

[*2] pH 8.6 のとき，$[H^+] = 10^{-8.6}$，$[OH^-] = 10^{-5.4} \fallingdotseq 4 \times 10^{-6}$．(2・3) 式より $[OH^-] = [CH_3COOH] \fallingdotseq 4 \times 10^{-6}$ であり，また $[CH_3COOH] + [CH_3COO^-] = 0.05$ であるので，
$$\begin{aligned} [CH_3COOH]:[CH_3COO^-] &\fallingdotseq 4 \times 10^{-6} : (0.05 - 4 \times 10^{-6}) \\ &\fallingdotseq 4 : 50000 \\ &\fallingdotseq 1 : 10000 \end{aligned}$$

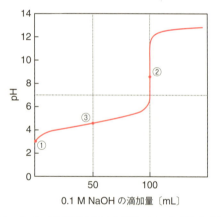

図 2・6　0.1 M 酢酸 (CH_3COOH) 100 mL の滴定曲線

以上をまとめると，最初の ① の状態では $[CH_3COOH]:[CH_3COO^-] \fallingdotseq 100:1$ であったものが，② の状態では $[CH_3COOH]:[CH_3COO^-] \fallingdotseq 1:10000$ と，$[CH_3COOH]$ と $[CH_3COO^-]$ の存在比が逆転している．したがって当然 ① と ② の状態の中間には，$[CH_3COOH]:[CH_3COO^-] \fallingdotseq 1:1$ という状態（図 2・6 中の ③ 付近，0.1 M NaOH が 50 mL 程度滴加されたとき）が存在することになる．

さて，この ③ のように AH（ここでは CH_3COOH）と A^-（ここでは CH_3COO^-）がともにかなり含まれているような溶液に，少量の強酸または強塩基を加えたとしよう．この場合，加えられた H^+ は A^- と反応して AH をつくり，加えられた OH^- は AH が電離して放出する H^+ と反応して水となってしまう（ル・シャトリエの法則）．その結果，加えられた H^+ の分だけ A^- が AH に，OH^- の分だけ AH が A^- に変わるが，もともと AH，A^- は加えられた H^+，OH^- に比べてかな

り多いので，[AH]/[A⁻] の比はわずかにしか変化しない．水素イオン濃度 [H⁺] はこの比によって決まるので (2・2)式，pH もわずかしか変わらない．これを**緩衝作用**といい，この作用をもつ溶液を**緩衝液**とよぶ．

具体的な数値を入れてみるとよくわかる．図 2・6 の ③ 付近には [AH（ここでは CH_3COOH）] ≒ [A⁻（ここでは CH_3COO^-）] ≒ 0.033 M 前後という点があるはずである（0.1 M NaOH が 50 mL 滴加されたときの溶液量は 0.15 L であり，このとき溶液内には CH_3COOH ≒ CH_3COO^- ≒ 0.005 mol 存在しているので，0.005 mol ÷ 0.15 L ≒ 0.033 M）．0.1 M 酢酸の K_a = 1.75×10⁻⁵ であるので，これらの値を (2・2)式に代入すると，このときの溶液の pH は，

$$[H^+] = 1.75 \times 10^{-5} \times 0.033/0.033 = 1.75 \times 10^{-5}$$

となる．したがって，

$$pH = -\log[H^+] ≒ 0.24 - 5 = 4.76$$

である．

③ の状態の溶液 1 L に塩酸(HCl)分子を 0.01 mol 分加えた場合（試薬塩酸として 0.8 mL 程度）を考えると，A⁻→AH が 0.01 M 分起こるので，[AH]=0.043 M，[A⁻]=0.023 M になる．

したがって，強酸添加後の水素イオン濃度は，やはり (2・2)式から，

$$[H^+] = 1.75 \times 10^{-5} \times 0.043/0.023 = 3.27 \times 10^{-5}$$
$$pH ≒ -(0.51 - 5) = 4.49$$

水素イオン濃度は 1.9 倍程度しか変化していない．pH にするとわずか 0.27 の変化である．

一方で，蒸留水（pH 7 前後と考える）1 L に 0.01 mol 分の塩酸分子を加えた場合は，[H⁺]=0.01 M となるので，その pH は 2 前後となる．したがって水 1 L にまったく同量の塩酸を加えた場合は，水素イオン濃度では 10⁵ 倍，pH は 5 も変化してしまう．

弱塩基と強酸との間でも同じ理論で緩衝作用が発生する．このように，緩衝作用が成立するためには，電離および非電離状態の弱酸（あるいは弱塩基）が共存している必要がある．したがって，このような状況の存在しない強酸と強塩基（常に電離状態）の混合溶液では，緩衝液は成立しない．

なお緩衝液が緩衝能を示す**緩衝域**は，弱酸あるいは弱塩基単独の水溶液が示す pH と，それらが塩基あるいは酸で中和されたときの pH との中間的な pH 領域となる．たとえば酢酸-水酸化ナトリウム緩衝液では，酢酸単独水溶液の pH ≒ 3.0，水酸化ナトリウムとの中和点の pH ≒ 8.6 であるので，(3.0+8.6)/2 = 5.8 で弱酸性領域で緩衝能を示す．

緩衝液は，おもに以下の a, b の 2 タイプに区別される．

a. 弱酸-強塩基緩衝液

代表的なものとして，酢酸緩衝液（酢酸-水酸化ナトリウム），リン酸緩衝液

（リン酸-水酸化ナトリウム，リン酸-水酸化カリウム）などがある．(2・1)式から，弱酸のうち酸として強いものほど K_a は大きな値をもつことがわかる（酸として強いほど，より電離して $[H^+]$，$[A^-]$ が大きくなるため）．また (2・2)式から，緩衝域（$[AH]=[A^-]$）の pH は，$-\log[H^+]=-\log[K_a]$（$-\log[K_a]$ は pK_a とよばれる）で示されることがわかる．したがって，酸として強い弱酸を用いるほど，緩衝液の緩衝域はより酸性側の pH となる．逆に，酸として弱いほど K_a は小さくなるので，緩衝域 pH は高くなる．

また，2 価の弱酸は 2 箇所，3 価の弱酸は 3 箇所に緩衝域がある．これは各段階の電離を起こす酸で，それぞれの K_a が異なることに由来する．リン酸 H_3PO_4 を例にあげ，0.1 M リン酸水溶液 100 mL に 0.1 M 水酸化ナトリウム溶液を加えていったときの pH 変化の様子を図 2・7 に示す．リン酸は 3 価の酸であるので，つぎの ①〜③ の三つの緩衝域をもつ．

① $H_3PO_4 \rightarrow H_2PO_4^-$ の酸（$pK_a=2.1$）と NaOH との緩衝域（pH 2 前後）
② $H_2PO_4^- \rightarrow HPO_4^{2-}$ の酸（$pK_a=7.2$）と NaOH との緩衝域（pH 7 前後）
③ $HPO_4^{2-} \rightarrow PO_4^{3-}$ の酸（$pK_a=12.4$）と NaOH の緩衝域（pH 12 前後）

通常われわれがリン酸緩衝液として利用しているのは，中性付近である $H_2PO_4^-$ →HPO_4^{2-} となる弱酸と，NaOH や KOH の強塩基による緩衝域（②）である．

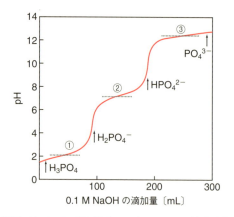

図 2・7　0.1 M リン酸（H_3PO_4）100 mL の滴定曲線

b．弱塩基-強酸緩衝液

代表的なものとして，トリス塩酸緩衝液（強酸である塩酸と，弱塩基であるトリス（ヒドロキシメチル）アミノメタン（$(HOCH_2)_3CNH_2$）との緩衝液）が知られており，その緩衝域は pH 8 前後である．弱塩基-強酸の緩衝液では，弱塩基の塩基が強いほど緩衝域 pH はよりアルカリ側に，弱いほど酸性側に寄る．

a, b いずれのタイプの緩衝液でも，緩衝能を示す pH 領域は用いる酸-塩基の組合わせで異なるので，目的にあった pH 領域に緩衝能をもつものを選択することが重要である．

2・3 酸化と還元

酸化とは物質（原子，分子，イオン）が電子を失うことであり，還元とは物質が電子を受取ることと定義される．また酸化剤とは，他の物質から電子を奪う性質をもつ物質ということである（酸化剤が他の物質を酸化するときは，酸化剤自体は還元される）．一方，還元剤は，他の物質に電子を与える性質をもつ物質である（還元剤が他の物質を還元するときは，還元剤自体は酸化される）．

酸 化: oxidation
還 元: reduction

このように，酸化反応と還元反応は複数の原子，分子，イオン間で必然的に同時に起こる反応であり，**酸化還元反応**とよばれている．酸化還元反応に関わる複数の原子，分子，イオンのうち，一つの原子，分子，イオンの変化を取出した反応式は一般式として，

酸化還元反応: oxidation-reduction reaction, redox reaction

$$\text{Ox} + n\,\text{e}^- \underset{\text{酸化}}{\overset{\text{還元}}{\rightleftarrows}} \text{Red} \qquad (2\cdot4)$$

酸化型　　　　　　還元型
共役な酸化還元対

で表される．また (2・4) 式中の酸化剤・還元剤で示される一対の物質を**共役な酸化還元対**という．

共役な酸化還元対: redox pair

2・3・1 酸化還元平衡

たとえば硫酸銅の水溶液に金属亜鉛の板を入れると，亜鉛表面に銅が析出する．これは，溶液中の銅イオンが金属亜鉛から電子を受取り金属銅になったためであると理解でき，逆に金属亜鉛は電子を渡すことにより，亜鉛イオンとなって溶液中に溶け出す．したがってこの反応をイオン式で表せば，

$$\text{Cu}^{2+} + \text{Zn} \longrightarrow \text{Cu} + \text{Zn}^{2+} \qquad (2\cdot5)$$

と書くことができる．左辺の銅イオンは +2 の酸化数（表 2・4 に酸化数の数え

酸化数: oxidation number

表 2・4　酸化数を数えるときのルール

1) 無機化合物中の元素
1. 単体の中の原子の酸化数は 0 とする．
2. 化合物中の H は +1，O は −2 とする（H_2O_2 のみ O は −1）．
3. 電気的に中性の化合物では，成分原子の酸化数の総和は 0 とする．
4. 単原子イオンの酸化数は，そのイオンの符号を含めた電荷に等しい．
5. 多原子イオンの成分原子の酸化数の総和は，そのイオンの符号を含めた電荷に等しい．

2) 有機化合物中の元素
1. 有機化合物の構造式を電子式で表す．
2. 単結合している 2 個の原子のうち，電気陰性度がより大きな原子が共有結合対を所有すると考えて，すべての電子がどの原子に所有されているかを決める．
   - 2-1. 同じ原子で単結合している場合は，両方の原子が 1 個ずつ電子を所有すると考える．
   - 2-2. 二重結合の場合は，電気陰性度がより大きな原子が所有している 4 電子すべてを所有すると考える．
   - 2-3. 三重結合の場合は，電気陰性度がより大きな原子が所有している 6 電子すべてを所有すると考える．
3. 各原子の酸化数を以下の式に従って計算する．
   （各原子が通常の原子の状態でもつ最外殻電子数）−（上記の考え方で決定した電子数）

方のルールを示す）をもっているが，右辺に移り金属銅になると酸化数は0になる．逆に亜鉛はイオン化により，酸化数が0から+2へと増加しているのがわかる．このように，酸化数の変化を伴う化学反応が酸化還元反応であり，酸化数の増加を酸化，減少を還元ということもできる．

(2・5)式の場合，反応によって銅イオンは還元され，金属亜鉛は酸化されている．反応式を (2・4)式のように各金属ごとに分けて書くと，

$$Cu^{2+} + 2e^- \longrightarrow Cu \quad (還元反応) \tag{2・6}$$

$$Zn \longrightarrow Zn^{2+} + 2e^- \quad (酸化反応) \tag{2・7}$$

と表すことができ，反応に伴って2当量の電子が移動していることがわかる．

このように，酸化反応と還元反応は，電子を介して必ず対になって起こっているが，便宜上，酸化反応と還元反応を分けて考えてみる．酸化反応 (2・7式) のみに注目すると，金属亜鉛はイオン化して溶液中に溶け出すことになる．その際，2当量の電子が生成するが，これは溶液中には存在できないため，金属亜鉛板中に自由電子として残る．すると，今溶け出した亜鉛イオンは正の電荷をもっているので，負の電荷をもつ亜鉛金属板中の自由電子と再度結合することもあるはずである．したがって，(2・7)式の酸化反応には逆向きの過程もあり，

$$Zn \rightleftarrows Zn^{2+} + 2e^- \tag{2・7'}$$

のような平衡反応として表すことができ，逆向きの過程では亜鉛イオンは還元されていることがわかる．このように酸化還元反応は平衡の概念でとらえることができる．

(2・5)式を平衡定数 K の酸化還元反応平衡と考えると，以下のようになる．

$$Cu^{2+} + Zn \underset{}{\overset{K}{\rightleftarrows}} Cu + Zn^{2+} \tag{2・5'}$$

この反応に伴う自由エネルギー変化は，

$$-\Delta G = RT\left(\ln K + \ln \frac{[Cu^{2+}][Zn]}{[Cu][Zn^{2+}]}\right) \tag{2・8}$$

で示される〔R：気体定数，8.31 J/(K·mol)，T：絶対温度〕．

$-\Delta G$ はギブズの自由エネルギーの減少である（$\Delta G < 0$ のときに反応は自発的に起こる）．

また，酸化還元反応は電子の移動を伴うため，反応に伴う自由エネルギー変化を，電気的な仕事としても理論的に導くことができる．電位差（起電力）ΔE で n モルの電子の移動があったときの電気的仕事は，

$$-\Delta G = nFE \tag{2・9}$$

で表される*（F：ファラデー定数，96487 C/mol）．

(2・8)式および (2・9)式から，

$$RT\left(\ln K + \ln \frac{[Cu^{2+}][Zn]}{[Cu][Zn^{2+}]}\right) = nFE$$

が導かれ，これを変形すると，

* ただしこの式は，1 mol の物質が n mol の電子を出す場合の一般式であるので (2・5')式の場合は $n=2$ であるが，一般式として n のまま示す．

$$E = \frac{RT}{nF} \times \ln K + \frac{RT}{nF} \times \ln \frac{[Cu^{2+}][Zn]}{[Cu][Zn^{2+}]} \quad (2\cdot10)$$

となる.

(2・10)式は (2・5′) 式から導かれたものであるが，一つの原子，分子，イオンの酸化還元に関する一般的な反応式である (2・4) 式についても同様に表すことができ，(2・4) 式の平衡定数を K とすると以下のようになる.

$$E = \frac{RT}{nF} \times \ln K + \frac{RT}{nF} \times \ln \frac{[Ox]}{[Red]} \quad (2\cdot11)$$

この式の E を**酸化還元電位**とよぶ．酸化還元電位は標準水素電極での電位との差を示した電位である*. 元来 E は (2・9) 式で示したように電位差であるので，厳密には式 (2・11) 式の E は酸化還元電位ではなく，(2・4) 式の酸化還元電位と標準水素電極電位との電位差であると考えるとわかりやすい.

(2・11) 式右辺の $RT/nF \times \ln K$ は標準温度 (25 °C) では，それぞれの反応に固有な定数であるので，これをその反応の**標準酸化還元電位**とよび，$E°$ で示す. (2・11) 式を $E°$ を用いて表すと，つぎの**ネルンスト式**が導かれる.

$$E = E° + \frac{RT}{nF} \times \ln \frac{[Ox]}{[Red]} \quad (2\cdot12)$$

(2・12) 式の各定数 ($R=8.31$, $T=298$ (25 °C), $F=96487$) に値を代入し，自然対数を常用対数に変えると，以下の式となる.

$$E = E° + \frac{0.059}{n} \times \log \frac{[Ox]}{[Red]} \quad (2\cdot13)$$

(2・13) 式で示される酸化還元電位 E は，(2・4) 式で電子を受取る（還元を受ける）力の強さを示し，電位が高い（値が大きい）ほどその力は強く（酸化力が強い），低いほど弱い（＝還元力が強い）．また (2・13) 式から，共役な酸化還元対（[Ox], [Red]）の濃度が等しいときの酸化還元電位 E は標準酸化還元電位 $E°$ に等しい（$\log 1 = 0$ であるため）.

二つの原子，分子，イオン間で酸化還元反応が起こるとき，どちらが還元され（酸化剤として働く），どちらが酸化される（還元剤として働く）かについては，それぞれの共役な酸化還元対 (2・4 式) 間での標準酸化還元電位 $E°$ を調べればよい．一般的には，$E°$ の高い方が還元され，低い方が酸化される.

2・3・2 酸化剤と還元剤

§2・3・1 で行ってきた議論は，金属間の酸化還元反応だけではなく，さまざまな化学物質の酸化還元にも適用できる．後述する酸化還元滴定 (§3・1・2) でよく用いられる酸化剤と還元剤，それらの酸化還元対での反応，標準酸化還元電位について，表 2・5 および表 2・6 にまとめた．前節で述べたとおり，標準酸化還元電位が高いものほど強い酸化剤であり，逆に低いほど強い還元剤である．§2・1・2c でも説明したように，酸化剤や還元剤の当量数とは，それらの 1 mol が得失する電子のモル数に相当する．たとえば，過マンガン酸イオン 1 mol は 5 当量に，チオ硫酸イオン 1 mol は 1 当量に，それぞれ対応する．また同じイオン

酸化還元電位：oxidation-reduction potential

* 1 M HCl 溶液中で白金（電極）に 1 気圧の H_2 ガスを通じたとき，白金表面で $2H^+ + 2e^- \rightleftharpoons H_2$ の反応が起こるときの E は，一つの原子，分子，イオンの変化を取出した反応式に関する E のなかでちょうど中間的な値となる．そこでこれを電位の基準値 (0.00) として定めている．

標準酸化還元電位：standard oxidation-reduction potential

でも溶液の pH により当量数が変化する場合があるので，注意が必要である．よく知られた例として，過マンガン酸カリウムは酸性条件では5価，アルカリ性条件では3価の酸化剤となる．

表2・5 おもな酸化剤とその反応

酸化剤	化学式	酸化還元反応	標準酸化還元電位
過マンガン酸カリウム	$KMnO_4$	$MnO_4^- + 8H^+ + 5e^- \rightleftarrows Mn^{2+} + 4H_2O$	1.51 V
ヨウ素	I_2	$I_2 + 2e^- \rightleftarrows 2I^-$	0.536 V
二クロム酸カリウム	$K_2Cr_2O_7$	$Cr_2O_7^{2-} + 14H + 6e^- \rightleftarrows 2Cr^{3+} + 7H_2O$	1.23 V
ヨウ素酸カリウム	KIO_3	$IO_3^- + 6H^+ + Cl^- + 4e^- \rightleftarrows ICl + 3H_2O$	1.20 V

表2・6 おもな還元剤とその反応

還元剤	化学式	酸化還元反応	標準酸化還元電位
三塩化チタン	$TiCl_3$	$TiO^{2+} + 2H^+ + e^- \rightleftarrows Ti^{3+} + H_2O$	0.099 V
三酸化ヒ素	As_2O_3	$AsO_4^{3-} + 2H_2O + 2e^- \rightleftarrows AsO_2^- + 4OH^-$	-0.71 V
シュウ酸	$H_2C_2O_4$	$2CO_2 + 2H^+ + 2e^- \rightleftarrows H_2C_2O_4$	-0.49 V
チオ硫酸ナトリウム	$Na_2S_2O_3$	$S_4O_6^{2-} + 2e^- \rightleftarrows 2S_2O_3^{2-}$	0.08 V

章末問題

- 水の密度は $1.00\ \mathrm{g/cm^3}$ とする．
- 問題2・1〜2・4 では，調製する溶液に期待される精度（有効数字）と同等あるいはそれを超える器具を用いたとする．

問題 2・1 質量％濃度 5.5 の水酸化カリウム水溶液を 200 g つくるにはどのような作業を行えばよいか．試薬水酸化カリウムは含有量（質量％濃度）85％とする．

問題 2・2 50 g/L の希塩酸を 500 mL つくるにはどのような作業を行えばよいか．ただし，試薬塩酸，水ともに，容量ではかりとるものとする．試薬塩酸は含有量（質量％濃度）35％，密度 $1.18\ \mathrm{g/cm^3}$ とする．

問題 2・3 2.0 M 希塩酸を 500 mL つくるにはどのような作業を行えばよいか．ただし，試薬塩酸，水ともに，容量ではかりとるものとする．試薬塩酸は含有量（質量％濃度）35％，密度 $1.18\ \mathrm{g/cm^3}$，HCl の分子量は 36.46 とする．

問題 2・4 1.0 N の希硫酸を 250 mL つくるにはどのような作業を行えばよいか．ただし硫酸，水ともに，体積ではかりとるものとする．試薬硫酸は，含有量（質量％濃度）95％，密度 $1.84\ \mathrm{g/cm^3}$（＝g/mL），H_2SO_4 の分子量は 98.09 とする．

問題 2・5 グルコース（分子量 180.16 とする）1.00 g をはかりとり，水に溶かして 100.0 mL とした．本溶液のモル濃度を計算せよ．なお，試薬グルコースは含有量 100％とする．

3 容量分析，重量分析，吸光光度分析の原理

　分析化学実験は，目的とする物質の存在の有無を判定する試験である**定性分析**（含有量・濃度は求めない）と，含有量・濃度を求めることが目的である**定量分析**に大別することができる．食品成分の定性分析・定量分析の詳細な解説（第4, 5章）に入る前に，普遍的に定量の方法として用いられる容量分析，重量分析，吸光光度分析の原理を解説する．

3・1 容量分析

　容量分析とは，目的成分を含む溶液と濃度既知の二次標準溶液[*1]との化学反応を利用し，反応の完結に必要な量（標準溶液の量）から目的成分の濃度を求める方法である．**滴定**ともいう．用いる化学反応の種類により，**中和滴定**，**酸化還元滴定**，**沈殿滴定**，**キレート滴定**などがある．

　一般的な滴定実験では，測定したい目的成分溶液に，ビュレットから濃度既知の二次標準溶液（滴定溶液）を1滴1滴，少しずつ加えていく（図3・1）．調べる溶液中の定量しようとする成分と，それと反応する滴定溶液中の成分がちょうど等しい量的関係になったとき，その地点を**当量点**という．当量点に到達したときの滴定溶液の量から，目的成分の濃度を算出する．

　当量点に達したか否かを目視で判定するために，通常は当量点で色調が変化する**指示薬**（pH指示薬など）を加えておく（当量点は滴定の終了点でもあるので，**終点**ともいう）．指示薬には，終点が鋭敏に認められる（1滴の差で色が劇的に変化する）ことと，終点と真の当量点とのずれが少ないことが必要である．

　滴定実験の具体的な操作は，以下のいずれかである[*2]．

1) 目的成分と反応する二次標準溶液を調製できる場合

　定量しようとする成分を含む一定量の溶液（ビュレット下の三角フラスコ）に，正確な濃度が明らかな二次標準溶液をビュレットから滴加していく（図3・1）．

2) 目的成分と反応する二次標準溶液を調製できない場合

　目的成分と反応する試薬で二次標準溶液を調製できない場合は，"濃度既知の目的成分溶液と試薬溶液の滴定結果"と"濃度未知の目的成分溶液（試料）と試薬溶液の滴定結果"を比較することで定量する．まず一定量の試薬溶液を含む三角フラスコを用意し，正確な濃度が求められている目的成分溶液()で滴定して

[*1] §2・1・3を参照．

[*2] 多くの実験は1)で行われるが，2)の例としてビタミンCのインドフェノール実験（§5・7・3）などがある．

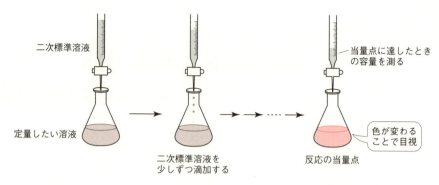

図 3・1 滴　定 目的成分と反応する二次標準液を調製できる場合の滴定.

当量点に至る液量を調べておく．その後，濃度未知の目的成分を含む溶液（実験試料，Ⓑ）を別のビュレットに入れて同様に試薬溶液を滴定して当量点に至る濃度を調べる．Ⓐ，Ⓑそれぞれで試薬溶液の滴定に要した液量の量的関係から，Ⓑ中の目的成分の濃度（量）を算出する（図 3・2）．

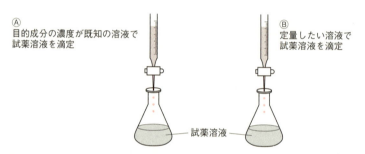

図 3・2 滴　定 目的成分と反応する二次標準溶液を調製できない場合の滴定.

3・1・1　中和滴定

中和滴定とは，酸と塩基の中和反応を用いる方法で，**酸塩基滴定**ともいう．正確な濃度の判明している酸（あるいは塩基）溶液を二次標準溶液として用い，濃度未知の塩基（あるいは酸）の濃度を調べる．中和滴定では，滴加液には必ず<u>強酸あるいは強塩基を用いる</u>．これは弱酸や弱塩基では，当量点付近での1滴によるpH 変化が少なく，pH 指示薬での当量点の判別が困難となるからである．

a. 中和滴定に用いる標準溶液

中和滴定では，塩酸，硫酸，水酸化ナトリウムなどの水溶液が滴定溶液として用いられるが，これらはすべて標準物質ではない．そこで滴定溶液が酸の場合はスルファミン酸，塩基の場合はシュウ酸二水和物といった標準物質（溶液）で標定*を行って正確な濃度を求める（二次標準溶液）．

* 標定については §2・1・3 を参照.

b. 滴定曲線と pH 指示薬

中和滴定に伴い，滴定される側の溶液特性の変化を表す曲線を**滴定曲線**という．滴定曲線は，通常，滴定される溶液の pH 変化を示したものである（縦軸：

pH, 横軸:滴加量). 滴定される溶液の酸や塩基としての性質が弱いものほど, 当量点での pH がそれぞれアルカリ側, 酸側に偏るだけでなく, 当量点での pH の動き幅が小さくなる. pH 指示薬は, 当量点 pH 付近によく合ったものを選ぶ必要がある.

強酸-強塩基, 強塩基-強酸の滴定　まず強酸-強塩基の滴定曲線を例に, 当量点 (中和点) での劇的な pH 変化をみてみよう. 図 3・3 は 0.1 M 希塩酸 (HCl) 50 mL を 0.1 M 水酸化ナトリウム (NaOH) 水溶液で滴定したときの滴定曲線である. 本反応は強酸と強塩基の中和反応であるので, 中和点 (当量点) は pH 7 となる.

滴定前の希塩酸の pH は 1 前後である. ここに水酸化ナトリウム水溶液を滴加していくと, 塩酸の 90% が中和される量を加えても (① 横軸 45 mL 地点) pH 2 を少し超えるだけである. しかし, その後は, 滴加する水酸化ナトリウム水溶液量に対する pH 変化は徐々に大きくなり, 当量点 (=中和点) の pH 7 付近では急激にアルカリ側に飛び上がる. そして, 当量点を超えると再び動きは緩やかになる (② 横軸 55 mL 地点).

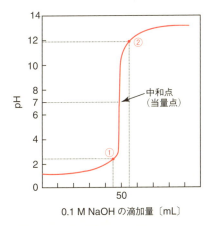

図 3・3　強酸-強塩基の滴定曲線　0.1 M 希塩酸 (HCl) 50 mL を 0.1 M 水酸化ナトリウム (NaOH) で滴定.

したがって, 強酸-強塩基の滴定では, pH 7 付近に変色域のある pH 指示薬を用いるのが最もよい. しかし, 多少変色域のずれた指示薬を用いても, 滴定誤差は少ない (pH 5〜9 までは非常に変化が大きいので, この間に変色域のある pH 指示薬ならよい). BTB (変色域 pH 6.0〜7.6) などが, 中性付近に変色域のある指示薬の例である (表 2・3 参照).

弱酸-強塩基の滴定　弱酸-強塩基の滴定としては, 0.1 M 酢酸水溶液 100 mL を 0.1 M 水酸化ナトリウム水溶液で滴定する例で考える (図 3・4). この場合, 酢酸がちょうど半分ほど中和された 50 mL 付近 (①) が一番 pH の動きが緩やかで, ここが緩衝液として使われることは §2・2・3 で説明した. 緩衝域を超えてさらに水酸化ナトリウムを加えていくと, 当量点付近 (pH 8 前後, ②) で pH は急激にアルカリ側に跳ね上がっている. 弱酸-強塩基の滴定では, 酸, 塩基の種類に

よらずほぼ同様のpH変化となるため，この跳ね上がる領域に変色域が入るpH指示薬を用いればよく，弱アルカリ性領域で変色するものがよい．代表的なものはフェノールフタレインで，変色域はpH 8.3～10.0である（表2・3参照）．

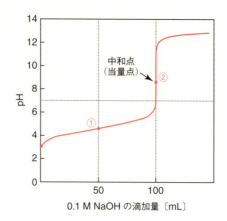

図3・4　弱酸-強塩基の滴定曲線　0.1 M 酢酸(CH$_3$COOH)水溶液 100 mL を 0.1 M 水酸化ナトリウム(NaOH)で滴定．

弱塩基-強酸の滴定　弱塩基を強酸で滴定する場合，たとえば，アンモニア水溶液を希硫酸で滴定する場合は，アンモニア水溶液が中和される途中のpH変化は緩やかで，徐々にpHが下がっていき，当量点（約pH 5～6）で急激にpHが酸性側に変化する．したがって，pH指示薬は弱酸性領域に変色域のあるものが選ばれ，メチルレッド（変色域pH 4.2～6.3）などが代表的である．

c. 滴定値からの濃度計算

中和滴定実験での滴定値からの目的成分濃度の計算には，§2・1・2cに示した当量濃度および物質量の計算を適用する．当量点では滴定する側と滴定される側で当量数が等しい状態となっている．ここで当量数とは，

$$\text{当量数} = \underbrace{\text{酸,塩基の価数量}(n) \times \text{モル濃度}(M)}_{\text{当量濃度(規定度)}(N)} \times \text{液量}(L)$$

で算出される数値である．

滴定する方の液（二次標準溶液）の濃度（当量濃度）c N，滴定に要した液量 v L，当量数 x とし，滴定される方（分析試料）の濃度 c'，実験に用いた液量 v'，当量数 x' とすると，当量点(=中和点)に達した状態では両者の当量数 x, x' は等しく $(x=x')$，$x=cv$，$x'=c'v'$ であるから，$cv=c'v'$ が成り立つ．したがって，求めたい目的成分濃度 c' は，

$$c' = \frac{cv}{v'} \tag{3・1}$$

で算出できる．これが滴定計算の基本になる式である．

実際の実験では滴定が数〜数十mL程度となることが多いが，$cv=c'v'$ の式で，mLをLに換算すれば

$$c \times \frac{v}{1000} = c' \times \frac{v'}{1000}$$

となり，求めたい酸の濃度 c' は，$c' = cv/v'$ とまったく同様に算出できる．

(3・1)式では，滴定される側（分析試料の溶液）が濃度 c' と液量 v' で与えられているが，これが濃度や液量に関係なく，直接，当量数 x' で与えられる場合もある．たとえば，二次標準溶液として使用する希塩酸の真の濃度を，炭酸ナトリウム水溶液を滴定することにより求める実験（標定）では，炭酸ナトリウム（標準物質）を電子天秤ではかりとって適当量の水（何 mL でもよい）に溶かし，これを希塩酸で滴定する．炭酸ナトリウム Na_2CO_3 の当量数 x'〔x' = はかりとった重量(g)/105.99（分子量）〕，希塩酸の当量濃度 c N，滴定液量 v L とすると，この場合の当量関係を示す式は，$cv = x'$ となり，希塩酸（二次標準溶液）の濃度は，$c = x'/v$ で算出される．

中和滴定の計算例

[例題 1] 濃度未知のアンモニアを含む溶液がある．この溶液 10 mL をホールピペットでとり，これを濃度 0.1 N（F=1.004）の希塩酸で中和滴定したところ，15.24 mL を要した．アンモニア溶液の濃度はいくらか．

[解答] 問題の中に登場する数値のうち，有効数字であるものを考えてみると以下のようになる．

- 10.00 mL（ホールピペットではかりとった値）
- 1.004（F は予備実験で求めた値であるので有効数字）
- 15.24 mL（ビュレットではかりとった量）

一方で 0.1 N の 0.1 という数値は，実験により求めたものではないので，有効数字ではない．

そのうえで $cv = c'v'$ から成立する式を考える．アンモニア溶液の濃度を a N とすると，以下の式が成り立つ．

$$a\,(\mathrm{N}) \times \frac{10.00}{1000}\,(\mathrm{L}) = 0.1\,(\mathrm{N}) \times 1.004 \times \frac{15.24}{1000}\,(\mathrm{L})$$

（アンモニア溶液の体積　希塩酸の真の濃度　滴定量）

これを解くと，$a = 0.1530096$ N．上式の有効数字桁数はルールに従って 4 桁となるので，5 桁目を丸めて $a = 0.1530$ N．

[例題 2] クエン酸 $C_3H_4(OH)(COOH)_3$（3 価の酸，分子量 192.12 とする）を含む固体試料 1.5202 g を電子天秤ではかりとり，100 mL メスフラスコで 100 mL にフィルアップした．ここから 15 mL をホールピペットでとり，0.05 N 水酸化ナトリウム（F=1.038）で中和滴定したところ，6.23 mL を要した．試料中のクエン酸質量%濃度を求めよ．

[解答] [例題 1]と同様に，登場する数値のうち，有効数字であるものを考えてみると，以下のようになる．

- 1.5202 g（電子天秤での秤量値）
- 100.0 mL（メスフラスコでフィルアップした量）
- 15.00 mL（ホールピペットではかりとった量）
- 1.038（F は予備実験で求めた値であるので，有効数字がある数値）
- 6.23 mL（ビュレットではかりとった量）
- 192.12（分子量）

一方で 3（酸の価数），0.05（N）といった数値は，実験により得られた値ではないので，有効数字のある数値ではない．

求める質量%濃度（含有量）を x(%) とすると，分析試料中の酸の当量数は，

$$\left(\frac{1.5202 \times \dfrac{x}{100}}{192.12} \times 3\right) \times \frac{15.00}{100.0}$$

（はかりとった試料中のクエン酸モル数　クエン酸の価数　滴定に用いた割合）

で表される．

一方，中和滴定で要した水酸化ナトリウムの当量数は $0.05 \times 1.038 \times 6.23/1000$ であり，これらは等しいので，

$$\left(\frac{1.5202 \times \dfrac{x}{100}}{192.12} \times 3\right) \times \frac{15.00}{100.0} = 0.05 \times 1.038 \times \frac{6.23}{1000}$$

の式が成立し，これを計算すると，

$$x\,(\%) = \frac{0.323337}{0.035607\cdots} = 9.0806\cdots$$

となる．上式の有効数字桁数はルールに従って 3 桁となるので，4 桁目を丸めて 9.08 (%)．

滴定する方（二次標準溶液）は必ず濃度と液量とで与えられるが，滴定される方は，濃度と液量で与えられることもあれば，当量数で与えられることもある．また，濃度や量が未知のものが滴定する側になる場合もあるが（図3・2の実験），計算は同じように取扱えばよい．

3・1・2 酸化還元滴定

酸化還元滴定は，酸化還元反応を用いる滴定法である．

1) 濃度未知の酸化剤溶液（分析試料）を，正確な濃度が明らかな還元剤溶液（二次標準溶液）で滴定
2) 濃度未知の還元剤溶液（分析試料）を，正確な濃度が明らかな酸化剤溶液（二次標準溶液）で滴定

のいずれかの形で行われる．酸化剤は電子を奪い，還元剤は電子を供給するので，滴定する側とされる側の溶液で，電子のやりとりが完了した点が当量点となる．§2・1・2cで説明したように，滴定する酸化剤溶液や還元剤溶液で用いられる当量濃度(N)とは，モル濃度(M)に，その化合物1分子が奪うあるいは放出する電子の数を乗じたものである．たとえば，二クロム酸カリウムは，6個の電子を受取る反応をする．

$$K_2Cr_2O_7 + 14H^+ + 6e^- \longrightarrow 2K^+ + 2Cr^{3+} + 7H_2O$$

したがって，二クロム酸カリウムは6価の酸化剤で，あり，1Mの二クロム酸カリウムの当量濃度は6Nである（モル濃度を6倍する）．

酸化還元滴定で利用される代表的な酸化剤-還元剤の組合わせを以下にあげる．

1) **ヨウ素-チオ硫酸ナトリウム滴定**：ヨウ素（酸化剤）を含む溶液をチオ硫酸ナトリウム（還元剤）で滴定．ヨウ素を含む溶液にデンプン液を数滴加えておき，終点（当量点）は，ヨウ素-デンプン反応の消失*で判定する．

$$I_2 + 2Na_2S_2O_3 \longrightarrow 2I^- + 2Na^+ + Na_2S_4O_6$$
（酸化剤　還元剤）

$$(I_2 + 2e^- \longrightarrow 2I^-,\ 2S_2O_3^{2-} \longrightarrow S_4O_6^{2-} + 2e^-)$$

* ヨウ素分子(I_2)がデンプン分子のらせん構造中に入ると青色を呈する．I_2がチオ硫酸ナトリウムで還元されてすべてI^-に変わると，この青色が消失する．

2) **シュウ酸-過マンガン酸カリウム滴定**：シュウ酸（還元剤）を含む溶液を過マンガン酸カリウム（酸化剤）で滴定．終点（当量点）は，滴加する過マンガン酸カリウム（赤色）の消え残りで判定する．

$$5(COOH)_2 + 2KMnO_4 + 6H^+ \longrightarrow 2K^+ + 2Mn^{2+} + 8H_2O + 10CO_2$$
（還元剤　酸化剤）

$$\begin{pmatrix} MnO_4^- + 8H^+ + 5e^- \longrightarrow Mn^{2+} + 4H_2O \\ (COOH)_2 \longrightarrow 2H^+ + 2e^- + 2CO_2 \end{pmatrix}$$

上記例では，まず化学反応式を示し，下のカッコ内に酸化還元を電子の授受で表現したイオン反応式を示した．中和滴定と同様に，酸化剤の当量数（当量濃度(N)×液量(L)）と還元剤の当量数（当量濃度(N)×液量(L)）が，滴定の当量点（終点）では一致しているため，これに基づいて計算すれば目的成分濃度を定量できる．

酸化還元滴定に用いる標準溶液　酸化還元滴定では，ヨウ素酸カリウム KIO_3，二クロム酸カリウム $K_2Cr_2O_7$，シュウ酸二水和物 $(COOH)_2 \cdot 2H_2O$ を標準物質として用いることができ，これらを電子天秤ではかりとって一定濃度の水溶液とすれば，一次標準溶液となる．しかし，チオ硫酸ナトリウム，過マンガン酸カリウムは標準物質ではないので，これらを二次標準溶液として用いるためには，標準物質か一次標準溶液で標定しなければならない．酸化剤の標定には，還元剤の標準物質（例：過マンガン酸カリウム標準溶液の標定にはシュウ酸二水和物），還元剤の標定には，酸化剤の標準物質（例：チオ硫酸ナトリウム標準溶液の標定には二クロム酸カリウム）を用いる．

3・1・3　沈殿滴定

塩化銀 $AgCl$ のような難溶性の塩が沈殿するとき，その一部分はわずかに溶けて飽和溶液をつくっている．この溶けて解離している $AgCl$ の濃度を $[AgCl]$ と書くと，$[Ag^+]$ と $[Cl^-]$ との間に，以下の化学平衡が成り立つ（K は平衡定数）．

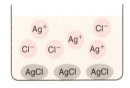

$$K = \frac{[Ag^+][Cl^-]}{[AgCl]}$$

$[AgCl]$ は温度，圧力が一定ならば一定値なので，上式を変形して

$$[Ag^+][Cl^-] = K[AgCl] \text{（一定）}$$

という関係が成立しているとも書ける．

$[Ag^+] \times [Cl^-]$ の値を**溶解度積**といい，水溶液中に加えられた $[Ag^+]$ と $[Cl^-]$ の積が溶解度積よりも大きければ，その分は沈殿することになる．溶解度積が小さいものほど，沈殿しやすいといえる．分析化学では，この難溶性塩の沈殿形成を利用して，目的成分の量を定量する実験がいくつかあり，ここで用いられる滴定実験を**沈殿滴定**という．

沈殿滴定では，一方のイオンが共通である溶解度積の異なる2種類の難溶解塩が形成できる状況では，溶解度のより小さい塩が優先的に沈殿するという現象を利用する．たとえば塩化物イオン（Cl^-）とクロム酸イオン（CrO_4^{2-}）が共存しているところに，銀イオン（Ag^+）を加えていくと，すべての塩化物イオンが塩化銀（溶解度積 1.78×10^{-10}，白色）として沈殿してしまってから，はじめてクロム酸銀（溶解度積 1.29×10^{-12}，赤褐色）が沈殿し始める．食品に関する沈殿滴定として，クロム酸銀の沈殿（赤褐色）の発生を終点として用い塩化物イオン量（食塩量）を定量するモール法*がよく知られている．

* モール法については §5・6・2参照．

3・1・4　キレート滴定

キレートとは何かを説明するために，まず金属イオンの錯化合物について説明する．金属・非金属を問わず，イオンはすべて水溶液中で周囲を水分子に取囲まれて存在しているが，金属イオン（たとえば Fe^{2+}）と非金属イオン（たとえば Cl^-）では水中の存在形態が大きく異なる．金属イオンには，より近い距離で水などの分子や陰イオンなどと配位結合という結合を形成して安定化する性質をもつものが多い．

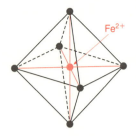

図3・5 Fe^{2+} の配位結合
（黒丸は配位子）

＊ キレートはギリシャ語で"はさみ"を意味する．2箇所ではさむことから．

たとえば二価の鉄イオン Fe^{2+} の場合は，図3・5のように，正八面体の中心に Fe^{2+} があり，6個の各頂点に水などの分子や陰イオンなどが配置した姿をしている．8個の頂点についている分子や陰イオンを**配位子**といい，これらは金属イオンの電子殻に配位子の非共有電子対を提供している（これを**配位結合**という）．また，このように金属イオンに配位子が結合した化合物を，**錯化合物**あるいは**錯体**という．なお，水，水酸化物イオン，硫酸イオン，塩化物イオンなどの配位子のように配位部位を1箇所のみもつ（一つの非共有電子対で金属イオンと配位結合する）もの（**単座配位子**という）と金属イオンとの配位結合は，共有結合に比べて結合力が弱く，水溶液中の他の配位子と交換されうる状態にある．

一つの分子内の2箇所以上で金属と配位結合できる配位子を**多座配位子**といい，その錯体を**キレート**という＊．2箇所以上で配位結合すると，結合は非常に安定化し，ほとんど他の配位子とは交換しなくなる．多座配位子は**キレート剤**ともよばれる．カルボキシ基，アミノ基，ヒドロキシ基などを2個以上もつ，多価カルボン酸，アミノ酸，ヒドロキシ酸，多価フェノールなどがキレート剤となる．

キレート滴定とは，この錯体形成反応を利用する滴定である．一般的には分析対象の金属イオンとキレートして有色の錯体を生じる多座配位子（**金属指示薬**という）を少量加えて発色させ，ここにその金属指示薬よりも強くキレートする別な多座配位子の溶液をビュレットから滴加していく（より強い多座配位子により，金属指示薬はキレート相手を奪われていく）．金属イオンと当モルの強い多座配位子が滴加されたときに，金属指示薬は完全にキレートする相手（金属イオン）を失い，錯体の色が消失する．これを終点とする．食品のキレート滴定でよく使われるカルシウム Ca^{2+} の例では，滴加するキレート剤はエチレンジアミン四酢酸，$(HOOC)_2NCH_2N(COOH)_2$（**EDTA**とよばれる）で，金属指示薬としては，エリオクロムブラックT（**EBT**とよばれる）が用いられる（図3・6）．

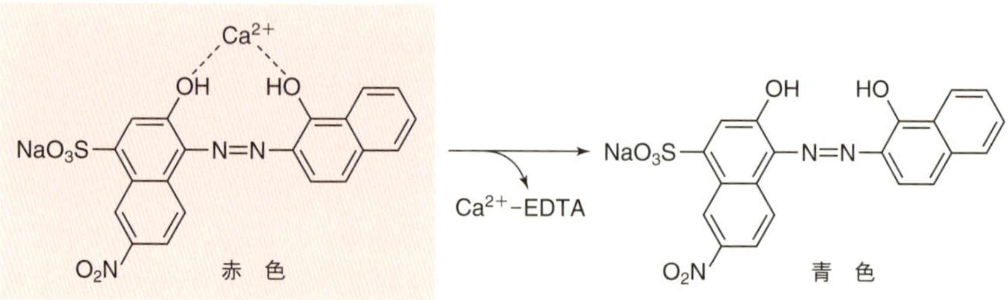

図3・6　エリオクロムブラックT（EBT）の化学構造　EBT単体は青色だが，Ca^{2+}とEBTが錯体を形成すると赤色となる．したがってEBT錯体にEDTAを滴加していき，Ca^{2+}-EBTがすべて Ca^{2+}-EDTAとなった変色点（赤色→青色）が終点．

キレート滴定のほかにも，金属キレートの色を利用する金属イオンの定量法もある．たとえば Fe^{2+} の量は，1,10-フェナントロリンとのキレート（赤橙色）とし，その色の強さを吸光光度分析（§3・3）で測定できる．

沈殿滴定やキレート滴定では，中和や酸化還元滴定と比べると，反応の原理に一般性がない．たとえば中和は，酸一般と塩基一般の間に成り立つ現象であり，

ら粗脂質%を求めるものである*1.

c. 沈殿法 試料から目的成分を沈殿として取出し，その重量から目的成分量を調べる方法. 食品中の特定のイオンなどを沈殿法で定量するとき, 最終段階でその成分が秤量される形（物質）を**秤量形**という. 食品関連で, 沈殿法で定量を行うことができる成分として, 硫酸イオン SO_4^{2-} やカルシウムイオン Ca^{2+} があげられる. これらの化学分析を行うときは, 硫酸イオンは硫酸バリウム $BaSO_4$, カルシウムはシュウ酸カルシウム CaC_2O_4 の沈殿として集め, その後いずれも沈殿をるつぼで焼く（600 ℃）.

600 ℃ の加熱で硫酸バリウムは変化しないが, 非目的成分を燃焼で除くことができるため, 正確な硫酸イオン量を硫酸バリウム重量から計算することができる（秤量形は硫酸バリウム）.

シュウ酸カルシウムの沈殿は, 水分を除くために 105 ℃ で加熱すると, 一部分解し, この組成式どおりの数値が得られない. そこで, 沈殿をるつぼで 600 ℃ 前後で焼いて炭酸カルシウム $CaCO_3$ とし, その重量からカルシウム量を計算することができる. 加熱による燃焼で非目的成分も除くことがでる（秤量形は炭酸カルシウム）.

また, 食物繊維（粗繊維）量もこの沈殿法で調べる. 食物繊維は単一成分ではないので秤量形とはいわないが, 酵素や有機溶媒処理で溶解しない残渣の量として示される*2.

*1 ソックスレー抽出については§5・4・1参照.

*2 食物繊維量の測定については§5・5参照.

3・3 吸光光度分析

吸光光度分析とは, 特定の波長の光の吸収量から, 目的成分の量を定める方法である. 広い意味では, 光以外の電磁波*3 の吸収を測定することも吸光光度分析に含むが, ここでは**紫外光**（波長 200〜380 nm）と**可視光**（波長 380〜700 nm）領域の光（紫外線, 可視光線ともいう）のことをさすと考えてよい.

多くの物質は, 紫外および可視光領域の一部の波長の光を吸収するという性質をもっている. この性質は, 物質中の電子の軌道が遷移しうる（特定の波長の光を吸収し, そのエネルギーで別の軌道へと移る）という性質に基づくものである*4. ここでは, この特定の波長の光を吸収するという性質を利用した物質量（物質濃度）定量の原理と, 測定に用いる機器について述べる. 紫外光と可視光は波長の長さが異なるだけなので, これらの吸光測定の原理は同一であり, 市販の機器（分光光度計）のほとんどは両光とも測定できる*5.

*3 電磁波と光については第12章参照.

*4 紫外光・可視光吸収の原理については§12・1・1参照.

*5 ただし, 光源としては, 紫外光を発するランプ（重水素ランプ, 200〜370 nm）と可視光を発するランプ（タングステンランプ, 370〜700 nm）を使い分ける.

3・3・1 吸光光度分析の原理

ある波長(λ)の光を吸収する物質を測定する場合を考える. 強さ I_0 の入射光（単一の波長 λ をもった単色光）が, 厚さ（光路長）b cm の試料溶液層（物質の濃度 c M）を通過し, 通過の間に一部が吸収されて, 通過後の透過光強度が I になったとする（図 3・8）. このとき, **吸光度** A 〔$A = -\log T = -\log I/I_0$, T を

吸光度 A: absorbance

透過度 T: transmittance
ランベルト-ベールの法則: Lambert-Beer law

透過度という〕は b に比例し（ランベルトの法則），また c に比例する（ベールの法則）．これら二つの法則から以下の**ランベルト-ベールの法則**が導かれる．

$$A = -\log T = -\log \frac{I}{I_0} = abc \tag{3・2}$$

吸光係数: absorption coefficient

(3・2)式中の a は比例定数で**吸光係数**といい，物質に固有の値である．なお，透過度 T を透過率（$T\% = 100 \times T$）として表記することも多いが，(3・2)式に代入するのは透過度(T)であることに注意する[*1].

*1 入射した光がまったく減弱していない場合，$I = I_0$ であるので，$T = 1$ であり，したがって $\log T = \log 1 = 0$ である．$T = 100$ ではない．

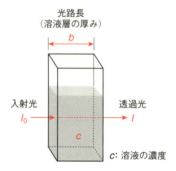

図 3・8 吸光測定の原理

(3・2)式から，ある物質の濃度が $1/ab$ (M) のときは特定波長の光は10% 通過することになる（$-\log I/I_0 = 1$ より）．ここで (3・2)式について濃度と透過度 T，透過率 $T\%$ の関係をいくつか示すと，表3・1のようになる．

表 3・1 濃度 c と透過度 T，透過率 $T\%$ との関係

T	$T\%$ ($= 100 \times T$)	c
1	100	0
0.1	10	$1/ab$
0.01	1	$2/ab$
0.001	0.1	$3/ab$

*2 一般に販売されているセルの公差は 1 ± 0.005 cm 程度．

OD: optical density

*3 **吸光度** (A) は光の散乱のない溶液，すなわち溶質が完全に溶解した溶液での透過割合を示し，測定機器によらず値は一定となる．一方，**光学密度** (OD) は光の散乱の有無にかかわらない透過光の割合をさし，溶質が完全に溶解していない懸濁溶液も測定可能であるが，測定機器によって値が変わる．

表から明らかなように，元の濃度（$1/ab$）が 2 倍（$2/ab$）となると 1%，3 倍（$3/ab$）となると 0.1% しか光が通らなくなる．物質の濃度と光の透過率は，このような関係になっていることを理解しよう．

同じ濃度の溶液でも，吸光度(A)が光路長(b)の値によって違ってくるのは，(3・2)式から当然である．逆に光路長を一定にすれば，吸光度は吸光係数と濃度だけで決まることになる．多くの装置では光路長（b）が 1 cm の測容器（**セル**あるいは**キュベット**という．図3・8のような形状の測定する溶液を入れる容器．厚みは 1.000 cm に作製されている[*2]）で吸光度（A）を測定する．

なお，吸光度と同様に入射光に対する透過光の割合を示す値として**光学密度** (**OD**) がある．本書で述べるような溶質の濃度を調べる目的で吸光光度測定を行う場合には，吸光度（A）＝光学密度（OD）と考えてよい[*3]．また，"光路長 1 cm

吸光光度法を用いた定量計算の例

[例題1] 254 nm の波長の光を $\varepsilon=1.00\times10^4$ で吸収する物質を,1.00×10^{-4} M になるように溶かした溶液をセルに入れて A_{254}(254 nm での A 値をこのように記す)を測定するとき,その値は理論上いくらとなるか.また,このときの光の透過率(T %)はいくらか.

[解答] $A=\varepsilon c$(3・3 式)であるから,これに代入すれば $A=1.00\times10^4\times1.00\times10^{-4}=1.00$ である.

$A=-\log T$ であるので,$T=10^{-1.00}=0.10$ となり,セルに入った光の 90 % が吸収され,10 % が透過することになる.

[例題2] 405 nm で,ある化合物の 1.00×10^{-5} M の溶液の A を測定したところ,$A_{405}=0.325$ であった.この物質の ε 値を求めよ.

[解答] (3・3)式は $\varepsilon=A/c$ と変形できる.したがって,$\varepsilon=0.325\div(1.0\times10^{-5})=3.25\times10^4$ となる(有効数字 3 桁).

[例題3] 濃度不明のチロシン(分子量 181.19)を含む溶液が 100.0 mL ある.この溶液の 280 nm での A を測定したところ,1.204 であった.チロシンの 280 nm での $\varepsilon=1.49\times10^3$ である.このチロシン溶液のモル濃度を求めよ.また,溶液中には何 mg のチロシンが存在しているのかを求めよ.

[解答] 濃度は,(3・3)式を変形して,$c=A/\varepsilon$ から,$1.204\div(1.49\times10^3)\fallingdotseq0.80805\times10^{-3}$ と算出される(有効数字 3 桁).

濃度 0.80805×10^{-3} M の溶液が 100.0 mL=0.1000 L あるので,この中に存在するチロシンの分子数は,

0.80805×10^{-3} mol/L $\times 0.1000$ L
$\fallingdotseq 0.80805\times10^{-4}$ mol

チロシンの分子量は 181.19 であるから,その重量は,

$0.80805\times10^{-4}\times181.19 = 1.464\cdots\times10^{-2}$
$\fallingdotseq 1.46\times10^{-2}$ g
$= 14.6$ mg(有効数字 3 桁)

のときの吸光係数"をモル吸光係数とよび,これは a でなく一般に ε で表される.ε,$b=1$ を使って (3・2) 式を書き直すと,

$$A = \varepsilon c \tag{3・3}$$

モル吸光係数: molar absorptivity

となる.(3・3)式から,ε とは形式的には,目的物質の 1 M 濃度の溶液($c=1$)を計測したときの A 値だということになる.

通常の吸光度測定では,透過度(T)0.1〜0.7(A としては 1.0〜0.15)となるような希薄溶液を用いると,精度高く A 値を測定できる.また,必ず A が 2 以下となる状況(透過度が 0.01 以上)で測定を行わなければならない.通常,吸光光度法で定量に使われる物質の ε 値は,数千から数十万の範囲のものであるので,測定に用いられる溶液の濃度は 10^{-4}〜10^{-5} M といった希薄なものにしなければならない.

同一物質でもモル吸光係数(ε)値は光の波長によって異なるので,ε_{340} というように波長を添字で表して,どの波長での ε かを明確にすることもある.340 は 340 nm の意味である.

3・3・2 分光光度計

a. 装置構成 分光光度計の装置構成を図 3・9 に示す.分光光度計は,大きく分けて,光源部,分光部,試料部,検出部,表示・記録部の五つの部分からなっている.

1) **光源部**:重水素ランプ(190〜380 nm の範囲で測定可)と,タングステンラ

ンプ（350～2600 nm の範囲で測定可）の両方が組込まれている装置では，測定波長の選択に伴い，自動的にランプが切り替わる（190～370 nm：重水素ランプ，370～700 nm：タングステンランプ）．光源の安定には時間がかかるため，使用開始の 10 分前までには，ランプを点灯させるスイッチを入れておくことが必要である．

2) **分光部**：古い装置ではプリズムを用いて分光していたが，現在の装置では，回折格子（1 mm 当たり 1000 本程度の溝を正確に刻んだガラス板か石英板）が使われている．回折格子を回転させ，特定波長の単色光をセルへの入射光として取出している．

3) **試料部**：可視光領域の吸光度測定ではガラス製のセルを用い（石英製セルでも可），紫外光領域の吸光度測定では石英製セルを用いる．現在の装置では入射光ビーム焦点がほぼ点に近い機種が増えているが，セル内の試料溶液量が少なすぎると，試料溶液にビームが通過しないので，一定量以上溶液を満たす注意が必要である．

4) **検出部**：透過した光は光電管（光電子増倍管）に達して光電流に変換され，測定される．

5) **表示・記録部**：4) で発生した光電流量が，画面上にデジタル表示される．最近は，記録部が吸収スペクトルの自動取込みと解析を行うコンピュータ(PC)と連動しているものも多い．ほとんどの分光光度計では小数点以下 3 桁までの数値が A として表示される（<u>表示される数値は有効数字</u>）．

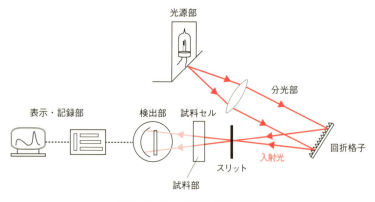

図 3・9　分光光度計の装置構成

b. 分光光度計の使用法

1) 試料溶液の調製

●**溶媒の選択**：測定では目的物質を含む試料を溶媒に溶かして吸光度測定するが，溶媒ごとに，測定可能な最短波長（紫外光透過限界）があることに留意しなければならない（表 3・2）．最短波長より<u>短い</u>波長では，溶媒自体がその光を吸収してしまうため，吸光度測定はできない．測定する波長領域に吸収がないか，影響が少ない溶媒を選択する．

表3・2 溶媒の紫外光透過限界

溶媒	紫外光透過限界† (nm)	溶媒	紫外光透過限界† (nm)
n-ヘプタン	195	ジエチルエーテル	210
n-ヘキサン	195	アセトニトリル	190
n-ペンタン	200	イソプロパノール	205
シクロヘキサン	210	酢酸エチル	255
二硫化炭素	380	アセトン	335
四塩化炭素	265	エタノール	205
キシレン	290	ジオキサン	215
トルエン	280	テトラヒドロフラン	230
ベンゼン	285	メタノール	205
クロロホルム	245	ピリジン	305
ジクロロメタン	230	水	(200)

† 水を対照とし，透過率20%のところを限界波長としてある．

- 測定する吸光度の値：A値 0.2〜0.8 の範囲が測定精度が最も高いとされている．正確な濃度測定を行うためには，測定精度の良い A 値範囲に入るまで，溶液を正確に希釈する必要がある．また目的物質のモル吸光係数(ε)がわかっている場合は，測定精度の良い A 値範囲に入るように溶液の濃度をあらかじめ調製して測定するとよい．
2) ゼロ補正：あらかじめセルに溶媒のみを入れてセルホルダー（図3・9中の試料部）にセットし，測定に使う波長の光を透過させる．この状態の透過光の強さを，透過率100%（透過度1）として光度計に認識させてから（通常はゼロ補正ボタンを押せばよい），試料の測定を行う．

章末問題

問題 3・1 ある酸を含む溶液から，ホールピペットで 10 mL とり，これを 0.2 N 水酸化ナトリウム（$F=1.033$）で中和滴定したところ，15.81 mL の滴定値が得られた．試料溶液の酸の当量濃度（N = Eq./L）はいくらか．

問題 3・2 二クロム酸カリウム（$K_2Cr_2O_7$，分子量 294.20，1 分子は酸化剤として 6 当量）を 3.578 g はかりとり，250 mL のメスフラスコ中でフィルアップした．質量/体積濃度（g/L），モル濃度（M = mol/L），当量濃度（N = Eq./L）を求めよ．つぎに，ここから 5 mL をホールピペットでとって塩酸酸性のヨウ化カリウム水溶液に加えてヨウ素（I_2）を発生させ（$K_2Cr_2O_7 + 6KI + 14HCl \longrightarrow 2CrCl_3 + 8KCl + 7H_2O + 3I_2$），発生したヨウ素量を，0.1 N を目指して調製したチオ硫酸ナトリウム水溶液を用いた酸化還元滴定で求めたところ 13.92 mL を要した．チオ硫酸ナトリウム水溶液のファクター（F）を求めよ．

問題 3・3 シュウ酸二水和物 $(COOH)_2 \cdot 2H_2O$（分子量 126.07，2 価酸）0.5855 g をはかりとり，100 mL のメスフラスコ中でフィルアップした．水（H_2O）の分子量を 18.02 として，このシュウ酸溶液の質量/体積濃度（g/L），モル濃度（M = mol/L），当量濃度（N = Eq./L）を求めよ．つぎに，この溶液 15 mL をホールピペットでとり，0.1 N を目指して調製した水酸化ナトリウム水溶液で滴定したところ，13.75 mL を要した．この水酸化ナトリウム水溶液のファクター（F）を求めよ．

問題 3・4 ある物質を含む溶液がある．ここからホールピペットで溶液を 1 mL とり，100 mL 容メスフラスコで 100 倍に希釈した．この 254 nm での吸光度を 1.000 cm のセルに入れて測定したところ，0.755 であった．

1) この化合物の 254 nm でのモル吸光係数 (ε) が 8.20×10^3 であるとしたとき，元の溶液のモル濃度はいくらか．

2) この化合物の 340 nm でのモル吸光係数 (ε) が 1.50×10^4 であるとしたとき，100 倍希釈溶液の 340 nm での吸光度を測定すると，A 値はいくらとなるか．

問題 3・5 三つの物質 (A, B, C) を含む水溶液がある．A, B, C の紫外, 可視光モル吸収係数 (ε) については以下がわかっている．

 A：250 nm でのモル吸光係数 1.20×10^4
   320 nm でのモル吸光係数 2.00×10^4
   500 nm でのモル吸光係数 4.80×10^4
 B：250 nm でのモル吸光係数 2.80×10^4
   320 nm でのモル吸光係数 0.00
   500 nm でのモル吸光係数 0.00
 C：250 nm でのモル吸光係数 1.00×10^4
   320 nm でのモル吸光係数 2.00×10^4
   500 nm でのモル吸光係数 0.00

混合溶液の 1 mL をホールピペットでとり，100 mL 容メスフラスコで 100 倍に希釈した．その希釈液を 1.000 cm のセルに入れて 250 nm の吸光度を測定したところ，A 1.601 であった．同様に 320 nm での A 1.306, 500 nm での A 0.600 であった．A, B, C の混合溶液中の濃度(M)はそれぞれいくらと計算されるか．

第Ⅱ部

食品成分の分析

4 食品成分の定性分析

　第3章でも述べたように，分析化学実験は，特定物質の存在の有無を判定する分析試験である**定性分析**と**定量分析**の2種類に大別される．本章では，このうち，食品成分の定性分析試験の代表的なものについて概説する．

　定性分析は，分析対象成分に対する特徴的な呈色反応（化学反応により有色物質へと導くもの）や沈殿反応などを用いるのがふつうで，試験管溶液中や沪紙上などで行うことが多い．これらは，被験試料が少なくてすみ，実験方法，結果の判別が容易である．

　なお，"唯一の物質に対する特異的な化学反応"は少ないので，定性反応は一般的には，"類縁の化学的特徴をもった物質群の存在の有無を検出する方法"であると考えてよい．取扱う分析試料に含有される物質が限定されているときには，その程度の特異性の定性反応で十分だからである．

　試験管中の呈色反応は，目的の成分を含む溶液に定性試薬（検出試薬）溶液を滴加後，必要に応じて加熱するものがほとんどである．

　沪紙上の呈色反応は，実験室的には試料溶液をピペットガラスや毛細管などで沪紙に付着させたものに定性試薬（検出試薬）を噴霧する場合が多いが，臨床検査などの実用的な用途のものでは，試薬をあらかじめ沪紙に染み込ませた試験紙の類も多数市販されている（健康診断の尿検査など）．沪紙をおかすような検出試薬，たとえば強酸を含むものなどを用いるときには，§8・1で述べる薄層クロマトグラフィー（TLC）板を用い，その上で呈色反応を起こさせることも多い．薄層クロマトグラフー用の板は，シリカゲルなど強酸に耐えられる無機質の材料を用いているからである．

　定性分析に用いる試薬のほとんどは，ある類縁の特徴をもった物質群を検知できるだけであるので，厳密な定性分析を行う必要がある場合には，本章で示す定性分析法だけでは不十分なことも多い．そのような場合には，第Ⅲ部で述べるさまざまな精製方法を用いて目的の物質を（ある程度）純化した後，本章で説明する方法を適用して確実にその物質の有無を調べる．各精製の原理や方法については第Ⅲ部で説明するが，ここでは，このような方法を組合わせることで，定性分析は単なる呈色反応ではなく，詳細な分析能力をもちうることを覚えておいてほしい．

　また，本章で説明する簡易な定性分析法では，目的物質の正確な量を判定する

のは困難である．ただしどのような反応でも，それが検知されるには，ある最低量の物質が必要であるし，量が増えるに従って反応は強くなっていくので，定性がまったくないわけではない．たとえば，呈色反応では成分量が多ければ色はそれに応じて濃くなり，沈殿反応では沈殿物が増加する．

一方，定性分析で"ある物質（群）が存在する"と判定されることの意味は，"その反応の検出下限を超えた量がある"ということである．すなわち定性分析では，その反応を呈しなかったとしても"ない"と判断するのは不正確で，あくまで"その方法で検出できる量がない"と考えなければならない．したがって，ある定性分析法で検出されない場合，被験試料量を増やしたり，もっと検出下限の低い方法に変えるなどして調べ直さなければならないこともある．本書では，各分析法の原理の解説が主目的であるため，検出感度については言及しないが，このような問題もあるということは知っておく必要がある．

4・1 タンパク質，アミノ酸

4・1・1 ニンヒドリン反応

タンパク質やアミノ酸，および両者の中間であるペプチドに共通の定性分析法として，これらに存在する一級アミノ基に対する**ニンヒドリン反応**が最もよく使われる．ニンヒドリン反応は，図4・1に示される反応により，一級アミノ基をもつアミノ酸，ペプチド，タンパク質とニンヒドリンが反応して赤～青紫色の物質が生じることを利用して，その存在を判定する方法である．アミノ酸やタンパク質を含む水溶液にニンヒドリン水溶液を滴加して加熱する，あるいはアミノ酸を含む溶液を沪紙に染み込ませた後ニンヒドリン水溶液を噴霧して加熱して，赤～青紫色に呈色するかを調べる．

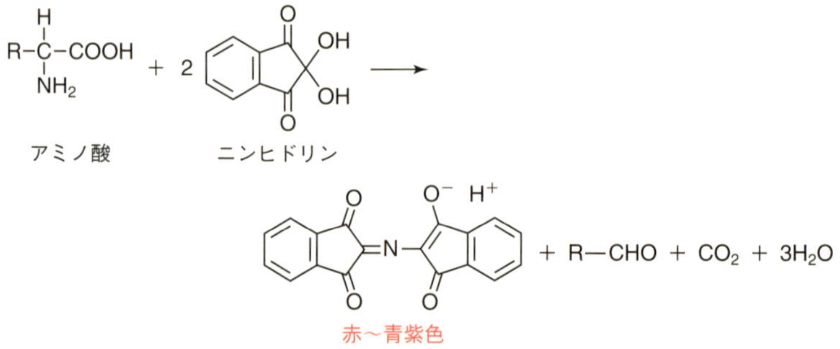

図4・1 ニンヒドリン反応

ニンヒドリン反応で注意すべきことは，一級アミン（R-NH$_2$）をもつ物質はすべて反応してしまうことである．ある試料溶液がニンヒドリン発色したときに，それだけで，反応物がアミノ酸，ペプチド，タンパク質，あるいはそれ以外のアミン（たとえばスペルミンなどの生体アミン）なのかは判断できない．

個々のアミノ酸の存在をきちんと判定するための定性分析法としては，シリカ

ゲル TLC 上で各アミノ酸を分離したうえで，ニンヒドリン水溶液を噴霧し，これを加熱して発色（赤〜青紫色）させるという方法を用いることが多い[*1]．さらに精度の良い方法としてはアミノ酸アナライザーがあり，これは高速液体クロマトグラフィー（HPLC）[*2] で各アミノ酸を分離し，それぞれをニンヒドリン発色して検出する機器である．アミノ酸アナライザーでは，各アミノ酸の定性と同時に定量も行うことができる[*3]．

[*1] シリカゲル TLC の方法については§8・3を参照．

[*2] HPLC については§8・7を参照．

[*3] アミノ酸アナライザーについては§5・2・3を参照．

4・1・2 キサントプロテイン反応

タンパク質を含有する試料水溶液に濃硝酸を添加すると，図4・2に示すように，チロシン，トリプトファンなどの芳香族アミノ酸のベンゼン環が，濃硝酸によってニトロ化を受ける．酸性・中性のpHではニトロ化物は薄い黄色であるが，アルカリ性ではフェノール性ヒドロキシ基が解離して強いオレンジ色を呈する．これを利用したタンパク質の定性反応が**キサントプロテイン反応**である．

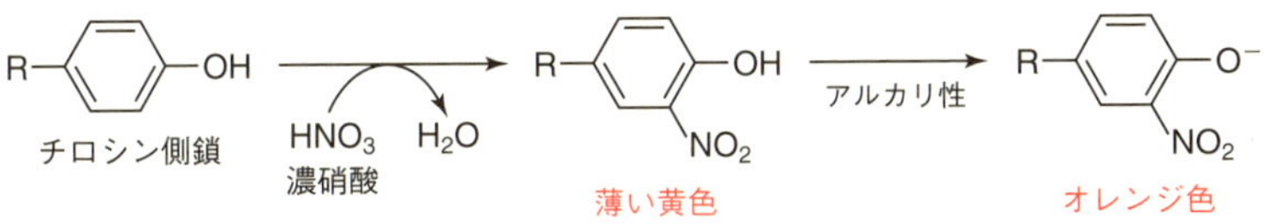

図4・2 キサントプロテイン反応

4・1・3 ビウレット反応

タンパク質を含む溶液をアルカリ性として，ここに硫酸銅 $CuSO_4$ を添加すると生じる呈色反応を**ビウレット反応**という．これは，2個以上のペプチド結合をもつ化合物は，たとえば図4・3に示すようにアルカリ条件下で銅イオン（Cu^{2+}）と N や O の非共有電子対が配位結合し，これにより赤紫〜青紫色の錯体を形成することを利用している．

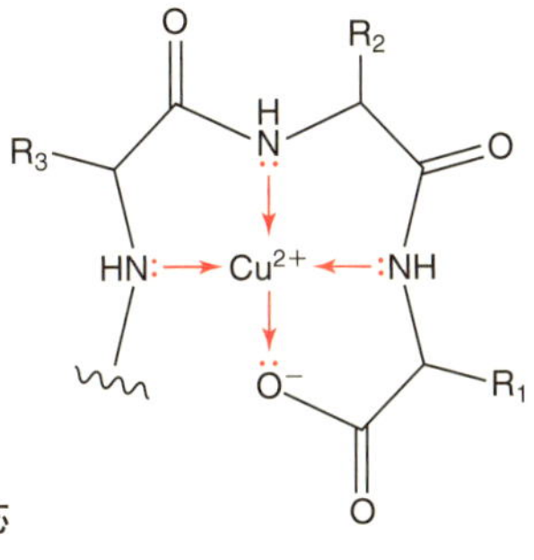

図4・3 ビウレット反応

4・1・4 硫化鉛（PbS）沈殿反応

タンパク質溶液に，濃水酸化ナトリウム水溶液 NaOH と酢酸鉛（CH_3COO）$_2$Pb 溶液を加えて加熱し，システイン中の S を PbS の黒色沈殿として，タンパク質を検出する方法である．

4・2 糖質（還元糖，多糖）

糖質は炭水化物ともよばれ，グルコース（ブドウ糖）やフルクトース（果糖）などの単糖からデンプンやセルロースのような多糖までいろいろな種類の物質の総称である．

4・2・1 アントロン-硫酸法, α-ナフトール-硫酸法

あらゆる糖類に共通する定性分析方法としては，**アントロン-硫酸法**，**α-ナフトール-硫酸法**（モーリッシュ反応）による呈色反応が使われる．糖類に濃硫酸を作用させるとフルフラール誘導体を生じる．ここにアントロンやα-ナフトールを添加すると，フルフラール誘導体とこれらの化合物が反応して，青緑（アントロン反応物），赤紫（α-ナフトール反応物）に発色する（図4・4）．アントロン-硫酸法は，糖類の量と発色の強さが比例関係にあり，ある程度定量性もあるため食品の全糖量測定試験（炭水化物定量試験）としても利用される*．

* アントロン-硫酸法については§5・3・1b参照．

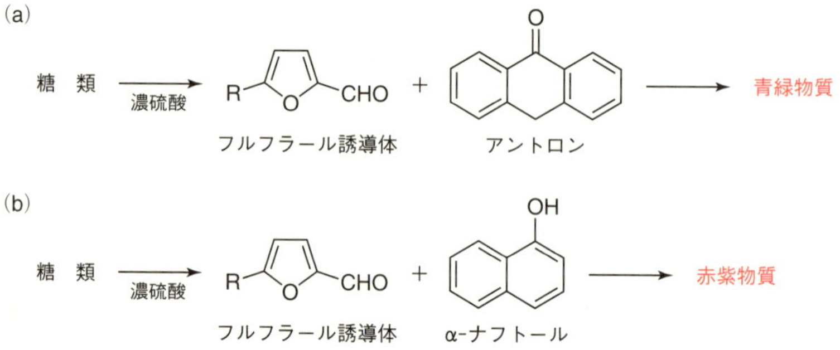

(a) 糖類 —濃硫酸→ フルフラール誘導体 + アントロン → 青緑物質

(b) 糖類 —濃硫酸→ フルフラール誘導体 + α-ナフトール → 赤紫物質

図4・4 アントロン-硫酸法(a)，α-ナフトール-硫酸法(b)

4・2・2 ベネディクト反応

還元糖（グルコース，フルクトース，マルトースなど）の存在を検出する定性反応としては，**ベネディクト反応**がよく用いられる．これは，アルカリ条件下で還元糖と硫酸銅溶液 $CuSO_4$ を加熱すると，Cu^{2+} が還元されて Cu_2O の沈殿（赤褐色）を生成することを利用した手法である．

4・2・3 セリワノフ反応

フルクトースやこれを含むスクロースの特異的な検出には，ケトースに対する定性反応である**セリワノフ反応**などが使われる．図4・5に示すように，フルク

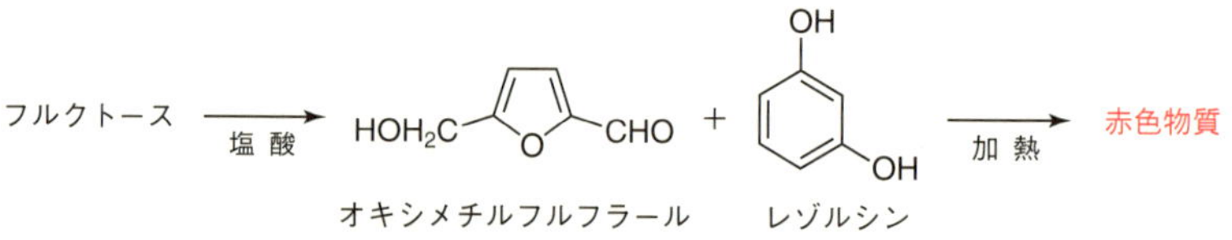

フルクトース —塩酸→ オキシメチルフルフラール + レゾルシン —加熱→ 赤色物質

図4・5 セリワノフ反応

トース構造を含む溶液に塩酸を添加すると，フルクトースはオキシメチルフルフラールとなる．ここにレゾルシンを加えて加熱すると，赤色物質を生じる．

4・2・4　高速液体クロマトグラフィーを用いた分析

単糖やオリゴ糖について詳細な定性分析を行う場合は，高速液体クロマトグラフィー（HPLC）用として，このような糖分析に適したカラム（糖のヒドロキシ基との水素結合能，配位結合能をもつ担体をステンレス管内に均一に詰めたもの）が多数販売されており，これらを利用するのが主流である．本法により，簡便に単糖，オリゴ糖の同定（定性分析）ができる[*1]．

[*1] 単糖,オリゴ糖のHPLC分析については§5・3・2参照．

4・2・5　酵素反応を用いた分析

各単糖に特異的に働く酵素溶液を試料溶液に加えて，酵素反応が進行するか否か（たとえば D-グルコースに対する D-グルコースオキシダーゼなど）で，目的とする単糖の存在の有無を分析できる．酵素反応の進行の有無は，シリカゲル TLC[*2] 上での反応生成物の検出といった方法などで判定できる．

[*2] シリカゲル TLC については§8・3参照．

4・2・6　ヨウ素-デンプン反応

多糖の定性反応としては，デンプン系多糖のヨウ素反応（青色系の呈色反応）が有名である．これはデンプンを構成するアミロースのらせん構造中にヨウ素分子が入り込んで結合し，青色を呈することを利用している．その他の方法はあまり知られていない．

4・3　脂　質

脂質とは，油脂（脂肪酸とグリセロールが結合したもの），ステロール類，脂肪酸，極性脂質（リン酸，糖，アミンなどの極性基を含む油脂類縁物質）などをさす．このうち，油脂については特徴的な呈色反応は知られていない．

4・3・1　リーベルマン-バーチャード反応

ステロール類の呈色反応として，リーベルマン-バーチャード反応が知られている．図 4・6 に示すように，ステロール類を含む溶液に無水酢酸と硫酸を添加すると，複合的な分解反応を経て，赤紫〜青緑色の物質となる．

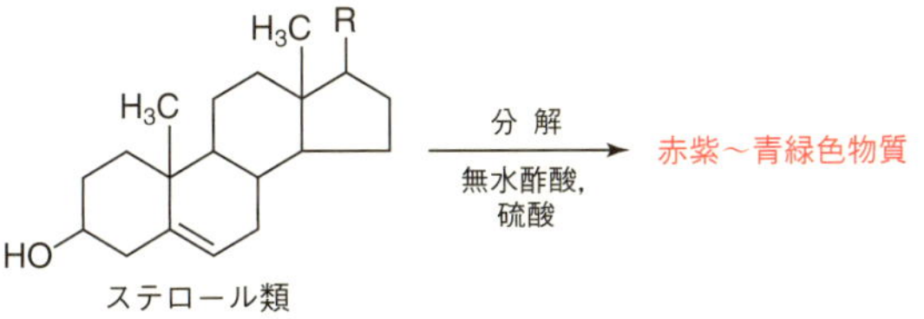

図 4・6　リーベルマン-バーチャード反応

4・3・2 ドラーゲンドルフ反応

極性脂質のうち第四級アンモニウム塩構造をもつコリンおよびコリン含有化合物は，ドラーゲンドルフ反応による呈色反応で検出できる．たとえばレシチン（ホスファチジルコリン）にドラーゲンドルフ試薬（次硝酸ビスマス酢酸溶液とヨウ化カリウム水溶液を使用する直前に混和したもの）を噴霧すると，赤～橙色に呈色する．

レシチン（ホスファチジルコリン）

4・3・3 高速液体クロマトグラフィー，ガスクロマトグラフィーを用いた分析

脂質類については，検出に利用できる特異性の高い呈色反応があまりないため，ガスクロマトグラフィー（GC）を用いて定性分析する方法が主流である*．GC 分析では定量分析も可能である（コレステロール類の GC 分析例を図 5・6 および図 5・7 に記載した）．

油脂の脂肪酸組成は重要な食品分析の一つであるが，これは通例，油脂を加水分解してグリセロールと脂肪酸としたのち，脂肪酸をメチルエステルに変えて，やはり GC で分離分析される．これも定量分析が可能である（脂肪酸の分析例を図 5・6 に記載した）．

* ガスクロマトグラフィーについては §8・4・2 参照．

4・4 ビタミン

研究上の目的で，長らくビタミン類の分析に用いられてきた方法は，シリカゲル薄層クロマトグラフィー（シリカゲル TLC）などの簡便な分離分析法で関連する化合物を分離したうえで，目的の化合物群に特徴的な定性反応を，試薬を噴霧するなどして行うものである．たとえばカロテノイドは，シリカゲル TLC で分離すれば，そのものの着色（黄色～赤色）により，肉眼で分離が観察される．プロビタミン A である β-カロテンなどもこの方法で判定できる．またビタミン E（トコフェロール）も，シリカゲル TLC で分離し，硫酸試薬などを噴霧すると，α- と β，γ- は区別して判定できる．

ただし，簡便かつ正確な定性分析としては，高速液体クロマトグラフィー（HPLC）が利用されることが多い．それぞれのビタミンに応じてよい分離を示す担体や溶媒系が種々確立されており，これらを参考に市販の標品と比較分析をすれば，正確な存在有無の判定が可能である．HPLC 分析は定量分析も可能である（ビタミン類の HPLC での分析例を §5・7 にいくつか記載した）．

5　食品成分の定量分析

　第3章で説明した定量分析法の原理を用いて，実際にどのように食品成分の定量分析が実施されるかについて，本章で説明する．いくつかの分析法では，具体的な計算処理について，第2章で説明した有効数字を含む計算ルールを用いて説明している．

 5・1　水　　分

　水分とは，食品中の水の割合のことである．水分の定量法には，**加熱乾燥法**，**共沸蒸留法**などがある．

5・1・1　加 熱 乾 燥 法

　加熱乾燥によって水分を蒸発させ，その減量を重量法で測定する方法である．通常 105〜135 ℃ の乾熱器中で，一定重量になるまで（= 水分が完全になくなるまで）乾燥する．最も一般的な方法で，多くの食品（特に固体のもの[*1]）で標準法になっている．

[*1] ペースト状，液状などの食品は，加熱乾燥法では表面積が小さく乾燥が困難なことが多い．このような場合は，食品に精製ケイ砂を混ぜて表面積を増やしたうえで，加熱乾燥法を行う（乾燥助剤添加法という）．

水分測定（加熱乾燥法）の実験法
① ガラス秤量容器の恒量 W_0 (g) をあらかじめ求めておく．
② 試料 S (g) を電子天秤で，ガラス秤量容器中にはかりとる．
③ 105 ℃ の乾熱器で乾燥させる（1回目は3時間，2回目以降は1時間）．
④ デシケーター中で室温まで冷却し（30分程度），乾燥後の重量 W_1 (g) を測定する．
⑤ 複数回 ③，④ を繰返して W_1 を測定し，Q 検定[*2] に合格した数値の平均値をもって，恒量とする．

[*2] Q 検定については § 1・2・2 を参照．

　水分算出の一般式は，

$$水　分(\%) = \frac{\{(W_0 + S) - W_1\}}{S} \times 100 \ (\%)$$

で与えられる．

5. 食品成分の定量分析

> **水分測定実験での計算例**
>
> [例題] きな粉 2.5417 g をはかりとって恒量 15.1667 g のガラス秤量容器に入れた．このきな粉入りの容器を乾熱器で乾燥させた後，重量を測定したところ，17.5335 g であった（Q 検定に合格したデータの平均）．きな粉の水分は何％か．
> [解答]
> $$\frac{(2.5417 + 15.1667) - 17.5335}{2.5417} \times 100 = 6.88122\cdots \fallingdotseq 6.881\,(\%)$$
> ＊上式中の，きな粉重量，ガラス容器重量は有効数字である．分子の足し算，引き算を先に行うと分子は4桁となる．最後は分子（4桁）と分母（5桁）の割り算であるので，答えは4桁となる．

5・1・2 共沸蒸留法

水と混和しない溶媒中に試料を入れ，水分を溶媒とともに蒸留して取出し，水の量を容量で測定するものである．用いる溶媒は，トルエン，キシレンなどが多い．水以外の蒸発成分や油を多く含む食品，また多水分食品などに用いられる．

5・2 タンパク質，アミノ酸

5・2・1 ケルダール法

タンパク質は，**アミノ酸**が多数ペプチド結合してできた物質であり，その栄養価は各構成アミノ酸にある．そこで，栄養学的意味での定量分析は，タンパク質とアミノ酸，さらにその中間の**ペプチド**をまとめて定量できる方法が望ましい．その目的にかなうのが**ケルダール法**である．食品中のタンパク質，アミノ酸を濃硫酸中で加熱分解して，分子中の窒素(N)原子をすべてアンモニア(NH_3)に変え，この NH_3 を定量する．食品中のおもな成分のうち，N を含むのはタンパク質関連成分のみであるので，食品全体で本実験を行ってタンパク質量を求めることができる．

ケルダール法は，食品のタンパク質量を定める標準的な方法である．ケルダール法で求まった N の定量値を，すべてタンパク質に由来するとして算出した値を**粗タンパク量**[*1]とし，食品の栄養的評価にはこの値がよく用いられる．

> **ケルダール法の実験概要と原理**
>
> ① 試料（食品）を電子天秤で精秤後，分解フラスコ（ケルダールフラスコ）に入れる．
> ② 分解フラスコに濃硫酸を加え，2時間程度ガスバーナーで加熱して試料を加熱分解する[*2]．この過程で，タンパク質中の窒素 N はすべてアンモニア NH_3 となり（アンモニアの水素 H は試料由来）[*3]，発生したアンモニアはただちに周囲の硫酸 H_2SO_4 と反応して硫酸アンモニウム $(NH_4)_2SO_4$[*4] となる．硫酸アンモニウムは塩であるので，加熱により気化することなくフラスコ内に残る．ま

ケルダール法：Kjeldahl method

[*1] 食品の栄養的評価を目的とした定量分析では，よく"粗○○○量"という分析値が使われる．これらは一般に**約束分析**といわれる．たとえば，ケルダール法で定量される"複数のタンパク質，アミノ酸，ペプチドの総量"を"粗タンパク質と約束する"，という意味である．

[*2] 実際の実験では，加熱分解を円滑に行うため，分解触媒（K_2SO_4, $CuSO_4 \cdot 5H_2O$）も分解フラスコに加えて加熱する．

[*3] タンパク質は濃硫酸と加熱されると脱水・炭化し，ここで生じた炭素が硫酸を還元して SO_2 とし，この SO_2 が N を還元して NH_3 にするものと考えられる．

[*4] H_2SO_4 のモル数が圧倒的に多いため，実際は $(NH_4)HSO_4$ が主体の可能性が高いが，原理に大きな違いはない．

た試料中の炭素 C はすべて CO_2 となって気化・消失し，試料中の酸素 O と NH_3 となった以外の水素 H も水 H_2O となって気化・消失する（発生する CO_2，H_2O の酸素の一部は，空気中の O_2 由来）．この結果，2 時間後に分解フラスコ内に残っているのは，おもに H_2SO_4，$(NH_4)_2SO_4$ のみとなる．

③ 室温まで冷却後，分解フラスコ内に十分量の水酸化ナトリウム水溶液 NaOH を加え，以下の反応を起こさせる．

$$H_2SO_4 + 2NaOH \longrightarrow Na_2SO_4 + 2H_2O$$
$$(NH_4)_2SO_4 + 2NaOH \longrightarrow Na_2SO_4 + 2NH_3 + 2H_2O$$

反応の結果 NH_3 は単体となり，容易に気化するようになる．

④ 分解フラスコから水蒸気蒸留（100 °C の加熱）により ③ で生じたアンモニアを取出し，これをホウ酸溶液 H_3BO_3 中にホウ酸アンモニウム $(NH_4)H_2BO_3$ として再捕集する．

⑤ ホウ酸アンモニウムを含むホウ酸溶液を硫酸で滴定する．終点は，メチルレッドの黄色→赤の変色を用いる*．硫酸の滴加により以下の反応が進行する．

$$2(NH_4)H_2BO_3 + H_2SO_4 \longrightarrow (NH_4)_2SO_4 + 2H_3BO_3$$

本反応が完了するまでは滴定される溶液の pH は 5 以下にはならないが，反応完了後に滴加された H_2SO_4 は未反応でそのまま残るため，溶液の pH が急激に低下して指示薬が変色する．

* 実際の実験では黄色→赤色の変化は判定しにくいため，ホウ酸溶液にメチレンブルー（青色）も加えて，緑色→ピンク色の変化として滴定する．

⑤ で滴定に要した酸の当量数と，試料中のタンパク質から発生した NH_3 の当量数（モル数）は等しいので，これをもとに食品中の粗タンパク質を判定できる．

ケルダール法からのタンパク質%算出の一般式

試料 S g から ①〜④ の処理で発生したアンモニアをホウ酸溶液に捕集し，これを A N の希硫酸（ファクター F）で滴定した滴定値が a mL であったとする．このとき，滴定に要した a mL 中の酸の当量数(Eq.)は，N＝Eq/L なので，

$$A \text{ (Eq./L)} \times F \times \frac{a}{1000} \text{ (L)} = AFa \times 10^{-3} \text{ (Eq.)}$$

であり，これが発生した NH_3 当量数に等しいことになる．NH_3 は 1 価の塩基であるので Eq.＝mol となる．したがって，試料中に存在した窒素 N の重量は，

$$14.01 \text{（窒素の原子量）} \times AFa \times 10^{-3} \text{ (mol)} = 1.401 AFa \times 10^{-2} \text{ (g)}$$

となる．

試料の重量は S g であるから，上式から食品全体における窒素の割合，すなわち窒素量(%)は，

$$1.401 AFa \times 10^{-2} \text{ (g)} \div S \text{ (g)} \times 100 = 1.401 AFa/S \text{ (%)}$$

で示される．

一般的な食品中では，全タンパク質重量の 16% が窒素量であるため，窒素量(%)を 6.25 倍した値（1/0.16）がタンパク質(%)となり，

$$\text{タンパク質(\%)} = \text{窒素量(\%)} \times 6.25 = \frac{1.401 AFa}{S} \times 6.25$$

表5・1　さまざまな食品の窒素-タンパク質換算係数表

食品群	食品名	換算係数	食品群	食品名	換算係数
1 穀類	アマランサス	5.30	6 野菜類	枝豆, 大豆もやし	5.71
	エン麦（オートミール）	5.83		落花生（未熟豆）	5.46
	大麦	5.83	10 魚介類	ふかひれ	5.55
	小麦		11 肉類	ゼラチン, 腱（牛）, 豚足, 軟骨（豚, 鶏）	5.55
	玄穀, 全粒粉	5.83			
	小麦粉, フランスパン, うどん, 中華めん類, スパゲッティ類など	5.70			
	小麦胚芽	5.80	13 乳類	乳, チーズを含む乳製品, その他	6.38
	米, 米製品	5.95	14 油脂類	バター類, マーガリン類	6.38
	ライ麦	5.83			
4 豆類	大豆, 大豆製品	5.71	17 調味料および香辛料類	醤油類, 味噌類	5.71
5 種実類	アーモンド	5.18	上記以外の食品		6.25
	ブラジルナッツ, 落花生	5.46			
	その他のナッツ類	5.30			
	かぼちゃ, けし, ごま, はす, など	5.30			

ケルダール実験の計算処理例

[問題]　きな粉 0.5283 g を用いてケルダール実験を行い, 回収したアンモニアを 0.05 N ($F=1.002$) の希硫酸で滴定したところ, 42.75 mL を要した. きな粉のタンパク質%はいくらか.

[解答]　NH_3 の当量数(Eq.)は,

$$0.05\,(\text{Eq./L}) \times 1.002 \times \frac{42.75}{1000}\,(\text{L}) = 2.141775 \times 10^{-3}$$

真の硫酸濃度 (N)　　　体積

したがって, その中の窒素重量は $2.141775 \times 10^{-3} \times 14.01$ (g), タンパク質重量は $2.141775 \times 10^{-3} \times 14.01 \times 6.25$ (換算係数) (g) となる.

このタンパク質量が, きな粉 0.5283 g に含まれるので, きな粉のタンパク質%は,

$$\frac{2.141775 \times 10^{-3} \times 14.01 \times 6.25\,(\text{g})}{0.5283\,(\text{g})} \times 100\,(\%) = 35.498\cdots \fallingdotseq 35.5\,\%$$

式中で有効数字のある数値は NH_3 当量数 4 桁, きな粉重量 4 桁, 窒素-タンパク質換算係数（別の実験から求められた数値）3 桁であるので, これらの掛け算, 割り算の結果は 3 桁となる.

で示される. 厳密には食品ごとにタンパク質中の窒素量(%)は異なり, 食品ごとに指標となる値（**窒素-タンパク質換算係数**）が示されている（表 5・1）. 注意すべき点は, 滴定で定量しているのはアンモニアであるが, 算出したいのは窒素分であるため, アンモニアの分子量ではなく, 窒素の原子量を使うことである.

5・2・2　その他のタンパク質定量法

牛乳や卵白などの, 溶液である食品中のタンパク質の定量法として**ローリー法**も利用できる. ローリー法は, ビウレット反応[*]によるタンパク質-Cu^{2+} 複合体中のチロシン, トリプトファン, システインといった還元性をもつアミノ酸残基

ローリー法: Lowry method

[*] §4・1・3でタンパク質の定性反応として紹介した.

が，フェノール試薬中のリンモリブデン酸・リンタングステン酸複合体を還元することによる呈色反応（青色）を，750 nmの可視光の吸光度で測定する[*1]．ローリー法はまた，タンパク質をクロマトグラフィーで分離していく過程や，タンパク質を加水分解していく過程などの追跡にもよく使われる．

タンパク質の定量法としては，このほかに，チロシンがもつ280 nmの紫外光の強い吸収を利用するものもある．ただし紫外光領域の光は，その他の不純物による吸収も多いため，タンパク質の純度が高い状態の中でしか利用できない．

[*1] 吸光光度分析については§3・3参照．

5・2・3 アミノ酸定量分析法

アミノ酸の定量分析では，食品や生体試料中に遊離に存在するものを分析対象とする場合と，タンパク質の構成アミノ酸を分析対象とする場合がある．前者の場合は，試料抽出水溶液をそのまま，後者の場合は6M程度の塩酸中で試料を加熱加水分解してタンパク質を遊離アミノ酸とした後，アミノ酸分析計（アミノ酸アナライザー）で分析すればよい．

アミノ酸アナライザーとは，イオン交換カラムを用いたHPLC[*2]で各アミノ酸を分離後，ニンヒドリン反応を行って，呈色したアミノ酸量を吸光光度法で測定して自動記録する分析機器である．分析例を図5・1に示す．

[*2] HPLCについては§8・7を参照．

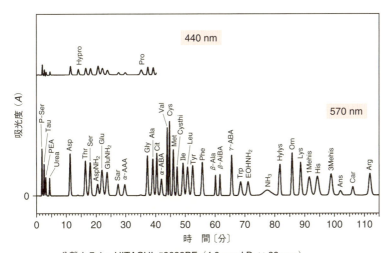

分離カラム：HITACHI #2622PF（4.6 mm I.D. × 60 mm）
展開溶媒：塩化リチウム濃度（0.1→1.0 M）およびpH（2.8→4.1）のグラジエントによる段階溶出

図5・1 アミノ酸アナライザー分析での各アミノ酸の溶出時間

ただし，トリプトファンと含硫アミノ酸（メチオニン，システイン，シスチン）は6M塩酸加水分解で壊れてしまうため，これらについては以下のように定量分析を行うのが一般的である．

- トリプトファン：タンパク質をアルカリ（10 M水酸化バリウム）加熱加水分解して遊離アミノ酸とし，アミノ酸アナライザーで定量する．
- 含硫アミノ酸：タンパク質を過ギ酸で酸化後，塩酸で加水分解して遊離アミノ酸とし，得られる酸化含硫アミノ酸をアミノ酸アナライザーで定量する．

5・3 炭水化物, 糖質

炭水化物とは, 単糖類およびそれらが結合した少糖類, 多糖類の総称であるが, ふつうはデンプンなどの多糖を主体としたものをさすことが多い. **糖質**というと, 狭義にはこのうちの多糖を除くものであるが, 広義には炭水化物と同義で多糖も含む.

一般の食品成分表で示されている炭水化物量は, 実験で求めたものではなく, 差し引き計算結果の値である (食品 100 g から, 水分, タンパク質, 脂質, 灰分を差し引いて求める). 炭水化物量を直接定量する実験としては, 以下のソモギ変法, アントロン-硫酸法が知られている.

5・3・1 炭水化物量
a. ソモギ変法

ソモギ変法は, デンプンをグルコースに分解し, 生じたグルコースの還元力を定量して炭水化物量を求める実験である. 食品を穏やかな酸性条件下 (0.8 M HCl 程度) で加熱すると, デンプン中のグルコース間の α1→4, α1→6 結合が切れる. 生じたグルコースと2価の銅イオン Cu^{2+} をアルカリ性で共存させると, グルコースの還元力で銅が1価に還元され, 糖量に対応した酸化第一銅 Cu_2O が沈殿する (下式*).

* この式は反応の大まかな概念を示したものである. 実際は還元糖 1 mol あたり, 6 mol 強度の Cu^{2+} が Cu^+ へ還元されているので, この反応式だけでは説明できない.

$$2Cu^{2+} + 糖(R\text{-}CHO) + 4OH^- \longrightarrow Cu_2O + 糖酸化物(R\text{-}COOH など) + 2H_2O$$

ここに一定量のヨウ素 I_2 を加えると, 酸化第一銅は等モル分の I_2 で酸化され, 沈殿 (Cu_2O) は溶けて再び Cu^{2+} に戻る (ヨウ素 I_2 はヨウ素イオン I^- となる).

$$Cu_2O + I_2 + 2H^+ \longrightarrow 2Cu^{2+} + 2I^- + H_2O$$

この酸化に要したヨウ素量はグルコース量に比例している. チオ硫酸ナトリウムによる滴定で酸化に要したヨウ素量を定量すればグルコース量が求まる.

$$2Na_2S_2O_3 + I_2 \longrightarrow Na_2S_4O_6 + 2NaI$$

酸化に要した (消費した) ヨウ素量を直接滴定することはできないので, 実際には次ページの実験概要に示すように空実験を行い, その差から求める.

このように, ソモギ変法はグルコースの還元力を酸化還元滴定ではかって, その量を調べるものである.

グルコースの還元力は, その鎖状構造の糖の1位炭素がアルデヒド基になっていることから生じている (図 5・2). 図中左の鎖状構造は, 水溶液中では実際にはわずかしか存在せず, 平衡はほとんど右の環状構造に寄っている. しかし, ソモギ変法のように水溶液中のグルコースが Cu^{2+} と酸化還元反応するような状況下では, そのわずかな鎖状構造をとったグルコースが反応して消失していく. 残った環状構造のグルコースは平衡を維持するため, 順次鎖状構造となっていき, 最後的にはすべてのグルコースが反応することになる.

一方, 右の環状構造の1位の炭素の -OH 構造が他のグルコースに結合して失われる (アセタール構造) と, 左の鎖状構造とはならないので, グルコースの還元

力はなくなる（図5・3）．デンプンが還元性を示さないのはこのためである．

デンプン類の加水分解は非常に進みやすく，0.8 M 塩酸中，100 °C で 2 時間半ほどで完全に終わる．ただし，デンプンを分解する条件で還元糖を生じる少糖や多糖類（おもにグルコースの α1→4，α1→6 結合でできたもの）は食品中に多いので，分析値がどの程度真のデンプン量を反映しているかは別途検討が必要である．そこで，ソモギ変法で得られる炭水化物の数値は**粗デンプン**という．その意味は，デンプンに類したものをまとめて表しているということである．

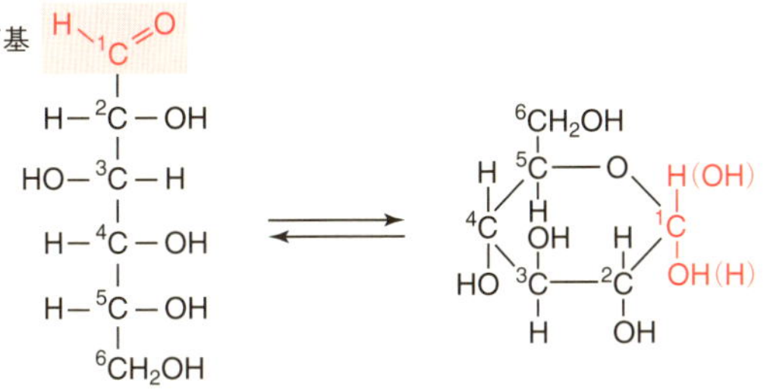

図 5・2　水溶液中でのグルコースの平衡状態

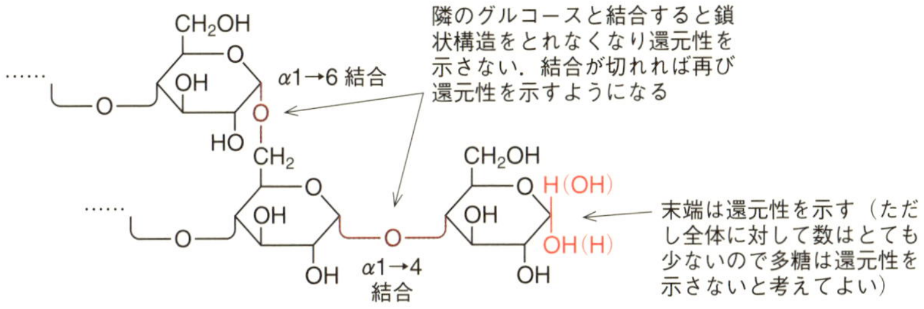

図 5・3　多糖中のグルコースの還元性

ソモギ変法でデンプンを酸加水分解する条件で分解されないで残る多糖は，ほぼ消化されないものと考えてよい．すなわち，食品分析で食物繊維といわれているものとだいたい対応している．またソモギ変法とほぼ同様の原理を用いる実験として，ソモギ-ネルソン法が知られている．

ソモギ変法の実験概要と原理

① 分析試料と 3％（質量％濃度）希塩酸 HCl を試験管に加え，沸騰水中で 2 時間半加熱して，試料中のデンプン類をすべてグルコースに酸加水分解する．加水分解終了後，溶液を水酸化ナトリウム NaOH で中和して一定量にフィルアップする．

② アルカリ状態で硫酸銅を含む一定量の溶液の入ったフラスコを二つ用意し，片方には水を一定量加えて加熱する（空実験Ⓐ）．もう一方には①で調製した加水分解液を一定量加えて加熱する（Ⓑ）．硫酸銅溶液（アルカリ性 pH）中の銅イオン Cu^{2+} は，液中のグルコースに還元されて酸化第一銅（Cu_2O）になる．

この反応に伴い，Ⓑのフラスコでは加熱後に褐色の Cu_2O 沈殿が観察される．Ⓐのフラスコは試料の代わりに水を入れた空実験なので変化はみられない．

③ Ⓐ，Ⓑのフラスコ溶液両方に，希硫酸を加えて溶液を酸性にすると同時に，一定量のヨウ素 I_2 が発生する溶液を加える[*1]．これに伴い，③で発生した Cu_2O は，ヨウ素により酸化されて Cu^{2+} に戻る．

④ Ⓐ，Ⓑのフラスコに残存するヨウ素をチオ硫酸ナトリウムで滴定する（滴定の終点は，ヨウ素-デンプン反応の消失）．

Ⓐのフラスコでは Cu_2O は発生していないため，発生させた I_2 はそのまますべて残っている．したがって，Ⓐのフラスコの滴定に要したチオ硫酸ナトリウム当量から発生したヨウ素総量が求まる．発生したヨウ素の総量から，残存するヨウ素の量（Ⓑのフラスコ滴定値より求まる）を引くことにより，Cu_2O に消費されたヨウ素量（＝酸化第一銅量＝グルコース量）を知ることができる．

[*1] I_2 は分解しやすいため，実験時に発生させる形で加える．

ソモギ変法からのグルコース％算出の一般式

試料 S g を塩酸加水分解後中和して 100.0 mL とし，このうちの 10.00 mL を用い，0.05 N（ファクター F）のチオ硫酸ナトリウム水溶液で滴定を行ったときのグルコース％は以下の式から計算される．空実験の滴定値を a mL，試料溶液の滴定値を b mL として，

$$\text{グルコース\%} = \frac{(a-b)/1000 \times 1.45^{*2} \times F \times 100.0/10.00}{S} \times 100$$

なお，ソモギ変法で求まるのはグルコース％であることに注意が必要である．グルコース％が仮に A と求まった場合は，デンプン％は，およそ $0.9A$ となる．これは，デンプンが加水分解されてグルコースになるに伴い，分子量が増加することに対する補正である．デンプンの一般式は $(C_6H_{10}O_5)_n$，したがって分子量

[*2] 1.45 はソモギ変法でグルコース％を求める際の実験係数である．この値は，グルコース 1 mol あたり Cu^{2+} 6.2 mol を Cu^+ へ還元することと，グルコースの分子量，およびチオ硫酸ナトリウム水溶液として 0.05 N を用いることから実験的に定まった値である．同様の実験条件で他の還元糖の実験係数は以下の通りである．
マルトース：2.62
フルクトース：1.44

ソモギ変法実験の計算処理例

［例 題］ きな粉 0.2583 g を用いて塩酸加水分解を行い，その後中和して 100.0 mL とした．このうちの 10.00 mL を用いて 0.05 N（$F=1.005$）のチオ硫酸ナトリウム水溶液で滴定を行ったところ，17.05 mL を要した．なお空実験での滴定値は 20.05 mL であった．きな粉のデンプン％はいくらか．

［解 答］ 一般式に各数値を代入すると，

$$\text{グルコース\%} = \frac{\{(20.05-17.05)/1000\} \times 1.45 \times 1.005 \times 100.0/10.00}{0.2583} \times 100$$

$$= 16.925\cdots\%$$

デンプン％は $16.925\cdots \times 0.89998 ≒ 15.2\%$（有効数字は 3 桁）

＊式中で有効数字のある数値は（20.05−17.05）（3桁），実験係数（3桁），F（4桁），100.0 mL（4桁），10.00 mL（4桁），きな粉重量（4桁），分子量比（5桁）であるので，これらの掛け算，割り算の結果は 3 桁となる．

は 162.14×n で示される．一方，その加水分解により生じるグルコースの一般式は $n×(C_6H_{12}O_6)$，したがって分子量は 180.16×n となり，重量比はデンプン/グルコース＝162.14n/180.16n≒0.89998≒0.9 となる．

b. アントロン-硫酸法

食品に含まれる全糖量を調べる実験としては，アントロン-硫酸法が用いられる．本法は，糖の定性実験（§4・2・1）でも紹介した反応を利用した方法である．試薬硫酸にアントロンを溶解させた溶液と，食品の糖類抽出液を混合して加熱すると，まず硫酸が糖類を加水分解して単糖が生じ，生じた単糖は，硫酸存在下でアントロンと反応して青緑色の色素となる．この色素量を吸光光度法を用いて 620 nm の A 値より求め，食品中の全糖量とする．アントロン-硫酸法では食物繊維を構成する多糖類も含まれるため，本法は炭水化物量ではなく全糖量の測定法である（ソモギ法では食物繊維は測定されないことを思い出そう）．

5・3・2 単糖，オリゴ糖

食品中に存在する単糖（グルコース，フルクトースなど），二糖（スクロース，マルトースなど），オリゴ糖などをきちんと区別して定量する必要がある場合は，

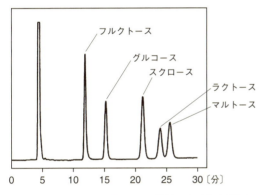

図 5・4 単糖およびオリゴ糖の HPLC 分析例

カラム： Asahipak NH2P-50 i.d. 4.6 mm × 250 mm (Shodex 社)
溶　媒： アセトニトリル：水 (75：25) (V/V)*
流　速： 0.6 mL/分
温　度： 30 ℃
検　出： RI

＊ "溶媒：アセトニトリル：水 (75：25) (V/V)" と記載されているが，これは溶媒同士の混合物の組成表示を示すもので，V/V (volume/volume) ということである．アセトニトリル：水＝3：1 の条件で混合したことを意味している．このような濃度表示は HPLC に用いる溶媒組成などでよく使われる．

糖　度　計

テレビ番組などで，果物などの甘さをはかる指標として糖度計が登場するのを目にしたことがある人もいるかもしれない．スクロース，フルクトースといった甘さのもとになる糖類が水に溶解していると，その濃度に応じて光の屈折率が変わる．そこで果汁の下から光を当てて，その光がどのくらい屈折するかにより糖度を調べるのが糖度計である．1 g のショ糖が水 100 g に溶けている糖度を 1°（Brix 値という）と表す．果物などでは水に溶解している物質はほぼ糖のみと考えて差し支えないので糖度計は有効であるが，糖類以外の成分を多く含む溶液では糖度計は利用できない（他成分由来の屈折率も含まれてしまう）．またクエン酸量（すっぱさ）などは測定できないため，糖度計で高い値の出る果実がより甘いと単純に判定することも難しい場合がある．

*1 HPLCについては§8・7を参照.

高速液体クロマトグラフィー（HPLC）を用いる方法がおもに使われる[*1]. ポリアミンを担体とするカラムなどを用いて各糖を分離し，そのピーク強度を測定することにより，それぞれの糖の定性，定量が可能である．図5・4に単糖，オリゴ糖分析のHPLC分析例を示す．

5・4 脂 質

食品中の脂質は，中性脂質，極性脂質に大別される．**中性脂質**は，油脂（トリアシルグリセロール）とステロール類（コレステロール，エルゴステロール，シトステロールとその脂肪酸エステル）をさし，**極性脂質**とは，糖脂質，リン脂質，コリン類などをさす．一般に食品中の脂質量（**粗脂肪**という）とは，食品を有機溶媒で抽出し，これら脂質すべてを混合した状態で抽出した総量を示している．このような分析値はいわゆる約束分析[*2]であるから，上述の脂質のうち化学的に厳密に何をはかっているかは，はっきりできない．

*2 p.56欄外注を参照.

脂肪総量の定量で従来から最も一般的に使われる方法は，ジエチルエーテルを溶媒として食品中の脂質を抽出する**ソックスレー抽出法**である．

また，一部の食品脂質分析や研究目的の脂質抽出手法としては，タンパク質と極性脂質が結合したリポタンパク質部分などの脂質も完全に抽出できる，クロロホルム-メタノール混合液を用いる抽出方法（Folch法）もよく用いられる．

5・4・1 ソックスレー抽出

ソックスレー抽出は，試料中に含まれる脂質をジエチルエーテルで何度も抽出して，その重量を求める実験である．

ソックスレー抽出実験の概要と原理

① 試料粉末を電子天秤ではかり，円筒沪紙中に詰める．
② ソックスレー抽出器（図5・5）の，抽出管部に円筒沪紙をセットする．ソックスレーフラスコにジエチルエーテルを2/3程度入れる．
③ ソックスレーフラスコを恒温槽（40℃）にセットし，16時間加熱還流抽出する．40℃に加熱されたジエチルエーテルは順次気化して装置上部に上がってくる．装置の一番上には冷却器（冷水を循環させてガラス管内を0〜5℃程度に保っている）が設置されているので，ここに達したジエチルエーテルは液化して，中央の抽出管部分に溜まる．このため，試料の入った円筒沪紙はジエチルエーテルに浸った状態となり，ジエチルエーテルに溶解する脂質類は溶け出していく．抽出管中に溜まったジエチルエーテルは，一定体積を超えるとソックスレーフラスコ中に落ちていく仕組みになっている（サイホンの仕組み）ので，試料中の脂質を含んだジエチルエーテルは，しばらくするとソックスレーフラスコ内に落ちる．ソックスレーフラスコは40℃に温められているので，ジエチルエーテルは再度気化していくが，試料から抽出された脂質は40℃では沸点には達しないため，フラスコ内に残ったままとなる（つまり装

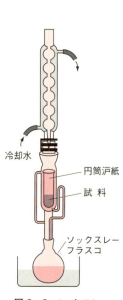

図5・5 ソックスレー抽出器

置内を循環しているのはジエチルエーテルのみ). これを 16 時間続けると, 試料中の中性脂質はすべてソックスレーフラスコ中に集まる.

④ 抽出の完了したソックスレーフラスコからジエチルエーテルを気化させて除去し, 試料から抽出された脂質を含むソックスレーフラスコの恒量を測定する.

ソックスレー抽出実験からの粗脂肪%算出の一般式

実験に用いた試料 S g, 空のソックスレーフラスコ重量 (恒量) W_0 g, 実験後の脂質入りソックスレーフラスコの重量 (恒量) W_1 g とすれば,

$$脂\ 質(\%) = \frac{(W_1 - W_0)}{S} \times 100$$

で算出される.

なお, ソックスレー抽出では極性脂質はジエチルエーテルで抽出されにくいため, 極性脂質を多く含む食品では補正を加える (得られる値を 1.1〜1.2 倍するなど).

5・4・2 その他の分析法

食品中の脂質を類別して中性脂質, リン脂質などごとに定量する場合には, クロロホルム-メタノールの混合液で全脂質を抽出し (Folch 法), その後全脂質をシリカゲルカラムクロマトグラフィーを用いて精製して分離し, 重量法ではかるといった方法が用いられる.

ほとんどすべての脂質は分子内に脂肪酸を含むので, 詳細な脂質の分析では, 脂肪酸組成の分析は重要である. これには, 通常 "脂質をアルカリ加水分解(けん化)して遊離脂肪酸を生じさせ, これをメチルエステルとしてガスクロマトグラフィー(GC)で分析する" といった手法が用いられる. 図 5・6 に分析例を示す*.

* GC については§8・4・2 参照.

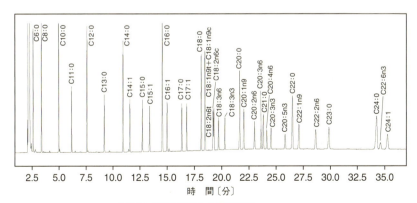

図 5・6　脂肪酸メチルエステルのガスクロマトグラフィー

また，コレステロール量の定量にも GC が用いられる．食品中のコレステロールはほとんどすべてが脂肪酸とのエステルとして存在する．図 5・7 に脂肪酸の異なるコレステロールをすべて分離して GC 分析した例を示した．また，図 5・8 には，全卵中のコレステロールエステルをけん化（エステルのアルカリ加水分解）して脂肪酸を外し，遊離コレステロールとして総コレステロール量を求めた GC 分析の例を示した．

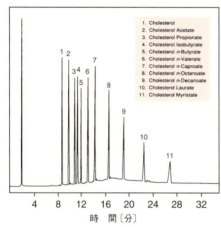

カラム: ULBON HR-1（信和化工）
キャリアガス: He 1.3 mL/分
カラム温度: 250 ℃（0 分）→ 330 ℃ at 5 ℃/分
検　出: FID 340 ℃

図 5・7　コレステロールエステルの GC 分析例

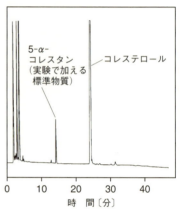

カラム: SAC-5（Supelco）30 m × 0.25 mm i.d., 0.25 μm
キャリアガス: He 20 cm/秒
カラム温度: 265 ℃
検　出: FID 300 ℃

図 5・8　全卵中総コレステロール量の GC 分析例
［画像提供: Sigma-Aldrich Co. LLC］

5・5　食物繊維

食品中の**食物繊維**は，"ヒトの消化酵素で消化されない食品中の難消化性成分の総体"と定義され，日本食品標準成分表では，**水溶性食物繊維**と**不溶性食物繊維**を分別できるプロスキー変法での定量が採用されている．

水溶性食物繊維: soluble dietary fiber, SDF

不溶性食物繊維: insoluble dietary fiber, IDF

α-アミラーゼ: デンプン中のグルコースの α-1,4 結合を不規則に切断してマルトース，オリゴ糖へ分解する酵素．

プロテアーゼ: 基質特異性の低いエンドプロテアーゼで，タンパク質を低分子ペプチドへ分解する酵素．

アミログルコシダーゼ: α-アミラーゼで生じたマルトース，オリゴ糖の α-1,4 結合，α-1,6 結合を切断してグルコースへ分解する酵素．

プロスキー変法の実験概要と原理

試料 S g を緩衝液に懸濁させた状態で，耐熱性 α-アミラーゼ，プロテアーゼ，アミログルコシダーゼで順次処理する（図 5・9）．この酵素処理により，食品試料中の消化性の多糖類（デンプン）はグルコースに，タンパク質はペプチドとなる（生じるグルコースとペプチドは水に可溶）．その後溶液を沪過し，水溶性食物繊維が含まれる沪液と不溶性食物繊維が含まれる沈殿（沈殿 A とする）に分ける．沪液には 4 倍量の 95 % エタノールを加え，生じる沈殿を回収する．水溶性食物繊維は極性の低い溶媒（95 % エタノール）には溶けないので，沈殿として集めることができる（沈殿 B とする）．デンプン，タンパク質の酵素処理により生じたグルコースとペプチドは 95 % エタノールの添加では沈殿しないので，この操作で除くことができる．

沈殿 A，B にはまだ食物繊維以外のものが不純物として含まれている．沈殿 A を 95％ エタノールおよびアセトンで洗浄し（= 沈殿に混入している脂質（低極性物質）を可溶化して除く），残った沈殿 A′（A の洗浄残渣）を 105 ℃ で乾燥し，恒量値を算出する．また，残存するタンパク質量 A″（ケルダール法により求める），および残存する灰分* A‴ をそれぞれ別実験で求めておく．沈殿 B についても同様に，B′，B″，B‴ を求める．

* 灰分については §5・6・1 を参照．

プロスキー変法実験からの水溶性食物繊維％，不溶性食物繊維％算出一般式は以下のように示される．

$$水溶性食物繊維\% = (B' - B'' - B''')/S \times 100$$
$$不溶性食物繊維\% = (A' - A'' - A''')/S \times 100$$

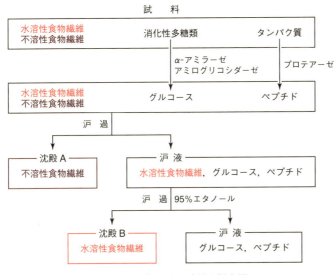

図 5・9　プロスキー変法の概念図

5・6　無 機 成 分

無機成分の総量は，**灰分**（かいぶん）として測定される．灰分とは，試料を燃焼灰化して残った灰と定義される．食品を 550〜600 ℃ で加熱することにより，食品中の有機物（炭水化物，タンパク質，脂質，ビタミンなど）に含まれる炭素 C，窒素 N，水素 H，酸素 O を，二酸化炭素 CO_2，二酸化窒素 NO_2，水蒸気 H_2O などの形で酸化分解して揮発させる．残った灰の中には，主として無機質（ナトリウム，カリウム，カルシウム，マグネシウム，リン，硫黄，塩素など）が残るので，これを全無機成分と考える約束分析が灰分である．

5・6・1　灰　　分

灰分を求めるための実験概要

① 恒量を求めてあるるつぼ W_0 g に試料 S g を入れ，600 ℃ の電気炉で一晩加

熱，灰化する．
② 灰化後のるつぼ＋試料の恒量 W_1 g を求める．

灰分実験からの灰分％の一般式は，

$$灰分(\%) = \frac{(W_1 - W_0)}{S} \times 100$$

なお，無機成分の組成によっては，この方法では真の値が出にくいことがある．たとえば，リン酸の多い試料では塩化物イオンが揮散しやすく，逆に，陽イオン成分が多いと炭酸塩を形成して重量が過大になる．約束分析としての灰化温度は，525～600 ℃ となっており，炭素が残って灰化がうまく進まなくなったら，脱イオン水を加えて再灰化するとよいとされている．穀類などはリン酸が多いので，酢酸マグネシウム，あるいは硝酸マグネシウムを添加して灰化する方法もあり，このときは 700 ℃ くらいで灰化する．

5・6・2 無機イオンの定量分析

a. カリウム(K^+)，ナトリウム(Na^+)，マグネシウム(Mg^{2+}) 灰分中の無機成分は，金属元素と非金属元素に大別される．金属元素は，栄養上必須の元素と，有害な混入元素の両方が分析上重要である．金属元素のうちカリウム K^+，ナトリウム Na^+，マグネシウム Mg^{2+} の三つは，灰化した試料に希塩酸を加えて各イオンを抽出し（可溶化される），これを原子吸光分析法で分析する．アルカリ金属，アルカリ土類金属の元素やそのイオンを高温で加熱して原子状にすると，固有の波長の光をその量に応じて吸収する性質がある．原子吸光分析法は，これを利用した定量法である．カリウムは 766.5 nm，ナトリウムは 589.0 nm，マグネシウムは 285.2 nm の波長光を吸収するため，吸光光度法の原理とほぼ同様に，吸収された各波長の光の強さに基づいて，元素の量を定量することができる．

b. カルシウム(Ca^{2+}) カルシウム Ca^{2+} の定量にも原子吸光分析法を利用できるが（422.7 nm），妨害要因でうまくいかないことも多い．そこでこのほかに，カルシウムをシュウ酸カルシウム CaC_2O_4 として沈殿させ，1) 沈殿中のシュウ酸量を過マンガン酸カリウム溶液 $KMnO_4$ で酸化還元滴定して求めることによりカルシウム量を計測する方法や，2) 沈殿したシュウ酸カルシウムを加熱して炭酸カルシウムとし，その重量からカルシウム量を計算する方法なども用いられる．

c. 鉄（Fe^{2+}，Fe^{3+}） 鉄も灰化後に塩酸で抽出し，原子吸光分析法にかけることができる（248.3 nm）．また，Fe^{3+} を還元剤で Fe^{2+} とし，これを十分量の 1,10-フェナントロリンと混ぜ合わせて錯化合物（深紅色）として，510 nm の可視光の吸光度を測定することにより Fe^{2+} 量を比色定量する方法もある（図 5・10）．

d. 塩素（Cl^-） 塩素は，塩化物イオン Cl^- として食品中（おもに食塩 NaCl 中）に多く含まれる．塩化物イオンの定量すなわち食塩量の定量は，食品の水抽出物に対して，硝酸銀で沈殿滴定をするのが一般的である．クロム酸塩の形成を滴定の終点として用いる**モール法**がよく用いられる．

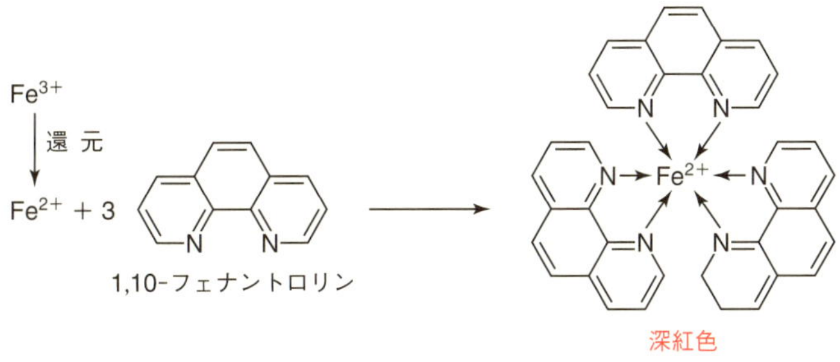

図 5・10 鉄イオンの分析法

モール法の原理

試料溶液に，指示薬としてクロム酸カリウム溶液 K_2CrO_4 を少量加えてから，硝酸銀溶液 $AgNO_3$ を滴加していく．溶液中に Cl^- が存在する間は，塩化銀 AgCl の白色沈殿が生じる（5・1 式参照）．すべての Cl^- が AgCl として沈殿後，溶液中の塩化物イオン量を超えて $AgNO_3$ が滴加されると，K_2CrO_4 と反応して，赤色沈殿（Ag_2CrO_4）を生じる（5・2 式参照）．この色の変化(白→赤)を終点として，$AgNO_3$ により消費された NaCl 量（＝塩化物イオン量）を求める．

$$NaCl + AgNO_3 \longrightarrow AgCl（白色沈殿） + NaNO_3 \quad (5・1)$$
$$2AgNO_3 + K_2CrO_4 \longrightarrow Ag_2CrO_4（赤色沈殿） + 2KNO_3 \quad (5・2)$$

滴加した $AgNO_3$ のモル数 ＝ 分析試料中の塩化物イオンのモル数である．

e．リン酸（PO_4^{3+}） リンの定量は，食品中のリンを 500 ℃ 以下の温度で灰化して（500 ℃ 以上では揮発するおそれがある），リン酸イオン PO_4^{3+} 量として定量する．食品分析では，共存イオンの妨害が少ないバナドモリブデン酸吸光光度法がよく用いられる．これは，灰化した試料を希塩酸に溶解し，メタバナジン酸アンモニウムとモリブデン酸アンモニウムを加えて，リン酸をモリブディバナドリン酸塩（黄色物質）とし，460 nm での吸光度から定量する方法である．

5・7 ビタミン

ビタミンとは，生体の維持に必須な微量物質のうち，ヒトにはつくれないため，食品として摂取しなければならない物質群の総称である．各ビタミンの構造や化学的な特徴はきわめて多様なものであるため，分析方法もそれぞれ異なる．

5・7・1 ビタミン A

ビタミン A 量は，狭義にはレチノールの物質量をさす．HPLC 分析によって定量する．レチノール以外にも，α-カロテン，β-カロテン，クリプトキサンチンといったカロテノイドは，生体内でレチノールに変換されることから，**プロビタミン A** とよばれる（図 5・11）．これらの物質の定量も HPLC 分析によって行

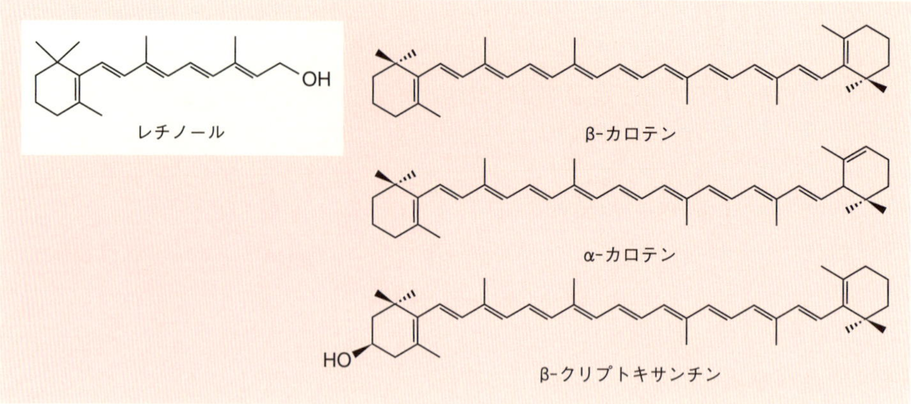

5. 食品成分の定量分析

図5・11 ビタミンA（レチノール）およびプロビタミンAの構造

* α-カロテン，β-カロテン，クリプトキサンチンはすべてがレチノールとして利用されないため，$\frac{1}{6}$，$\frac{1}{12}$ といった係数をかけてレチノール当量とする．

われ，これらも加えて，実効ビタミンA量（レチノール当量*）は，

$$\text{レチノール当量 (μg)} = \text{レチノール (μg)} + \frac{1}{6}\beta\text{-カロテン} + \frac{1}{12}\{\alpha\text{-カロテン (μg)} + \text{クリプトキサンチン (μg)}\}$$

として，食品成分表に記されている．

レチノール量の定量実験

① 試料を乳鉢ですりつぶし，エタノールを加えて抽出する．
② 抽出液に濃水酸化カリウム(KOH)溶液を加え，56 °Cで20分間けん化（アルカリ加水分解）する．
③ けん化終了後，1% NaCl 水溶液と酢酸エチル/ヘキサン混液（1：9）を加えてよく振とうする．その後静置すると，二相（有機溶媒相と水相）に分離する．
④ 有機溶媒相（上相）をナスフラスコに集め，減圧下で濃縮乾固する．
⑤ ナスフラスコに一定量のエタノールを加えて溶液とし，その一部を HPLC にて分析する（図5・12）．検出されたピークの面積から，レチノール含量を求める．

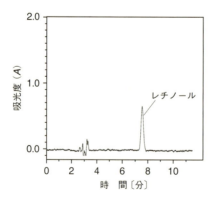

カラム： Inertsil ODS-3, 4.6 i.d. × 250 mm （ジーエルサイエンス）
展開溶媒： メタノール：水 = 95：5（v/v）
流 速： 1.0 mL/分
検 出： UV 吸収 325 nm
保持時間： 7.8 分

図5・12 レチノール HPLC 分析例

5・7・2 ビタミン B 類

a. ビタミン B$_1$　ビタミン B$_1$（チアミンおよびヒドロキシエチルチアミン）は，遊離型（ビタミン B$_1$ そのもの）あるいはリン酸エステル（一リン酸エステル，二リン酸エステル，三リン酸エステル）として存在する．そこで，食品を希塩酸 HCl 中で加熱してそれらを可溶化後，リン酸加水分解酵素（タカジアスターゼ）で処理してすべてリン酸が外れた遊離型とした後，HPLC 分析で定量できる．

ただし遊離型の HPLC での検出を UV 吸収で実施しようとしても，夾雑物ピークが重なってうまく定量できないことが多い．このため，遊離型の粗精製物にフェリシアン化カリウム K$_3$[Fe(CN)$_6$] を加えてチアミン，ヒドロキシエチルチアミンを酸化してチオクローム，ヒドロキシエチルチオクロームとし（図 5・13），これらチオクローム類を蛍光検出*（励起波長 375 nm，蛍光波長 440 nm）することで，より特異的に，高感度で定量する方法が最も一般的に利用される（図 5・14）．

* 蛍光検出については §8・7・3 c を参照．

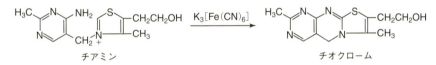

図 5・13　チアミンからチオクロームへの酸化反応

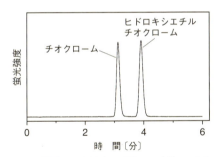

カラム: Inertsil ODS-3, 4.6 i.d. × 150 mm（ジーエルサイエンス）
展開溶媒: メタノール : 10 mM NaH$_2$PO$_4^-$ 150 mM NaClO$_4$ を
　　　　　HClO$_4$ で pH 2.2 に調整した溶液 = 1 : 9 (v/v)
流　速: 1.0 mL/分
検　出: 蛍光法，励起波長 375 mm，蛍光波長 440 mm
保持時間: チオクローム 3.2 分，ヒドロキシエチルチオクローム 3.9 分

図 5・14　チオクローム，ヒドロキシエチルチオクロームの HPLC 分析例

b. ビタミン B$_2$　ビタミン B$_2$（リボフラビン）は，食品中ではリボフラビン遊離型（リボフラビンそのもの），およびフラビンモノヌクレオチド（FMN），フラビンアデニンジヌクレオチド（FAD）として存在する（図 5・15）．そこで，食品をビタミン B$_1$ 同様に希塩酸 HCl およびリン酸加水分解酵素（タカジアスターゼ）で処理してすべてリボフラビンとした後，これをたとえば図 5・16 に示した条件で HPLC 分析して求めることができる．

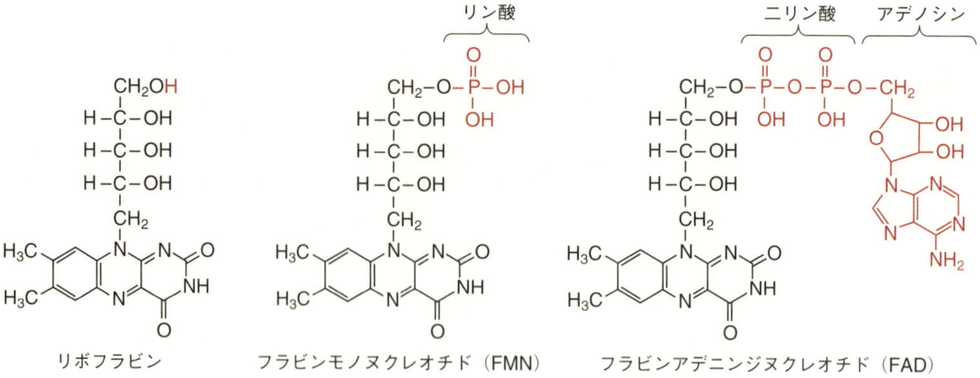

リン酸
ニリン酸
アデノシン
リボフラビン
フラビンモノヌクレオチド（FMN）
フラビンアデニンジヌクレオチド（FAD）

図 5・15　ビタミン B_2 の構造

蛍光強度
リボフラビン
0
2
4
6
8
10
時　間〔分〕
カラム：Inertsil ODS-3，4.6 i.d. × 150 mm（ジーエルサイエンス）
展開溶媒：メタノール：80 mM 酢酸緩衝液（pH 4.5）＝ 35：65（v/v）
流　速：1.0 mL/分
検　出：蛍光法，励起波長 445 nm，蛍光波長 530 nm
保持時間：4.7 分

図 5・16　リボフラビンの HPLC 分析例

c. そ の 他　ナイアシン（ニコチン酸），パントテン酸，ビオチンなどは，乳酸菌を用いる微生物学的定量法で測定する．測定したいビタミンを含まない培地に試料抽出物を加えた培地中で微生物を増殖させ，その増殖度（濁度）から試料中の当該ビタミンを定量する方法である．試料中のビタミン量と増殖できる菌数は比例する．このような生物を用いる分析法を**バイオアッセイ**とよぶ．

5・7・3　ビ タ ミ ン C

ビタミン C（**アスコルビン酸**）の定量としては，還元型ビタミン C（L-アスコルビン酸）量を求めるものとして，**インドフェノール滴定法**が汎用される．これは図 5・17 に示すように，インドフェノール（2,6-ジクロロフェノールインドフェノール）がアスコルビン酸を酸化し，みずからは無色になる反応を利用するものである．

アスコルビン酸
インドフェノール
（ピンク色）
（無色）

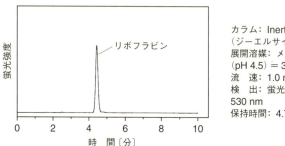

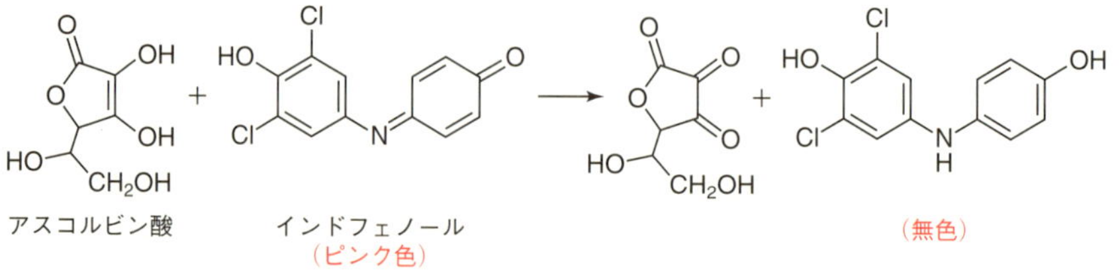

図 5・17　インドフェノール法の原理

またこのほかに，図5・18のように，ビタミンCを酸化物のジケトグロン酸へ導き，これをさらに赤色のヒドラジン誘導体（オサゾン）として全ビタミンC量をHPLCで定量する方法もある（図5・19）．

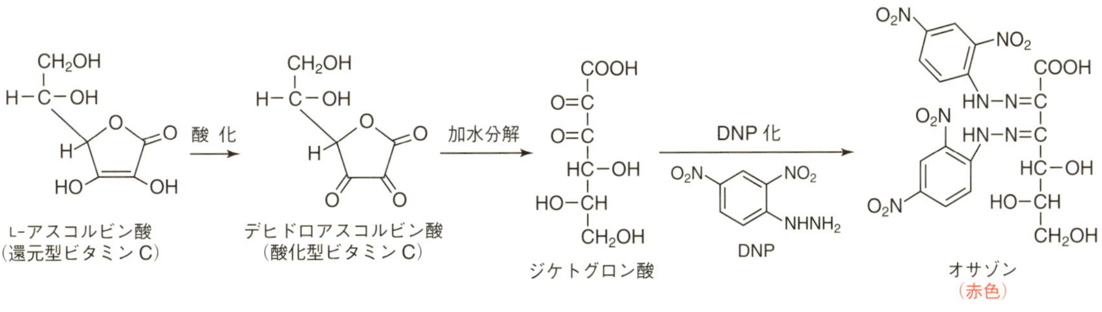

図5・18 ビタミンCの誘導体（オサゾン）化反応

図5・19 ビタミンC誘導体（オサゾン）のHPLC分析例

カラム: Inertsil SIL-100A, 4.6 i.d. × 250 mm（ジーエルサイエンス）
展開溶媒: ヘキサン：酢酸エチル：酢酸 = 40：50：10 (v/v)
流 速: 1.5 mL/分　　検 出: 可視光吸収 495 nm　　保持時間: 6.2 分

5・7・4 ビタミンD

ビタミンDにはD$_2$とD$_3$があるが（図5・20），いずれも非常に微量であるため，定量するには，試料を水酸化カリウム KOH でけん化して夾雑物を加水分解後，ヘキサン-酢酸エチル (9:1)/水の二相分配[*1]により有機溶媒層を回収し，これをまずシリカゲルカラムによるHPLC分画で粗精製後，ODS HPLCにより分析を行う[*2]．ビタミンD$_2$とD$_3$は，シリカゲルHPLCでは分離できないが（図5・21a），ODS HPLCでは分離することが可能である（図5・21b）．

[*1] 二相分配による分離については§7・2参照．

[*2] ODSについては§8・4参照．

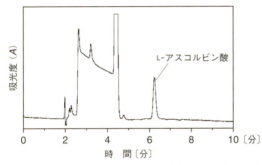

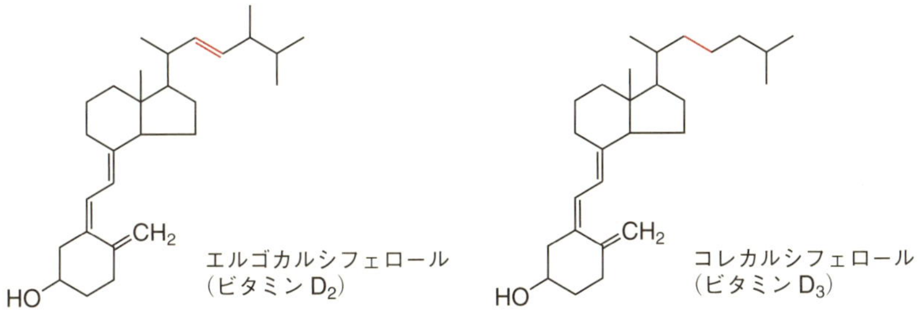

図5・20 ビタミンD$_2$，D$_3$の構造

(a) 1段階目 HPLC

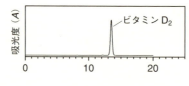
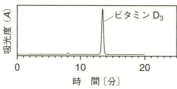

シリカゲルカラム: Inertsil NH$_2$,
　　　　　　　　10 i.d. × 250 mm
　　　　　　　　（ジーエルサイエンス）
展開溶媒: ヘキサン: n-プロパノール
　　　　　　　　= 99 : 1 (v/v)
流　速: 7.0 mL/分
検　出: UV 吸収 265 nm
保持時間: 13.5 分

(b) 2段階目 HPLC

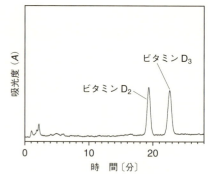

ODS カラム: Inertsil ODS-P,
　　　　　　　4.6 i.d. × 250 mm
　　　　　　　（ジーエルサイエンス）
展開溶媒: アセトニトリル
流　速: 1.5 mL/分
検　出: UV 吸収 265 nm
保持時間: D$_2$ 19.5 分, D$_3$ 23.0 分

図 5・21　ビタミン D 類の HPLC 分析例

5・7・5　ビタミン E

ビタミン E には図 5・22 に示すように，α-, β-, γ-, δ-トコフェロールの四つの異性体がある．これらを分離して定量する方法としては，ビタミン D 同様に試料を水酸化カリウム KOH でけん化して夾雑物を加水分解後，ヘキサン-酢酸エチル（9 : 1）/水の二相分配により有機溶媒層を回収し，シリカゲル HPLC で分析する．検出は UV 吸収（292 nm 前後）により行う*（図 5・23）．

* シリカゲル HPLC は，蛍光検出器で検出すると（励起波長 285 nm, 観測波長 330 nm）さらに高感度で測定することができる．

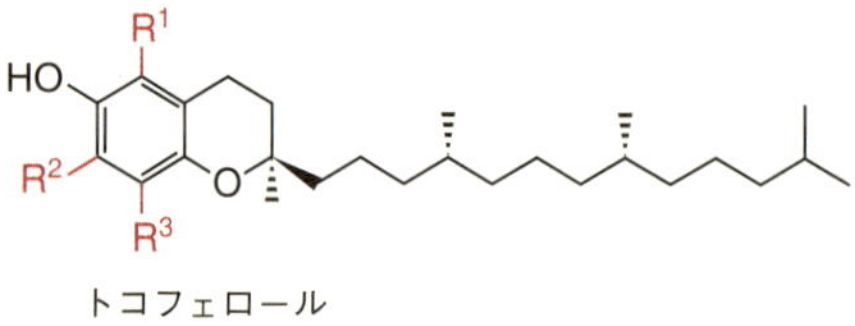

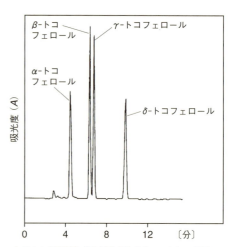

トコフェロール

トコフェロール	R^1	R^2	R^3	活性化
α	CH$_3$	CH$_3$	CH$_3$	100
β	CH$_3$	H	CH$_3$	40
γ	H	CH$_3$	CH$_3$	10
δ	H	H	CH$_3$	1

図 5・22　ビタミン E 類の構造

カラム: SILICA SG120 S5 4.6 mm i.d. × 250 mm
　　　　（SHISEIDO 社製），
展開溶媒: ヘキサン: 2-プロパノール = 99 : 1 (v/v)
流　速: 1.0 mL/分
カラム温度: 40 ℃
検出波長: UV 吸収 292 nm
保持時間: α 4.2 分，β 7.2 分，γ 5.5 分，δ 10.2 分

図 5・23　ビタミン E 類の HPLC 分析例

章末問題

• 以下の各問では，有効数字を考慮して解答すること．

問題 5・1 恒量 21.8355 g のガラス容器に 2.4863 g の試料を入れ，これを 105～110 °C で乾燥した後に容器＋試料の恒量を求めたところ 23.8990 g であった．試料の水分％を求めよ．

問題 5・2 ある食品 0.5022 g をケルダールフラスコ中にはかりとり，濃硫酸を加えて 2 時間ガスバーナーで加熱した．冷却後，十分量の NaOH をフラスコに加えた後フラスコを水蒸気で加熱し，気化したアンモニアをホウ酸水溶液に捕集した．アンモニア捕集後のホウ酸溶液を 0.05 N 硫酸（$F=0.9987$）でメチルレッドを pH 指示薬として滴定したところ，終点まで 45.88 mL を要した．
1) 食品中の窒素含量（N％）を求めよ（窒素の原子量 14.01 とする）．
2) 窒素-タンパク質換算係数を 6.25 として食品中のタンパク質％を求めよ．

問題 5・3 きな粉を 2.3908 g はかりとってソックスレー抽出を行い，抽出された脂質重量を測定したところ，0.1566 g であった．脂質は完全に抽出されたとして，きな粉の脂質含量（質量％）を求めよ．

問題 5・4 恒量値 7.8162 g のるつぼに食材 A 2.0872 g を入れ，600 °C で一晩灰化したのちデシケーター中で 30 分室温まで冷却した．冷却した容器＋食材 A の重量は，8.1268 g であった．食材 A の灰分％はいくらか．

問題 5・5 ある醤油の塩分（NaCl）を測定するため，以下の実験を行った．醤油 1 mL をホールピペットではかりとり，100 mL 容メスフラスコで 100 mL にフィルアップした．この溶液 10 mL をホールピペットで 100 mL 容三角フラスコにとり，ここに 0.1 M クロム酸カリウム溶液 K_2CrO_4 を 1 mL 程度加えた後，0.1 M 硝酸銀溶液 $AgNO_3$（$F=1.005$）で沈殿滴定を行った．滴定開始当初は A 色の沈殿 a が発生したが，3.05 mL を加えたところで B 色の沈殿 b が発生したので，ここで滴定を終了した．
1) 文中 A, B に適切な色を入れよ．また a, b の沈殿を化学式で示せ．
2) 醤油の塩分濃度（mol/L）を求めよ．
3) 醤油中の塩分の質量％濃度を求めよ．ただし，NaCl の分子量を 58.44，醤油の密度を 1.05 g/cm^3 とする．

第Ⅲ部

物 質 の 精 製

　第Ⅱ部で解説した食品中の炭水化物，タンパク質，脂質の総量に関する定量分析は，食品全体を用いて，それぞれの全体量（たとえば食品中にある多種類のタンパク質全部を合わせてどのくらいの量あるか）を調べるものであった．したがって，このような分析では特定の物質がどれくらいあるか，という詳細な情報を入手することはできない．

　食品などの分析試料に含まれる特定の物質について詳細な検討を行う場合は，ほとんどの場合で少なくともある程度は非目的物質（不純物）を除いたうえで，目的物質を定量したり，生理作用を調べたりすることになる．この非目的物質を取除くという操作を**精製**という．また，さらに詳細に特定物質についての検討が必要な場合は，複数の精製操作を組合わせて，目的物質を純粋な物質として取出す（これを**単離**という）必要があることも多い．

　第Ⅲ部では，物質の精製という操作に用いられるさまざまな方法（二相分配や各種クロマトグラフィー）の原理，実験手法などについて解説していく．なおここで解説する精製の方法には，低分子（分子量2000以下の物質）に適用されるもの，高分子（本書ではおもに分子量数千以上のタンパク質を対象としている）に適用されるもの，低分子・高分子ともに適用されるものがある．各方法でどのような物質が対象となるかを 低分子 高分子 のマークで記載した．

6 溶媒の濃縮（除去）

　目的物質の精製に用いられる各方法は，その物質を含む溶液（物質が溶媒に溶けた状態）に対して行われる．これに伴い，各方法には，必ず**濃縮**（脱溶媒）という操作も含まれることになる．そこでまず，濃縮に用いられるおもな方法とその原理について説明する[*1]．われわれの生活に身近な溶媒としては，水（H_2O, water）やエタノール（CH_3CH_2OH, EtOH）があげられる．また実験・研究で用いられる代表的な溶媒としてはヘキサン（C_6H_{14}, hexane），ジエチルエーテル（$CH_3CH_2OCH_2CH_3$），クロロホルム（$CHCl_3$），酢酸エチル（$CH_3COOC_2H_5$, EtOAc），ブタノール（$CH_3CH_2CH_2CH_2OH$, n-BuOH），アセトン（$(CH_3)_2CO$），メタノール（CH_3OH, MeOH）などがある．精製は，これらの単一あるいは混合溶液中に目的物質を溶解させた状態で行われる．

[*1] 香り成分など，非常に揮発性の強い（低沸点）ものが目的物質である場合は，ここで説明する各濃縮方法では目的物質が溶媒とともに気化してしまい，うまくゆかない．このような場合には，一定の温度・気圧下で目的物質のみを気化させて集める**分別蒸留**などの方法が有効となる．

6・1 溶液濃縮

　溶媒を溶液状態のままで濃縮する方法として，**減圧濃縮**と**窒素ガス吹きつけ法**がある．

6・1・1 減圧濃縮（エバポレーター法）〔低分子〕

　濃縮したい溶液をナスフラスコ（図6・1中Aの器具）に入れ，これをエバポレーター装置に接合したのち，装置全体を800〜1000 Pa程度までの減圧が可能な真空ポンプで減圧する．1000 Pa以下程度まで減圧すると，ほとんどの溶媒は40 °C以下で沸点に達するので，ナスフラスコ部分を40 °C程度の湯浴で温めてやると，溶媒は順次気化して上部（B部）に上がってくる[*2]．B部分は冷却管構造となっており（一般的には内部のガラス管内に0 °C程度の冷却水を循環させておく），ここで気化した溶媒は冷まされて再び液化し，重力で落下してC部分に溜まっていく．一方で，精製の目的である物質は同程度の減圧では40 °Cでは沸点には達せず，Aのナスフラスコ中に残り濃縮される．数mLから数Lといった幅の広い溶媒量で利用できることや，40 °Cという温和な条件で数分から数十分程度での濃縮が可能であることから最も一般的に用いられる濃縮方法である．

[*2] このとき突沸を防ぐためA部分は回転させながら温める．

なお水やブタノールなど沸点が高い溶媒を本装置で濃縮する場合には，**共沸現象**を利用すると濃縮に要する時間を短縮することができる．たとえば溶媒が水の場合は，いったんここにエタノールを同量程度加えてから濃縮する．水とエタノールが混合した状態の沸点は，それぞれの単独の沸点よりも低くなるので，より短時間での濃縮が可能となる．

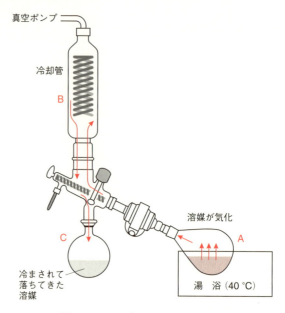

図6・1　エバポレーター装置の構成

6・1・2　溶媒の蒸気圧を利用した濃縮（窒素ガス吹きつけ法）低分子

少量（数 mL）であり，かつ低沸点の溶媒（常温・常圧で窒素ガスへ高い飽和蒸気圧をもつもの．多くの有機溶媒が該当する）を除去する場合，乾燥窒素（N_2）ガスを溶液上に数分程度吹きつける（図6・2）という単純な作業で，溶媒を除くことができる．これは，溶媒が気体中にその飽和蒸気圧を示す濃度となるまで気化して溶け込もうという性質をもつことを利用した濃縮方法である．ボンベから新たな N_2 が連続的に送り出されて，それに溶媒が順次気化していくため，N_2

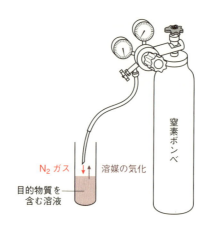

図6・2　窒素ガス吹きつけ法

ガスを溶液上面に吹きつけるだけで，数分程度で溶媒を除くことができる．ほとんどの場合，溶媒に溶解している目的物質の飽和蒸気圧は 0（常温・常圧ではまったく気化しない）であるため，目的物質は気化せず容器内に残り，濃縮される．

6・2 凍結乾燥濃縮

溶媒のうち凝固点が 0 ℃ 前後であるもの（おもに水）については，溶液をいったん凍結させ，これを高能力真空ポンプなどで 100 Pa 以下の真空状態に置くと，凍結した溶媒は液体を経ずに直接気体となる（**昇華**）．一方，精製の目的物質は同条件では昇華しないので，容器中に残る．この原理を用いて溶媒（水）を除去するのが凍結乾燥法である．気化した溶媒（水）は，－45 ℃ 程度に冷却した金属棒に付着させて回収する．真空下，0 ℃ で濃縮できる（目的物質は，乾燥直前まで凍結状態でいられる）ため，エバポレーター法と比較してもさらに穏やかな濃縮法である*．ただしエバポレーター法に比べて，時間を要する（一晩〜数日）．

* 凍結乾燥法は非常に温和な環境下で水分を除く方法であるので，その他の成分の変化や消失を最小限にしたい加工食品（インスタントコーヒー，スープ，味噌汁など）の製造などにもよく使われる．

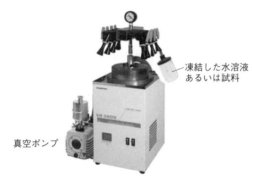

図 6・3　凍結乾燥器　[写真提供: タイテック株式会社]

7 抽出と二相分配

■ 7・1 成分の抽出 低分子 高分子

特定の目的物質について精製を行う際には，まず適当な溶媒を用いて，試料からその物質を溶媒中に取出す（**抽出**する）ことから始める．ここでは，その抽出の原理と方法の概要について説明する．

7・1・1 分析試料の処理

特定の目的物質を効率よく，かつなるべく非目的物質を含まないように抽出するには，試料（たとえば食品）側の準備として，一般に，以下の2点の工夫が必要である．

1) 試料に含まれる水分の除去：試料には，含有量の差はあれ，ほとんどのものに水が含まれている．特に目的物質の極性が低い場合は，いったん試料中の水分を除いてから，その物質を抽出する必要がある．この目的のためには，§6・2で説明した凍結乾燥法がよく用いられる．凍結乾燥法は穏やかに水を除く方法であるため，熱に弱い物質に対しても利用できることが多い．

2) 試料の細断：抽出に利用する溶媒と試料が接触する表面積が大きいほど，抽出効率は高くなる．そこで抽出作業を行う前に，ミキサーなどで試料を粉末化する，刃物で細かく（みじん切り）するなどの準備を行う．

* 極性については§7・1・2を参照．

7・1・2 溶媒の選択

物質を構成する原子間の電気陰性度の差や，官能基の電荷などによる電子分布の偏りを**分極**といい，分極が大きい物質を**高極性物質**，小さい物質を**低極性物質**という．試料から目的物質を効率的に抽出する溶媒を選択する際に最も重要なことは，目的物質となるべく近い極性をもつ溶媒を選ぶということである．代表的な溶媒と食品成分について，おおよそ極性が一致するように示した概念図を図7・1に示す．ある成分を選択的に抽出する場合は，その真横にある溶媒を選択することが最も適していると（たとえば糖を抽出するなら水，油脂を抽出するならヘキサン）．なお，必ずしも真横の関係でなくとも，その周辺の極性をもつ溶媒であれば，目的物質を抽出することはできる．

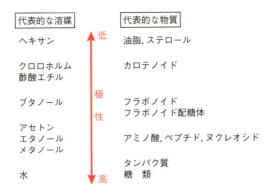

図 7・1　代表的な溶媒と成分の極性相関図

7・1・3　抽出方法

　実際の抽出方法としては，"試料を凍結乾燥後に粉末化した後これをビーカーあるいは三角フラスコなどに入れ，ここに試料体積に対して体積が 3〜4 倍量程度の溶媒を加えて室温で 30 分〜1 時間程度撹拌する"といった操作により，目的物質を効率良く溶媒へ抽出することができる（撹拌後に溶液を沪過し，最終的には"沪液"が抽出液となる）．また，抽出後の沪過作業で沪紙上に残った試料の残りを，もう一度同量の新しい溶媒で抽出する作業を 2〜3 回繰返すことも多い．これは，1 回の抽出では，完全に目的物質を抽出しきれない場合が多いからである．

　目的物質の極性が不明である場合や，あるいは非目的物質をなるべく排除するという目的のために，極性の低い溶媒→高い溶媒の順に，極性の異なる複数の溶媒で上記の撹拌・抽出を行って分画するという方法も用いられる．図 7・2 に一例を示す．このような方法を用いれば，いずれの抽出画分に目的物質が含まれるかで，目的物質のおおよその極性を調べることができる．また，目的物質と大きく極性の異なる非目的物質は，異なる溶媒に抽出されるため，これらを除くこともできる．

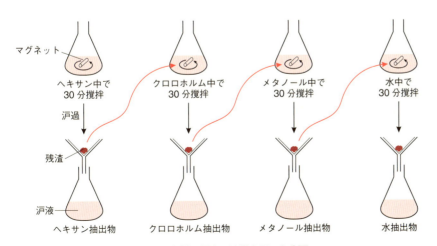

図 7・2　極性の異なる溶媒を用いた分画

極性の異なる二つの溶媒を混合し，両者の中間的な極性をもつ混合溶媒をつくり出して抽出する，という方法もある．たとえばよく利用される混合溶媒としてクロロホルム：メタノール（1：1）溶液がある．クロロホルムとメタノールの中間の極性をもつ溶媒であるため，図7・1から推察されるように中間的な極性をもつ成分の極性に近く，また同時にそれらの物質に対して高い溶解能をもつことから，中極性〜低極性成分を幅広く効率的に抽出するためによく利用される[*1]．

*1 §5・4・2の脂質のFolch抽出は本法である．

7・1・4 温度

一般に，温度が高いほど物質の溶媒への溶解度は上がるため，抽出を効率的に行うためには高い溶媒温度を使う方がよい[*2]．そこでナスフラスコなどの抽出容器を湯浴などで加熱して加熱抽出することも行われる．加熱するときはナスフラスコ上に冷却管を接合し，加熱されて気化した溶媒が冷却管で液化して戻るようにして抽出を行う．

*2 ただし有機溶媒は可燃（燃える）物質が多いため，注意が必要である．

お茶を入れることも抽出

抽出は，実は身近な行為である．お茶を入れる，果実酒をつくる，という行為は明らかに抽出である．お茶を入れるときに，茶葉の種類によって湯の温度を調整することはよく知られている（高級茶ほど低い）．玉露などの高級茶は茶のうま味成分であるテアニンなどの含有量が多いため，低温で抽出効率が悪くても，十分なうま味成分濃度が抽出物中に得られる．高い温度で抽出すると，うま味成分濃度はさらに高くできるが，渋味などの雑味を示す成分濃度も高くなってしまうため，あえて温度を低めにして効率悪く抽出している（それでも十分量のうま味成分が抽出できる）．うま味成分の含有量が多くない茶葉でお茶を入れる場合は，効率的に抽出するために，より高温での抽出が必要となる．

7・1・5 分別沈殿

ここまで説明してきた抽出に関する論理を逆に利用して，目的とする成分を沈殿させて精製する方法がある（**分別沈殿**という）．抽出液をエバポレーターで少量に濃縮する[*3]，あるいは高温で抽出した溶液を冷やす（§7・1・4），といった作業により，飽和濃度を超えた目的成分結晶を沈殿として析出させるもの（**再結晶**）や，タンパク質抽出液（水溶液）に硫酸ナトリウムなどの塩を加えて溶解度を下げ沈殿として析出させるもの（**塩析**）などがある．

*3 減圧濃縮については§6・1・1参照．

7・2 二相分配による分離 (低分子)

7・2・1 二相分配の原理

図7・1に示した溶媒では，隣接した溶媒同士は似た極性をもつため，任意の割合で混ざり合う．しかし一定以上離れた溶媒では極性が違いすぎるために，任意の割合では混ざり合わなくなる．例として，図7・3に水と任意の割合で混ざり合う溶媒とそうでない溶媒を示した．

混ざり合わない2種類の溶媒を容器に入れ，いったん全体をよくかき混ぜたの

ち静置すると，極性が低い溶媒と極性が高い溶媒の二層に分かれる（密度の小さい方の溶媒が上層，大きい方が下層となる）．精製したい物質を溶媒に加えてこの操作を行うと，それがどちらか片方の層の溶媒にしか溶解しない場合は，溶解する方の溶媒層にのみ分配される．一方，両方の溶媒に一定濃度まで目的物質が溶解する場合は，それぞれの溶媒に対する親和性に従って，上層により多く，あるいは下層により多く溶けた状態で平衡となる．このとき，"溶液中の濃度があまり高くない範囲において，両溶媒相における目的成分の濃度比は一定温度において一定である"という分配律が成立することが知られている．ここで定義される**分配係数** K はつぎのような式で表される[*1]．

分配係数：partition coefficient

$$分配係数 \quad K = \frac{C_1（上層の溶媒における成分濃度）}{C_2（下層の溶媒における成分濃度）} \tag{7・1}$$

[*1] 濃度は質量/体積濃度あるいはモル濃度(M)．

この分配現象を利用して，目的物質を片方の層に選択的に集めることにより，目的物質と非目的物質を分離できる．これを**二相分配**による精製という．

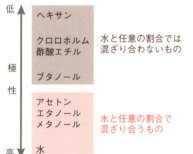

図7・3 水と任意の割合で混ざり合う溶媒と混ざり合わない溶媒

たとえば酢酸エチル/水の二相分配で $K=3$ という目的物質がある場合，その物質を含む抽出物を酢酸エチル 500 mL，水 500 mL からなる二相溶媒に溶かし[*2]，分液漏斗中でよく撹拌するという実験を考える（図7・4 上段左）．この操

[*2] 目的物質が数 mg〜数百 mg ある場合，用いる溶媒量はおのおの数百 mL 程度である．

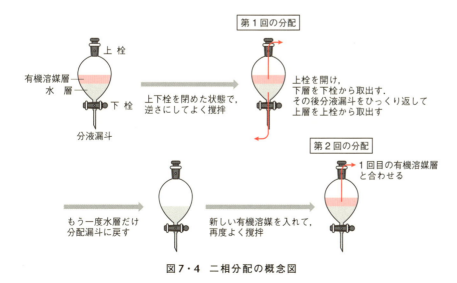

図7・4 二相分配の概念図

作の結果，$K=3$ であるので目的物質は酢酸エチル層に全体の 75 % が，水層に 25 % が分配されることになる．この両層をそれぞれいったん別の二つの容器に移し（図 7・4 上段右），25 % が分配された水層のみを分液漏斗に戻す（図 7・4 下段左）．ここに新たな酢酸エチル 500 mL を加えてよく撹拌すると（図 7・4 下段右），新しい酢酸エチル層に 25 % のうち 18.8 % が移り水層には 6.2 % が分配されることになる．2 回の酢酸エチル層を合わせて集め，水層は廃棄することにより，目的物質の大半（75 ＋ 18.8 ＝ 93.8 %）を回収することができる．分配係数の小さな（極性が高い）非目的物質の大半は，水層に分配されて除かれる．

7・2・2 二相系に用いられる溶媒の組合わせ

二相分配で用いられる代表的な混ざり合わない溶媒の組合わせを以下に示す．

- 酢酸エチル（低極性溶媒）／水（高極性溶媒）（上層：酢酸エチル，下層：水）
- n-ブタノール（低極性溶媒）／水（高極性溶媒）（上層：ブタノール，下層：水）
- ヘキサン（低極性溶媒）／90 % メタノール（高極性溶媒）（上層：ヘキサン，下層：90 % メタノール）

90 % メタノール
メタノール：水 = 9 : 1
（体積比）

上記の代表的な二相溶媒間で，どのような物質がどちらの層におもに分配されるかを図 7・5 に概念的に示した．

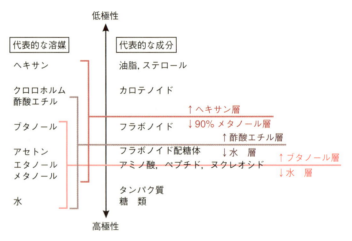

図 7・5 代表的な二相分配系で，各物質がどちらの層におもに分配されるかの概念図

図 7・5 を見ると，二相分配で用いる二つの溶媒の中間点よりも極性が低い物質は低極性溶媒層に，中間点よりも極性が高い物質は高極性溶媒層に，おもに分配されることが理解される．たとえばフラボノイドは，酢酸エチル／水の二相分配ではおもに酢酸エチル層に分配され，ヘキサン／90 % メタノールでの二相分配ではおもに 90 % メタノールに分配される．

異なる溶媒層を用いた二相分配を組合わせると，さらに効率的に非目的物質が除けることも，図 7・5 からわかる．たとえば図中の物質をすべて含む抽出物からフラボノイドを選択的に取出したい場合，まず酢酸エチル／水の二相分配を行えば，水層にいくフラボノイド配糖体，アミノ酸，ペプチド，ヌクレオシド，糖

といった極性の高い非目的物質を除くことができる．つぎに油脂，ステロール，カロテノイド，フラボノイドを含む酢酸エチル層を減圧濃縮*でいったん濃縮乾固した後に，ヘキサン/90％メタノールで再度二相分配する．この操作により，油脂，ステロール，カロテノイドはヘキサン層へ分配され，フラボノイドのみが90％メタノール層に分配されるので，ほとんどの非目的物質を二相分配だけの操作で除くことができる．

* 減圧濃縮については§6・1・1を参照．

7・2・3 二相分配における pH の影響

　ここまで説明してきたように，物質は自身の極性の大きさに応じ，二層のどちらにおもに分配されるかが決まる．ここで化合物にアミノ基やカルボキシ基などの電離をする官能基がある場合を考える．たとえば官能基としてカルボキシ基をもつ物質は酸性溶液中では R-COOH の構造であるが，アルカリ性水溶液中では R-COO$^-$ となり電子1個分の負電荷による大きな分極が加わることになる（高極性物質となる）．したがって，pH よりカルボン酸化合物の極性は大きく異なってくる．§7・2・2で示したように，汎用される二相分配系では高極性溶媒層は水（あるいは水溶液）である．したがってこの高極性溶媒層の pH を変えると，カルボン酸化合物は，酸性溶液ではおもに低極性溶媒層に分配され，アルカリ性溶液ではおもに高極性溶媒層に分配される，という異なる挙動を示すようになる．この挙動変化を利用して，§7・2・2で示した単純な極性とは異なる基準で，物質を分離することもできる．この原理で，酸性・塩基性物質が酢酸エチル/水の二相分配においてどのように分別されるかの概念を図7・6に示す．

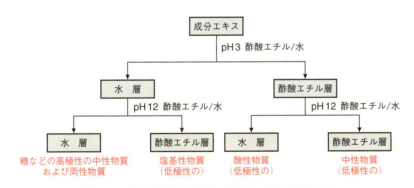

図7・6　電離する官能基をもつ物質の二相分配での挙動

7・2・4 二相分配の実験方法

　実際の実験は，図7・4に示したように，分液漏斗中での撹拌作業として実施される．ただし目的物質が分配される側の溶媒量を少なくするため（抽出効率を上げ，かつ溶媒濃縮を容易にするため），分配される側の溶媒：もう一方の溶媒＝1：2，もしくは1：3程度（体積比）の割合で，複数回（2〜3回）分配実験するという操作を行うことが多い．

章 末 問 題

問題 7・1 化合物 A (1.0 g) に対して，分液漏斗を用いて 酢酸エチル (EtOAc) 1.0 L/水 (H₂O) 1.0 L で二相分配を実施した．各層に分配された化合物 A は，酢酸エチル層に 0.60 g，水層に 0.40 g であった．以下の問いに答えよ．

1) 化合物 A の酢酸エチル/水系での分配係数はいくらか．
2) 得られた水層 (1.0 L) を分液漏斗に戻し，新しい酢酸エチル 1.0 L を加えて二相分配を実施した．このとき酢酸エチル層，水層に含まれる化合物 A はそれぞれ何 g か．有効数字 2 桁で答えよ．
3) 化合物 A (1.0 g) に対して，酢酸エチル (EtOAc) 0.50 L/水 (H₂O) 1.0 L で二相分配を実施する場合，酢酸エチル層，水層に含まれる化合物 A はそれぞれ何 g となるか．有効数字 2 桁で答えよ．
4) 二相分配で化合物 A の分配係数の値を大きくするためには，水と分配する溶媒を酢酸エチルから以下の溶媒のうちどれに変えればよいか．理由も示すこと．

　　　　ヘキサン，ブタノール，アセトン，エタノール

8 クロマトグラフィー

　一般に，ここまでで説明してきた精製（抽出，二相分配）を行った分析試料（食品抽出物など）には，まだまだ極性の似た多くの種類の物質（有機化合物）が含まれている．クロマトグラフィーは，これらをさらに樹脂を利用して成分ごとに分離（精製）していく作業である．**固定相**（または**担体**）とよばれるポリマーの表面あるいは内部を，**移動相**とよばれる**溶媒**（液体）あるいは**ガス**（気体）に溶解した物質が通過するスピードは，固定相に対する物質と溶媒（あるいはガス）間での吸着力・分配力などの差により物質ごとに異なることを利用する．移動相に液体を用いるものを**液体クロマトグラフィー**とよび，ガス（気体）を用いるものを**ガスクロマトグラフィー**とよぶ．またの固定相をガラス板などに薄く塗って用いるものを**薄層クロマトグラフィー**（TLC），ガラス管などに詰めて用いるものを**カラムクロマトグラフィー**という．本章では，まず TLC とカラムクロマトグラフィーの概要を説明した後，各担体での具体的な利用法を示していく．

8・1　薄層クロマトグラフィー（TLC）

　薄層クロマトグラフィー（**TLC**）では，通常ガラス板やアルミ箔の上に担体*1 の薄い層をつけ，これを固定相とする（薄層プレートとよぶ．図 8・1a）．この上に試料を吸着させ，適当な溶媒（移動相）で移動させる（これを**展開**という．図 8・1b）．溶媒は毛細管現象でゆっくり薄層プレートを上がっていく．このとき，担体と溶媒の間で物質の置き換わりが起こり，試料中の各物質は置き換わりやすさに応じて固有のスピードで上方へ移動していく．溶媒の移動距離 L と試料中の物質の移動距離 L_s の比である**移動率 R_f 値**（$= L_s/L$）は物質に固有の値となる（図 8・1c）．

$$R_f = \frac{L_s\ （試料の移動距離）}{L\ （溶媒の移動距離）}$$

　TLC は作業が簡便で，時間もかからないので，分析したい目的物質があるかないかという定性的な判定には非常に適している．しかし，目的物質を精製する（回収する）という目的にはあまり適さない*2．

TLC: thin layer chromatography

*1 担体としては，シリカゲル，ODS などが用いられる．

*2 ただし，精製のための TLC としてプレパラティブ TLC（次ページ）がある．

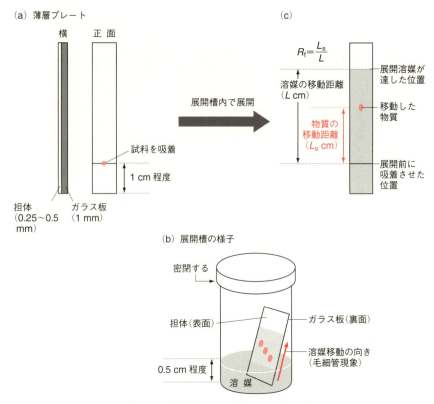

図8・1 薄層クロマトグラフィー（TLC）

プレパラティブTLC

目的物質を精製（回収）するための薄層クロマトグラフィーとして，プレパラティブTLCがある．本法では細断していない薄層プレート（幅20 cm×長さ20 cm）全体を使い，下から1〜2 cm程度の位置に帯状に試料を吸着させて，大きな展開槽中でクロマトグラフィーを行う．展開終了後，目的物質を含む担体部分をガラス板から薬さじなどで剝がし，試験管あるいは三角フラスコなどに回収する．ここに適当な溶媒を加えて担体に吸着した目的物質を抽出することにより，目的物質を精製（回収）することができる．

8・2 カラムクロマトグラフィー

カラムクロマトグラフィーは，ガラス管中に，用いる展開溶媒に懸濁させた担体を均一に詰めて円柱状の固定相とし（これを**カラム**とよぶ），試料をその上部に吸着させたのち，適当な溶媒（移動相）を重力で上から下へ流すことにより，物質の分離を行う方法である（図8・2）．固定相中を移動する速度が物質ごとに違うことを利用する．TLC法に比べてやや煩雑で，時間もかかるが，目的物質の精製（回収）を目的とする場合におもに用いられる．

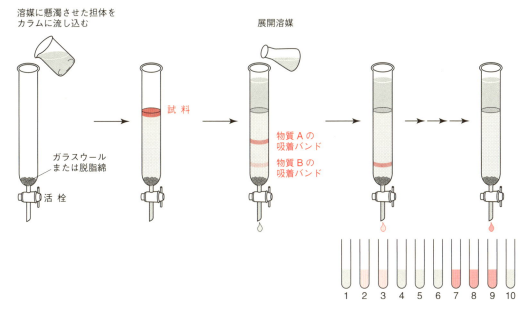

図8・2 カラムクロマトグラフィー

8・3 吸着に基づく分離 (低分子)

　有機化合物に対して可逆的な化学的吸着力をもつ**担体**（固体のポリマー）表面に，溶媒に溶かした目的物質が吸着する現象を利用して物質を分離する方法を，**吸着**に基づく精製という．代表的な担体としてはシリカゲルがあげられ，これを用いる方法はきわめて広く用いられている．

8・3・1 シリカゲル

　シリカゲル（$SiO_2 \cdot nH_2O$）は一般に図8・3の構造で示されるポリマーの固体粉末である．Siに結合したOがOHであるか，-O-であるかは，不規則に分布している．

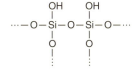

図8・3 シリカゲルの構造

　シリカゲルに存在するOH基は，OとHの電気陰性度が大きく異なるために大きな分極をもち，このため水素結合などにより高極性物質とは非常に強く吸着する（高極性物質は分子中にδ−の分極を多くもつので，それらとシリカゲル中のHが水素結合する）．一方，低極性物質は大きな分極をもたないため，あまり強くはシリカゲルに吸着しない．この吸着力の差によって化合物の分離が可能となる．

ある物質が吸着したシリカゲルに溶媒を通過させると，溶媒分子がシリカゲルに吸着した物質と競合して置き換わる競争が起こる（図8・4）．これは，物質と同様に溶媒もシリカゲルに吸着する性質をもつからである（物質と同様に，極性が大きい溶媒ほどシリカゲルと強く吸着する）．目的物質よりもシリカゲルに強い吸着力をもつ溶媒がシリカゲルに流されると，溶媒通過時に物質が溶媒と置き換わることになる．溶媒の物質と置き換わる力を**溶出力**といい，溶媒の溶出力は，図8・5の下のものほど強い．また，高極性物質をシリカゲルから引き離すには溶出力の強い（高極性の）溶媒を用いる必要があるが，低極性物質（シリカゲルへの吸着が強くない）は，溶出力の弱い（低極性の）溶媒でもシリカゲルから引き離すことができる．

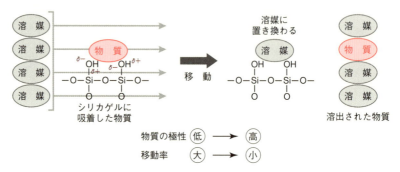

図8・4 シリカゲルへの目的物質と溶媒の吸着

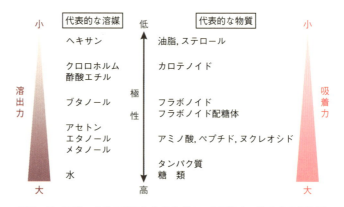

図8・5 溶媒，成分の極性とシリカゲルへの吸着力，溶出力の概念図

湿 気 と り

煎餅などの入った容器中の湿気とりにシリカゲルが用いられていることは，よく知られている．これも，ここまで述べてきたシリカゲルの性質によるものである．高極性物質の代表として知られる水はシリカゲルと非常に強く吸着する．密閉容器中には一定量の水（気体）しか存在しないため，いったんシリカゲルに吸着させて除いてしまえば，容器中の食品は吸湿しなくなる．容器にすきまがある（開放系の）状態では外から水分が補充されてしまうので効果は小さい．

8・3・2 シリカゲル薄層クロマトグラフィー

a. シリカゲルTLCの手順

シリカゲルTLCの概要を示す（図8・1参照）．

① 試料を適当な溶媒に溶かし，外径1mm程度のガラス毛細管（キャピラリーとよぶ）を用いて，細断した薄層プレート*の端から1cmくらいの位置に吸着させる．

② プレートを展開溶媒（0.5cm程度の深さ）が入った展開槽に入れてふたをする．

③ 通常薄層プレートの上端から0.5〜1cm程度のところまで溶媒が達したら展開完了とする．

④ 展開槽から薄層プレートを取出し，展開溶媒を気化させて除いた後に移動した物質の検出を行う．

* 一般には，市販されている薄層プレート(20 cm×20 cm, Merck社 TLC Silica gel 60 F_{254} など) を適当な大きさ(たとえば幅 1 cm×長さ 10 cm など) に切って(基盤ガラス板をガラスカッターで切断)使う．

b. 展開溶媒の選択

薄層クロマトグラフィーを用いた物質の分析では，R_f値が0.5程度（目的物質の移動速度が溶媒の半分程度）になる溶媒を選択するのが一般的である．シリカゲルを用いた薄層クロマトグラフィーでは，§8・3・1で述べたように，移動率は溶媒と目的物質の極性の大きさに依存する．そこで，適切な溶媒を探すのに，単一溶媒でなく2〜3種類の極性の異なる溶媒を混ぜた混合溶媒を用いることが多い．混合する溶媒の比率を変えることにより，使用する溶媒のうち最も低極性の溶媒と最も高極性の溶媒の間の中間的極性を任意につくり出せるからである．

混合溶媒（**溶媒系**という）の組合わせとして汎用されるのが，以下の3種類である．

- ヘキサン-酢酸エチル（低極性物質の分析用）
- クロロホルム-メタノールまたはジクロロメタン-メタノール
  （中間的極性物質の分析用）
- ブタノール-メタノール-水（高極性物質の分析用）

まずは図8・5などを参考に，目的物質の極性と同程度の極性をもつと予想される溶媒系を展開溶媒として用いることから検討を開始する．

たとえばカロテノイドを分析するのであれば，図8・5から目的物質の極性はヘキサンと酢酸エチルの間くらいであると考えられるので，ヘキサン-酢酸エチルの溶媒系を展開溶媒とする．まずヘキサン-酢酸エチル1：1〜3：1くらい（ヘキサンと酢酸エチルのちょうど中間程度の極性）を展開溶媒として展開してみる．その結果，目的物質のR_f値が0.5より大きければヘキサンの比率を増やした溶媒で，R_f値が0.5より小さければ酢酸エチルの比率を増やした溶媒で，再度展開を行って，何度かの調整でR_f値0.5程度となる混合比率を見つけ出す．フラボノイドの分析を行うのであれば，図8・5から，目的物質の極性はクロロホルムとメタノールの間にあると考えられるので，この2溶媒間で同様の作業を行えばよい．

c. 物質スポットの検出

色素など可視光領域の光を吸収する物質は，プレート上の移動が目で見えるため，容易に R_f 値を測定することができる．一方，色のない物質は，どこに移動したか目視では判定できないので，以下に示すような方法で検出する．

- **蛍光検出**：多くの市販シリカゲル TLC プレートでは，シリカゲル中に蛍光指示薬[*1]を含めてある．展開の終わったプレートを UV ランプにかざすと，プレート全体は薄緑に光り，芳香族化合物などの紫外線を吸収する物質[*2]は黒（または青）のスポットとして検出できる（図 8・6）．物質がシリカゲルおよび蛍光指示薬より上面にあり，ランプから出る紫外線を吸収するため，そこだけ蛍光が発生せずに物質は黒または青のスポットとして観察されるのである．この検出法は紫外線をプレートに照射するだけであるので，簡便なだけでなく，非破壊的（目的物質を壊さない）である．

[*1] 254 nm の紫外線を照射すると緑色の光を発する化合物など．

[*2] 物質がさまざまな波長の光を吸収する性質をもつことについては第 12 章を参照．

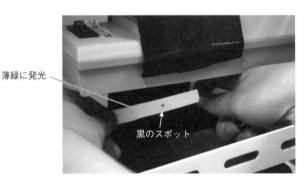

図 8・6　UV ランプによる目的物質の検出

- **化学検出**：シリカゲル TLC プレートに希硫酸を噴霧して加熱したり（硫酸の炭化作用を利用），プレートをリン-モリブデン酸液などにいったん浸してから加熱すると（モリブデンが還元されて有色となる現象を利用，図 8・7），ほとんどすべての物質をさまざまな有色スポットとして検出することができる．また第一級アミノ基をもつ物質にはニンヒドリン液を噴霧して加熱すれば，鋭敏に赤～青色発色して検出することができる．化学検出は，すべての物質に利用できるが，目的物質を別物質に変換（破壊）するので，検出後に目的物質を回収することはできない．

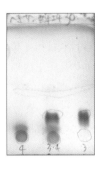

図 8・7　リン-モリブデン酸発色による目的物質の検出

d. シリカゲル TLC による定性分析

分析試料中に目的物質が含まれているか否かを検討する場合，まずその物質の標品（試薬として販売されている目的物質）溶液を用いて，R_f 値 0.5 程度となる溶媒を検討・決定しておく．その後，試料溶液をシリカゲル TLC 分析して，同じ R_f 値にスポットがあるかで判定すればよい．ただし R_f 値はスポットされた物質の量や，共存する非目的物質の影響を受けるため，きちんとした分析では，図 8・8 に示すような方法（重ね打ち分析）を用いる．中央のレーンで標品と試料中の物質 R_f が完全に一致すれば，同一物質と判定してよい．

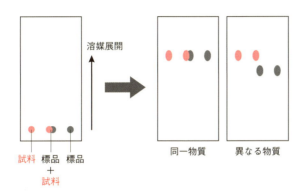

図 8・8　シリカゲル TLC での物質同定法

8・3・3　シリカゲルカラムクロマトグラフィー

a. シリカゲルカラムクロマトグラフィーの手順（図 8・2 参照）

① 市販のシリカゲル粉末[*1] にその 2 倍体積程度の展開溶媒を加えてよく懸濁させたものを，ガラス管（直径 1〜3 cm）に流し込んで 15〜30 cm 程度の円柱状のカラムとする[*2]．

② カラムの上に余った溶媒を除いたのち，少量の展開溶媒に溶解した試料をカラム上端に注いでから活栓を開き，幅の狭い層（バンド）としてシリカゲルカラムに染み込ませる．

③ 展開溶媒をカラム上部から下部へ展開させると，試料中の各成分は，展開溶媒との置き換わり割合に応じた速さで，バンド形を維持して下部へ移動する．

④ 移動速度は物質ごとに異なるので，活栓から溶出される溶媒を小分けにして集めていけば（最初の 10 mL を試験管 1 に，次の 10 mL を試験管 2 に…のように），試料中に存在するさまざまな物質を，物質ごとに分けることができる．この小分けにすることを **分画** といい，小分けになった個々の試験管を **画分** または **フラクション** という．

[*1] Merck 社 Silica Gel 60 など．

[*2] 目的物質が数 mg〜数百 mg の場合．

b. 展開溶媒の選択

シリカゲルカラムクロマトグラフィーで選択される展開溶媒には，あらかじめ試料をシリカゲル TLC で分析し，目的物質の R_f 値が 0.2〜0.4 程度になるものを用いるとよい．R_f 値が 0.2 より小さい溶媒を用いると目的物質が溶出されず，R_f

値が 0.4 を超える展開溶媒を用いると，移動していく溶媒の先頭に目的物質が含まれてしまう（移動速度が速すぎる）ため，非目的物質との分離が悪くなる．カラム体積の 3～5 倍量程度の溶媒をカラムに展開することにより，目的物質は溶出される．

　R_f 値の異なる目的物質が複数ある場合は，それぞれの R_f 値が 0.2～0.4 程度になる溶媒を，極性の低い順にカラム体積の 3～5 倍量程度ずつ展開することにより，複数の目的物質をそれぞれ分離することも可能である（**ステップワイズ法**という）．

c. スポットの検出

　カラムクロマトグラフィー終了後，小分けした各フラクションを図 8・9 に示すようにシリカゲル TLC プレート上にスポット・展開（展開溶媒はカラムクロマトグラフィーと同一）し，蛍光検出や化学検出などを用いて移動スポットを観測すれば，どのフラクションに目的物質が溶出されたかを判定することができる．たとえば図 8・9 ではフラクション（fr.）2～3 に物質 B が，fr. 5～7 に物質 A が溶出されていることがわかる．

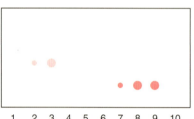

図 8・9 カラムクロマトグラフィーでの分離をシリカゲル TLC で観察する方法

活 性 炭

　市販の浄水器や空気清浄器では，においや不純物を取除くため，ほとんどのもので活性炭フィルターが使われている．この活性炭も，実は吸着の原理を利用した担体である．

　活性炭とは，黒鉛に似た結晶子が集合したものであり，これら結晶子間の非結晶部分に多くの細孔（直径 10 μm～200 nm）をもつ．多孔質であるため，非常に大きな比表面積をもち，この細孔部分で物質（おもに有機化合物）を吸着する．活性炭の吸着性は主として分子間力によるといわれ，特に芳香族化合物（芳香族化合物は，その名の通りにおいのあるものも多い）に強い吸着性を示す．

　活性炭への物質吸着原理はシリカゲルとはまったく異なるので，溶出方法も異なる．活性炭に吸着した物質を溶出する場合は，芳香族化合物と親和性の高い（＝極性の低い）溶媒ほど溶出力が強くなる．すなわちヘキサン＞酢酸エチル＞アセトン＞メタノール＞水という順番となる（一般的には，溶出にはアセトンと水の間の極性の溶媒が利用される）．活性炭を分離・精製に利用する場合は，粒子径の非常に細かいものを用いて図 8・2 に準じたカラムクロマトグラフィーを行う．ただし，目的物質の溶出（回収）率や，分離能に問題も多い（ともにあまり高くないことが多い）ため，最近では精製（回収）に活性炭を用いることは少なくなり，取除くという目的で利用されることが多い．

8・4 分配に基づく分離

　物質を溶解させた溶媒（移動相）を，その物質に対して親和性をもつ担体（固定相）に接触させると，一部が溶媒から担体へ移動する．溶媒と担体への分配率は物質によって異なる．この分配率の差を利用して物質を精製，単離する方法を，**分配に基づく分離**という．代表的な担体としては，ODS（オクタデシルシリル化シリカゲル）やガスクロマトグラフィーの固定相があげられる．

8・4・1 ODSクロマトグラフィー 低分子 高分子
a. ODSの構造と分配の原理

　ODS（オクタデシルシリル化シリカゲル）はシリカゲルのヒドロキシ基の先に炭素数18個（C18）の長さのアルキル基をもつシリル基が結合した構造をもつ担体である（図8・10）．アルキル基（C18）部分表面とその周囲の溶媒との間で，物質の分配が行われる．

ODS: <u>o</u>cta<u>d</u>ecyl（C18）<u>s</u>ilyl

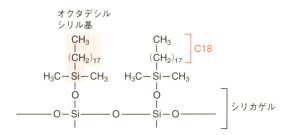

図8・10 オクタデシルシリル化シリカゲル（ODS）担体の構造

　ODSは極性の低い担体なので，性質が似ている低極性物質ほどODSへよく分配される．物質の極性によってODSへの分配力は異なるため，この差を利用して物質間の分離が可能となる．物質よりもODSへ高い分配をもつ溶媒を流せば，物質はODSから遊離する（溶出される）（図8・11）．低極性の溶媒ほどODSへ分配されやすい（＝溶出力が強い）．一般には水と任意の割合で混ざり合う程度の低極性溶媒であるアセトニトリルやメタノールでほとんどすべての物質を溶出することができる*．ODSクロマトグラフィーでよく用いられる展開溶媒と代表

* 一部の非常に極性が低い物質の溶出には，さらに低極性のTHFやクロロホルム-メタノールの混合溶媒を用いることもある．

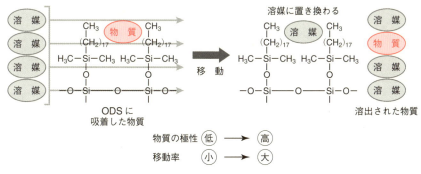

図8・11 ODSへの目的物質と溶媒の吸着

的な成分の極性の相関表を図 8・12 に示す．極性の低い物質ほど ODS へよく分配され，また極性の低い溶媒ほど溶出力が強い．糖や親水性アミノ酸など極性が非常に高い物質は，展開溶媒として溶出力の最も弱い水を用いても ODS へ分配されないため，ODS 担体で精製・分析することは困難である．

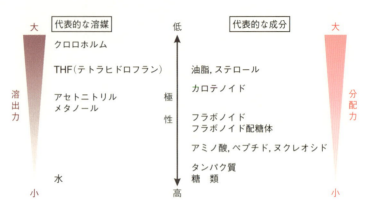

図 8・12 ODS 担体への物質の分配力と溶媒溶出力の概念図

ODS クロマトグラフィーは，シリカゲルとはほぼ逆の相互作用に基づく物質の分離方法である（高極性担体であるシリカゲルには高極性物質ほど強く吸着するのに対し，低極性担体である ODS には低極性物質ほど多く分配される）．ODS 担体の歴史は比較的新しく（おもに後述する HPLC が発達する 1980 年代以降），古くからあるシリカゲルと逆向きの作用という意味で，シリカゲルを **順相クロマトグラフィー**，ODS を **逆相クロマトグラフィー** とよぶことも多い．

b. ODS クロマトグラフィーの方法

ODS を担体とするクロマトグラフィーには，シリカゲル同様，薄層クロマトグラフィー（TLC）とカラムクロマトグラフィーがあり，溶媒系を除いては，実験方法もほぼ同様である*．

* 薄層クロマトグラフィーやカラムクロマトグラフィー用 ODS 担体は，Merck 社，Sigma-Aldrich 社など各社で販売されている．

ODS クロマトグラフィーでおもに用いられる溶媒は，アセトニトリル-水，メタノール-水といった混合溶媒系である．ODS TLC で R_f 値 0.5 程度となる溶媒系を見つければよい．まず 50% アセトニトリルあるいは 50% メタノールで TLC を行い，R_f 値が 0.5 より小さければ有機溶媒の比率を，0.5 より大きければ水の比率を上げて R_f 値 0.5 程度となる溶媒系を見つける．ODS TLC 分析にはこの溶媒系を用いればよいし，ODS カラムクロマトグラフィーも，この溶媒系で実施することができる．

ただし ODS 担体を用いて高い分離能を求めるには，ODS の均一な充塡，展開溶媒流速の厳密な制御が重要であるため，カラムにはシリカゲルで利用したガラス管ではなく，後述する高速液体クロマトグラフィー（HPLC）装置を用いてのステンレス管カラムが汎用される．なお，物質の検出方法については，シリカゲルとまったく同様である（§8・3 参照）．

8・4・2 ガスクロマトグラフィー（GC） 低分子

　ここまで述べてきた精製・分析法は，すべて溶液状態での分配，吸着などを利用したものであった．ここで説明する**ガスクロマトグラフィー（GC）**は，物質を気化させ，固定相である担体（物質が疎水性により分配される）と，移動相である気体（N_2 や He，物質を一定の蒸気圧まで溶かし込む能力をもつ）間で物質分配を行う方法である．このような原理上，ガスクロマトグラフィーの対象となる物質は，温度（300 ℃ 程度までの昇温）を上げても壊れずに気化するものに限られる．すなわち比較的低分子量（500 以下）で低極性の（脂溶性）物質が対象となる*（脂質や香り成分など）．

GC: gas chromatography

* 極性の高い物質でも，誘導体化して条件を満たせば，GC での精製・分析は可能である．しかし現在では GC 以外にも多くの方法があるため，あまり利用されていない．

a. ガスクロマトグラフィーの装置構成

　ガスクロマトグラフィー装置の構成を図 8・13 に示す．

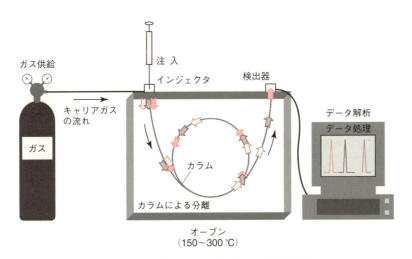

図 8・13　ガスクロマトグラフィー装置の概要

1）カラム

　カラムは一般に内径 0.10～0.53 mm のらせん状の細い管（キャピラリーカラム）で長さは 5～100 m（30 m が多い）．管は溶融石英製で，外側はポリイミド樹脂などでコーティングし（強度を上げて折れにくくするため），内壁に固定相（液相）が塗布されている（図 8・14）．この液相はガスを流したときにも移動しな

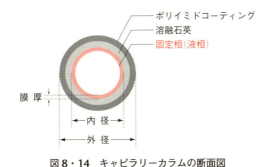

図 8・14　キャピラリーカラムの断面図

いので**固定液相**とよばれ，カラム中を流れるガスが**移動相**である．分析する物質に応じた，さまざまな固定液相が市販されている（表8・1）．

表8・1　ガスクロマトグラフィーのおもな固定液相と分析対象物質

固定液相	分析対象物質
無極性: ポリジメチルシロキサン	香気成分，油脂など
低極性: ポリジメチルシロキサン／ジフェニルシロキサン2種の混合率によってさまざまな無極性～低極性のカラムがつくられる	香気成分，ステロール類，脂肪酸エステルなど
高極性: ポリエチレングリコール	アルコール，有機酸など

2）キャリアガス

図8・14のキャピラリーカラム中央の空間を移動していく移動相に用いられる気体を**キャリアガス**といい，不活性な気体であるヘリウム，窒素などが使われる．ヘリウムは熱伝導度が非常に大きいため，検出器に熱伝導度型検出器を用いる場合によく利用される．一方，検出器に水素炎検出装置を用いる場合は窒素ガスがよく利用される．

3）検出器

以下に述べる2種類の検出器が最もよく使われる．

熱伝導型検出器: thermal conductivity detector, TCD

● **熱伝導型検出器**: キャリアガス中にカラムから溶出された分析物質が混入したときに起こる熱伝導度の変化を増幅して記録するもの．基本的にすべての化合物に適用できるが，感度は高くない（水素炎の1/1000）．非破壊的であるので物質の回収は可能．

水素炎検出器: hydrogen flame detector, FID

● **水素炎検出器**: キャリアガスの出口で水素ガスを燃焼させ，そこに高い電圧をかけておく．カラムから溶出したキャリアガス中に物質が混ざると，それが水素ガスとともに燃焼して多くの電子が放出されるため，電流が急激に変化する．これを電気的に増幅して記録するものである．きわめて鋭敏で定量性がある（物質量をピーク面積から判定できる）．ただし非燃焼性の物質は検出されず，また物質を燃やしてしまうため物質の回収はできない．

b. ガスクロマトグラフィーを用いた分析方法

カラムのサイズおよび種類，キャリアガスの流速，カラム加熱条件などの条件を設定すると，各物質のピークは試料導入後キャリアガス/固定相の分配率の差などに従い固有の速度でカラム内を移動し*，一定時間で検出器に到達する．これを**保持時間**という．分析試料と目的物質のピーク保持時間の異同を調べることにより，分析試料が目的物質と同一である（同定）かどうか，分析試料中に目的物質が含まれているか，を判定できる．またピークの大きさ（面積）は，その量に比例するため，どのくらい物質が含まれているかの定量も可能である．ガスクロマトグラフィーは分離能に優れ，微量の試料でも分析可能で定量性もあるため，壊れずに気化する物質（脂肪酸エステル，ステロール類，香り成分のテルペン類など）の分析によく使われる．図 8・15 に香味野菜中の香り成分の分析例を示す．図 5・7 にも，全卵中の総コレステロールを分析した結果がある．

* キャリアガスに多く分配される物質ほど早く移動する．

保持時間: retention time

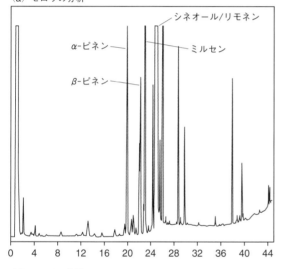

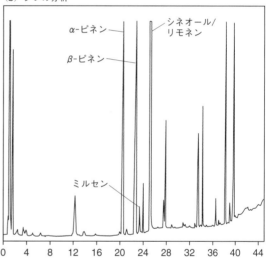

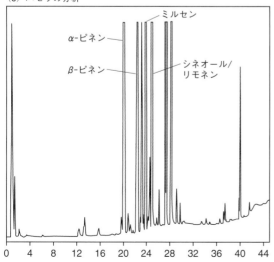

［分析条件］
カラム: CBP1-W25-300（島津）
　　　　25 m × 0.53 mm i.d., 3 μm
キャリア: He 10.5 mL/分
カラム温度: 50 ℃ for 15 分
　　　　－200 ℃ at 5 ℃/分
インジェクター: Direct, 230 ℃
検　出: FID, 230 ℃
［Headspace Conditions］
Thermostatting: 40 ℃, 300 分
Headspace injection: 0.8 mL

図 8・15 香味野菜中の香り成分（テルペン類）の GC 分析例

8・5 分子の大きさに基づく分離

物質を分子の大きさの差を利用して精製する方法を，**分子ふるい**による分離法という．担体を用いてカラムクロマトグラフィーを行うもの（分子ふるいクロマトグラフィー）と，膜を用いるもの（透析，限外沪過）がある．

8・5・1 分子ふるいクロマトグラフィー

a. 分子ふるいクロマトグラフィーの原理

分子ふるいクロマトグラフィー: size exclusion chromatography, SEC

分子ふるいクロマトグラフィーは，網目状構造をもつ高分子からなるゲル粒子を担体として物質を分離する方法である．図8・16 (a) に示すような細孔（ポア）が数多く存在する担体に目的物質を通す．目的物質を含む大小の物質分子が担体内を移動していく際に，小さい溶質分子は担体細孔の奥まで浸透しながらゆっくり流れ，大きい溶質分子は細孔に入らないで速く流れていく．その結果，カラム下端までの移動にかかる時間（保持時間）は，大きな分子は短く，小さな分子は長くなるため，分子の大きさによるふるい分けを行うことができる（図8・16 b）．

分子ふるいクロマトグラフィー用の担体は，目的とする物質の大きさによって使い分ける．展開溶媒を水あるいは緩衝液中で行う分子ふるいクロマトグラフィー用担体の代表として Sephadex G シリーズがあり，最適使用領域は表8・2 の通りである．また低極性物質を有機溶媒（メタノールなど）中で分離するための担体として Sephadex LH-20, Toyopearl HW-40 などが販売されており，いずれも最適使用領域は分子量 2000 以下程度である．

表8・2 分子ふるいクロマトグラフィーの担体

担体名	最適使用領域 分子量
G-10	700 程度まで
G-25	5000 程度まで
G-100	4000～150,000
G-200	5000～500,000

b. 分子ふるいクロマトグラフィーの方法

分子ふるいクロマトグラフィーはカラムクロマトグラフィーの手法を用いる（§8・2）．すなわち，展開溶媒に懸濁させた担体をガラス管に均一に詰めてカラムを作製し，目的物質を含む溶液試料を少量の展開溶媒に溶かしてカラム上端に染み込ませ，その後展開溶媒を上から下へ流して，目的物質をカラム内の上から

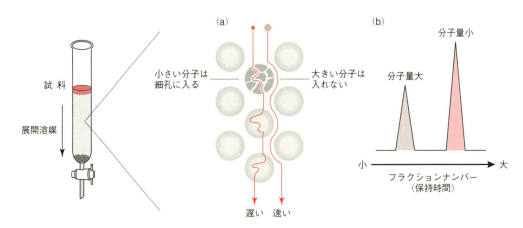

図8・16 分子ふるいクロマトグラフィーの原理

下へ移動させる．分子量の大きい物質ほど早く移動していくので，下端からの溶出液を分画していけば，大きい化合物ほど早いフラクションに溶出される形で物質が分離される．展開溶媒には目的物質をよく溶かすものを選択する．

透析と限外瀘過 高分子

簡便に大きく分子量の異なるものを分別する（タンパク質と塩の分離など）という目的で用いられる分子ふるいの精製・分析方法として，**透析**と**限外瀘過**がある．これらは，いずれも高分子量物質の精製・分析を目的に利用される．

a. 透析

分子量 1000 以下程度の低分子物質が通れる孔のあいた半透膜（セロハン膜）でできたチューブに，低分子量物質（食塩などの無機塩類や分子量 1000 以下の有機化合物など），高分子量物質（分子量数万～数十万のタンパク質や多糖類）の混ざった水溶液を入れ，これを水中に一晩程度浸しておくと，低分子量物質のみがセロハン膜を通過して外液に拡散していき，高分子量物質は膜内に残る（図 8・17）．この現象を**透析**とよぶ．透析は，タンパク質と無機塩などを分別する方法として利用される．

b. 限外瀘過

原理は透析とほぼ同様である．密閉容器（図 8・18 a）の上部を加圧すると，半透膜を通過する低分子量物質のみが膜を通って下に落ちていき，通過できない高分子量物質のみが半透膜上に残る（図 8・18 b）．低分子量物質とともに水分子もほとんど除くことができる（＝濃縮できる）点が透析と異なる．

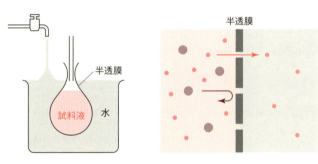

図 8・17 透析の概念図

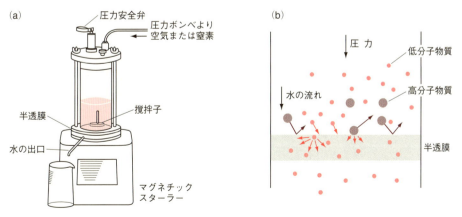

図 8・18 限外瀘過の概念図

8・6 イオン交換性に基づく分離 低分子 高分子

　天然に存在する物質には酸性，塩基性，あるいはその両方の官能基をもつものが少なくない．これらの物質は水溶液中で，その pH に従って，各官能基が電離・非電離のいずれかの状態となって存在している．この電離した状態を利用して，他の物質と分離して精製する方法として**イオン交換クロマトグラフィー**がある．

a. イオン交換の原理とイオン交換樹脂の構造

　酸性の官能基（-COOH, -SO$_3$H など）をもつ物質を中性～アルカリ性の水溶液に溶解すると，官能基は電離して陰イオン（-COO$^-$，-SO$_3^-$）となる．逆に塩基性の官能基（-NH$_2$ など）をもつ物質を酸性～中性の水溶液に溶解すると，それらは陽イオン（-NH$_3^+$ など）となる．目的物質がこれら電離性の官能基をもつ場合は，官能基を電離させた状態のイオンとして，電気的に逆の電荷をもつイオン交換樹脂中の官能基と結合させることで精製に利用できる．

　スチレン・ジビニルベンゼンポリマー骨格内のベンゼン環内に，図 8・19 に示すような各性質をもつ解離基を結合させたものなどが**イオン交換樹脂**として市販されている．

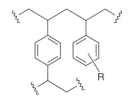

陽イオン交換樹脂
強陽イオン性：R=-SO$_3^-$ など
弱陽イオン性：R=-COO$^-$ など
陰イオン交換樹脂
強陰イオン性：R=-N$^+$(C$_2$H$_5$)$_3$ など
弱陰イオン性：R=-N(C$_2$H$_5$)$_2$ など

図 8・19　イオン交換樹脂の構造

　たとえば物質が陽イオンとなる官能基をもつ場合は，イオン交換水に浸った陽イオン交換樹脂の層に，弱酸性 pH とした水（あるいは緩衝液）に溶解させた目的物質を含む溶液（弱酸性溶液中では物質は電離して陽イオンとなっている）を流し込むことにより，目的物質を樹脂に吸着させることができる．またこの操作により，陽イオンとならない不純物を除くこともできる．物質の樹脂からの溶出には，その物質と同じく陽イオンである NH$_4^+$ や Na$^+$ を大量に含む溶液（アンモニア水や水酸化ナトリウム水溶液など）をカラム管に流せば，これらのイオンが樹脂官能基に吸着していた物質と交換して，目的成分が溶出されてくる．

　物質が陰イオンとなる官能基をもつ場合は，陰イオン交換樹脂の層に弱塩基性 pH とした物質を含む溶液を流し込めばよい．物質は陰イオン交換樹脂に吸着され，陰イオンとならない不純物は除くことができる．陰イオン樹脂からの物質の溶出には，陰イオンである Cl$^-$ を大量に含む溶液（希塩酸など）などを用いればよい．

上記をまとめて、物質がもつ電離官能基を利用した、イオン交換樹脂による物質精製の概要を図8・20に示す．

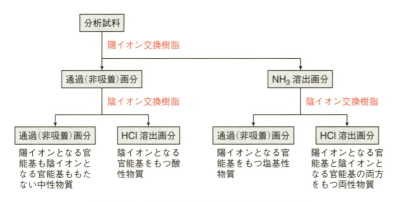

図8・20　イオン交換樹脂による官能基別の分離

b. イオン交換クロマトグラフィーの方法

イオン交換クロマトグラフィーもカラムクロマトグラフィーの手法を用いる（§8・2）．すなわち，蒸留水に懸濁させたイオン交換樹脂をガラス管に詰めてカラムを作製する．次にカラム上端に目的とする物質（陽イオンあるいは陰イオンとなる物質）を含む試料を少量の水に溶解して染み込ませ，いったん目的物質を電気的に樹脂に吸着させる．次にカラム体積の数倍量の水あるいは緩衝液をカラムに流し，非吸着の非目的物質を除く．目的とする物質の溶出にはアンモニア水や希塩酸を用いることが多い．これはアンモニアや塩酸は減圧濃縮（エバポレーター法）により，溶媒である水とともに気化して除けるので便利だからである．しかしながら，アンモニアや希塩酸による溶出では物質間の分離を細かく行うことは困難であることが多い．また，タンパク質などの精製においてはアンモニア水，希塩酸といった中性から大きく離れたpHでの溶出条件は利用できない（失活してしまう）という問題がある．そこで精密なクロマトグラフィーやタンパク質のクロマトグラフィーを行うためには，緩衝液中（陽イオン交換では弱酸性状態（pH 5〜6），陰イオン交換では弱塩基性状態（pH 8〜9）に，NaCl（0.1〜1.0 M）を溶解させたものを展開溶媒として用いることが多い．ただしこの方法では，イオン交換クロマトグラフィー後に，目的物質とNaClを分ける脱塩*作業が必須である（NaClはエバポレーターでは除けない）．

* 脱塩には，分子ふるいクロマトグラフィーや透析を用いる（§8・5）．

脱イオン水

実験室で利用している脱イオン水は，水道水を陽イオン交換樹脂と陰イオン交換樹脂の混ざった筒の中に通過させて，水道水中の陽イオン（おもにNa^+など）と陰イオン（おもにCl^-など）を除いたものである．脱イオン水を用いるのは，これらイオンが実験の妨害要因となることが多いからである．このようにイオン交換樹脂は非目的物質の除去に用いられることも多い．

8・7　高速液体クロマトグラフィー（HPLC）

高速液体クロマトグラフィー：high performance liquid chromatography

＊　最近では，HPLC カラムよりさらい高い分離能をもつ UHPLC（ultra high performance liquid chromatography）とよばれるカラムも登場している．

高速液体クロマトグラフィー（HPLC）とは，基本的にはここまで説明してきたさまざまなカラムクロマトグラフィーをより精密に実施する装置・方法であり，特定の分離法を示しているわけではない．カラムクロマトグラフィーに用いるものよりも粒系の細かい担体を均一に充填した HPLC 用ステンレスカラム＊に，厳密に流速などを制御した送液ポンプを用いて展開溶媒を流すことにより，きわめて高い分離能，再現性（カラムから溶出されるまでの時間が同一条件では必ず同じになる）で物質を精製・分析することができる．1種類の溶媒のみで精製・分析を行う方法を**アイソクラティック法**という．溶媒を2種類用意し（溶出力の弱い溶媒と溶出力の強い溶媒），それぞれの割合を変えながら（溶出力の強い溶媒の割合を徐々に増やしていく）精製・分析を行う方法を**グラジエント法**とよぶ．

壊れずに気化する物質を正確に精製・分析する装置として §8・4・2 にガスクロマトグラフィー（GC）を紹介したが，多くの物質は，残念ながら熱に弱く，そのような性質はもたない．一方，HPLC は溶液状態での精製・分析法であるため，ほとんどすべての物質に適用可能であり，広く利用されている．

8・7・1　HPLC の装置構成

図 8・21 に HPLC のおもな装置構成を示す．HPLC では，用いる溶媒を送液ポンプで制御してカラム中に送り込む．試料注入口（カラムの直前）から目的物質を含む少量の溶液（用いる溶媒あるいは，それに近い性質の溶媒に溶かしたもの）を流し込む．試料中に含まれる各物質はそれぞれに固有な速度でカラム内を移動し，異なった時間（保持時間）にカラム出口に達する．カラム出口に達した成分は速やかに検出器に入り，後述するいくつかの原理により検出される．

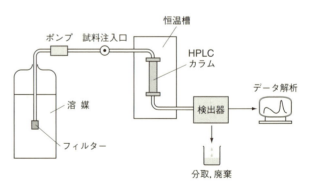

図 8・21　HPLC の装置構成

現在市販されている HPLC は，ほとんどすべてコンピュータ（PC）で送液ポンプや検出器の制御を行っており，検出器で得られたデータはハードディスクに保存される仕組みになっている．

8・7・2 カラムと溶媒

前述したように，HPLCとはここまでに説明してきたさまざまな原理に基づくクロマトグラフィーを，より厳密に行う装置である．したがって，どの原理に基づく担体をカラムとして使用するかを決め，薄層クロマトグラフィー（TLC）などを用いて目的とする物質の精製・分析に適合した溶媒を検討して決定しておけば，多くの場合同様の条件をHPLCに利用できる[*1]．さらにHPLCではグラジエント法も利用できるので，TLCやカラムクロマトグラフィーと比較して，吸着力や分配力が大きく異なる成分が混ざった状態での精製・分析が可能である．また，担体の粒子径がより細かいものを用い，担体が均一に充填されているため，カラムの分離能（**理論段数**という）がTLCやカラムクロマトグラフィーに比較して高く，近い性質をもつ物質間の分離も容易になる．HPLCでよく利用されるカラムは，ODS（逆相クロマトグラフィー）担体やシリカゲル（順相クロマトグラフィー）担体が充填されたものである．分析を目的とするカラムサイズとしては，内径4.6 mm×長さ150〜250 mm，分取を目的とするカラムサイズとしては内径10〜20 mm×長さ250 mmのものがよく用いられる．

[*1] HPLCではカラムクロマトグラフィーと同じ溶媒を用いることが多い．

8・7・3 検 出 器

カラム中をさまざまな速度で移動した物質は，単一の物質となってカラムから溶出され，（溶液状態で）検出器に入る．これを検出するさまざまな定量的検出法がある．a〜cにおもなものをあげる[*2]．なおこれらの検出法はすべて非破壊的なので，目的とする物質の回収も可能である．

[*2] このほかにも，蒸発光散乱（ELSD）検出器など，さまざまな検出方法がある．分析試料に応じた検出器の選択も大切である．

a. 紫外可視光（UV/VIS）吸光度検出器（図8・22）

多くの物質はその構造中に共役する二重結合をもち，紫外〜可視光領域（200〜700 nm）の光を吸収する性質がある．どの波長の光をより強く吸収するかは物質ごとに異なるので，目的とする物質が強く吸収する単一の波長を選んで検出に用いる．

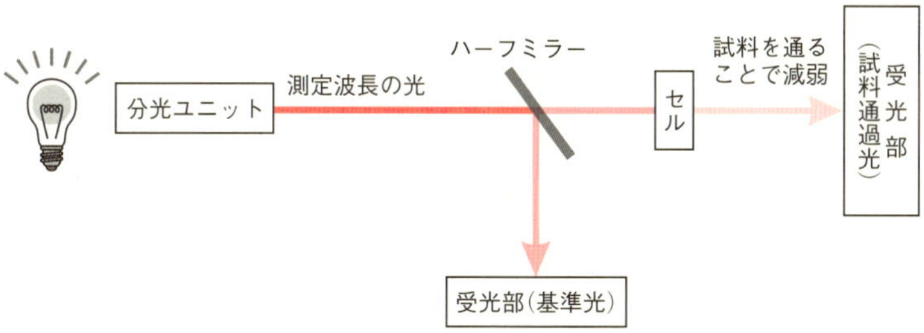

UV: <u>u</u>ltraviolet
VIS: <u>vis</u>ible

図8・22 UV/VIS検出器の原理

検出器中のランプ[*3]から目的物質が強く吸収する波長の光を選択的に取出した（分光ユニット）後，ハーフミラーでその光を二等分し，半分はそのまま基準光として検出し，残りの半分は検出器中のセルに入ってくるカラムからの溶出液に照射する．セルを通過した光が，通過後にどのくらい減弱したか（物質に吸収されたか）を，"試料通過光の強さ/基準光の強さ"で調べることにより，高感度

[*3] 紫外光領域：重水素ランプ
可視光領域：
　　　タングステンランプ

で目的とする物質のピーク検出が可能となる．これが紫外可視光検出器の原理である．紫外可視光吸光度検出器で得られるピーク波形は図 8・23 (a) に示すようなものであり，x 軸：保持時間，y 軸：吸光度で各ピークが表示される．

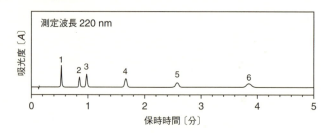
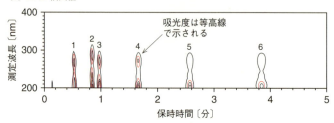

図 8・23　紫外可視光吸光度検出器 (a) と DAD 検出器 (b) の検出結果

2000 年代に入り，上記の単一波長の吸収を検出する紫外可視光吸光度検出器に代わり，**DAD 検出器**が急速に普及した．これは，単一波長ではなく紫外〜可視光の多波長の光をセルに短時間で連続的に照射して（たくさんの波長の光の吸収を同時に調べる），溶出溶液中の物質がどの波長の光を強く吸収するかまでを調べられるものである．DAD 検出器では，目的とする物質の検出と同時に光吸収特性（どの波長の光を強く吸収するのか）も明らかにできるため，特に物質の同定分析に非常に有用である．図 8・23 の (a) と (b) は同一試料を紫外可視光吸光度検出器と DAD 検出器で分析したものである．紫外可視光吸光度検出器（図 a）では，どの物質も同じ形のピークを与えるのと比較して，DAD 検出器（図 b）では物質ごとに指紋のように波形が違っていることがわかる．DAD 検出器で得られるピーク情報は，x 軸：保持時間，y 軸：測定波長，z 軸（画面から自分に向かって垂直に立った軸）：吸光度で表示される．z 軸の強度は等高線で表示される．

DAD: diode array detector

b. 示差屈折率 (RI) 検出器（図 8・24）

RI: refractive index

RI 検出器は光の屈折率の変化を検出する装置である．

ガラスのセルを二つに仕切り，一方（サンプルセル，図中 SS）にはカラムからの溶出液を連続的に流し，他方（リファレンスセル，図中 RS）には展開溶媒液を封入する．サンプルセルに流れている溶出液に何も物質が含まれていない場合は，両方のセル内の液が同じなので図中の (a) のように光は直進するが，サンプルセルに流れている溶出液に何らかの物質が含まれている場合は，双方の液で屈折率が異なるため (b) のように光が曲がる．したがって，リファレンスセル

の先に光の検出器を置いておき，ここに到達する光量の変化を検出することにより溶液中の物質がセルを通過したことを検出できるという仕組みである．RI 検出器の検出感度は UV/VIS 検出器に比べ劣るが，紫外〜可視光の光を吸収しない物質（二重結合をもたない糖，アルコール，無機イオンなど）を含め，どのような物質も検出できる．RI 検出器で得られるピーク情報は，x 軸: 保持時間，y 軸: 検出器で検出される光の強さ（屈折率が大きいほど検出器で検出される光は弱い）となる．

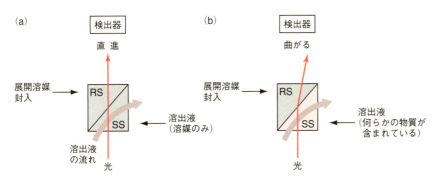

図 8・24　示差屈折率（RI）検出器の原理

c. 蛍光検出器

物質のなかには，ある波長の紫外〜可視光領域の光を受けると，別波長の可視光を発するものが存在する．このような物質を**蛍光物質**といい，これを検出するのが蛍光検出器である．紫外可視光吸光度検出器では試料溶液に照射した波長の光の減弱を受光部で検知するのに対し，蛍光検出器では照射した励起波長とは異なる波長で発生した光（蛍光）の中の特定波長（検出波長）の光だけを受光部で検出する（図 8・25）．蛍光を発する物質は少ないので，目的とする物質が蛍光物質である場合は，非目的物質が多く混在しても，その物質のみを検出できる利点がある．また感度も紫外可視光吸光度検出器より優れている．

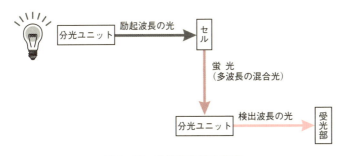

図 8・25　蛍光検出器の原理

8・7・4　高速液体クロマトグラフィーの利用目的

a. 物質の分析（同定）　充填カラムのサイズおよび種類，溶媒の種類と流速などの条件を設定すると，各物質のピークは試料導入後一定時間に現れる（保

持時間).ある条件での目的物質の保持時間を調べたのち,分析試料を同条件で分析し,観測されるピークの異同を調べることにより同定を行うことができる.本書でもさまざまな食品成分のHPLCによる分析例を第5章に示している.

b. 物質の精製（分取）　さまざまな精製方法を組合わせて目的物質を純粋な物質として取出す（単離する）ときに,最後のステップとしてHPLCによる分取が実施されることは大変多い.前節でふれたように,HPLCで利用される検出方法のほとんどは非破壊的であるため,溶出液を回収して展開溶媒を濃縮除去することにより,純粋な目的物質を得ることができる.

章末問題

問題 8・1　以下の構造の化合物 A, B, C を含む抽出物 X がある.

(A) genistein 7-*O*-gentibicoside

(B) genistein 7-*O*-glucoside

(C) genistein

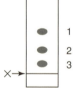
(a)

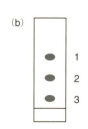
(b)

1) 抽出物 X をシリカゲル TLC で分析〔展開溶媒 CHCl$_3$-MeOH (5:1)〕し,UV ランプでチェックしたところ図 (a) のようになった.スポット 1, 2, 3 はそれぞれ A〜C のどの化合物と判定されるか.また×印部分に抽出物をスポットし,TLC の一番上まで溶媒を展開した場合,スポット 1 の R_f 値はいくらか.実測して有効数字 2 桁で答えよ.

2) 抽出物 X をシリカゲルカラム〔CHCl$_3$-MeOH (5:1) → CHCl$_3$-MeOH (2:1)〕で展開し,溶出した溶媒を 5 mL ずつ順に分画したところ,fr.（フラクション）10〜15 に一化合物,fr. 20〜25 に一化合物,fr. 40〜50 に一化合物が溶出された.各フラクションに含まれる化合物はそれぞれ A〜C のどれか.

3) 抽出物 X を ODS TLC（展開溶媒 20% MeOH）で展開するといずれの化合物も原点から移動して図 (b) のように TLC 上に異なるスポットとして観察された.スポット 1, 2, 3 はそれぞれ A, B, C のどの化合物と判定されるか.

4) 抽出物 X を適当なゲルを用いた分子ふるいカラムクロマトグラフィーで展開した場合,カラム下端より溶出される順に化合物 A, B, C を並べよ.

9 電気泳動とアフィニティークロマトグラフィー

　ここまでは，おもに低分子の有機化合物を精製する方法を中心に解説をしてきた．本章では，その他の精製法として，タンパク質の分離・精製によく用いられる電気泳動とアフィニティークロマトグラフィーについて説明する．

9・1　電気泳動　高分子

　タンパク質は，pH により陽イオンあるいは陰イオンとして振舞う荷電分子である．タンパク質を含む水溶液に電極板を差し込むと，陽イオンは陰極へ，陰イオンは陽極へ動く（泳動する）．タンパク質溶液を網目構造をもつポリアクリルアミドなどのポリマー中で泳動させると，タンパク質イオンは網目構造の隙間を通って電極版に向かって移動していく．このときの移動スピードは分子の大きさ（大きいほど遅い）と荷電の大きさ[*1]（大きいほど速い）に依存して，タンパク質分子に固有となる．この移動スピードの差を利用してタンパク質を精製，分析する方法が**電気泳動**である．電気泳動にはポリアクリルアミド電気泳動（PAGE）と SDS-PAGE があるので，それぞれについて述べる．なお電気泳動はタンパク質だけでなく，DNA や RNA の精製，分析にも利用される[*2]．

[*1] 構成するアミノ酸の種類によって側鎖の電荷が違うので，荷電アミノ酸が多いほどタンパク質全体での電荷密度は大きくなる．

[*2] 核酸の電荷密度は一様なので，分子の大きさ（長さ）に依存して分離する．

a. ポリアクリルアミド電気泳動（PAGE）

　ポリアクリルアミド電気泳動（PAGE[*3]）では，アクリルアミドが架橋してできたポリアクリルアミドゲルの孔による分子ふるい中を，それぞれの電荷密度に応じた力でタンパク質を移動させる．電気泳動装置の概要を図 9・1 に示す．

ポリアクリルアミド電気泳動: poly<u>a</u>crylamide <u>g</u>el <u>e</u>lectrophoresis

[*3] 後述する SDS-PAGE と区別する意味で native-PAGE ともよばれる．

PAGE の方法

① 泳動用のゲルは，2 枚のガラス板に挟まれた薄い板の間に，重合剤の過硫酸アンモニウム（APS）を加えたアクリルアミド溶液を流し込み，アクリルアミドを重合・固化させて（ポリアクリルアミド化）作製する．

② 泳動ゲルを図 9・1 のように緩衝液槽にセットし，タンパク質を含む試料を上部のくぼみに入れる．

③ 電流を流すと，タンパク質が陽極へと移動する（タンパク質に負の電荷を与えてゲルの反対側の陽極に動かすため，アルカリ pH 緩衝液を用いるのがふつうである）．

APS: ammonium persulfate

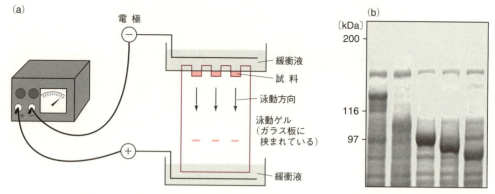

図9・1 ポリアクリルアミドゲル電気泳動 (PAGE) (a) 電気泳動装置の概要. (b) 分離したタンパク質. 泳動後のゲルを, タンパク質と強く吸着する色素クマシーブリリアントブルー (CBB) 溶液に浸して, 青色のバンドとして検出したもの [大島泰郎ほか編, "ポストシークエンス実験法1", 図1・4, 東京化学同人 (2002) より]

核酸の分析と電気泳動: DNA や RNA といった核酸の分析にも電気泳動は汎用される. 担体としてはアガロースがおもに利用され (アガロースゲル電気泳動), 原理は PAGE とほぼ同じである.

④ 電気泳動が完了したら, 電流を止める. 電気泳動の進行は, 最も速いタンパク質より少し速く動く, 荷電した目印色素を一緒に流すことで目視できる. 色素が陽極近くに来たときに泳動を終了する.

⑤ ゲルをガラス板から外し, 泳動したタンパク質を染色する. クマシーブリリアントブルーのようなタンパク質を普遍的に染色する色素を用いればゲル中のすべてのタンパク質を検出できる (図9・1b). 特異的な抗体との相互作用によって特定のタンパク質を同定する方法 (ウェスタンブロットとよばれる) こともできる.

タンパク質がポリアクリルアミドゲルを通る際の速度は, 分子の大きさ, 形, 電荷密度 (単位質量当たりの電荷) によって決まる. 電荷密度が高いほどタンパク質はゲル中を強い力で動かされ, したがって移動速度は速くなる. しかしながら, 電荷密度は PAGE における分離の重要な因子の一つにすぎない. ポリアクリルアミドは架橋された分子ふるいを形成しており, ゲルを通過するタンパク質はそこに絡まる. 大きいタンパク質ほど絡まりやすく, 移動速度は遅くなる. コンパクトな球形のタンパク質は, 同程度の分子量をもつ伸びた繊維状のタンパク質より絡まりにくく速く動けるので, 形もまた一つの因子である. ゲルをつくるポリアクリルアミドの濃度もまた重要な因子である. アクリルアミドの濃度が低いほど (最低で2%) ゲルの架橋の度合いは下がり, タンパク質は速く動けるようになる.

なお, 泳動ゲル中のタンパク質は破壊されず緩衝液にただ溶けた状態なので, ゲルを切り取り, 目的タンパク質を回収することも可能である.

b. SDS-PAGE

PAGE ではタンパク質分子の大きさだけでなく, 電荷密度や形状によっても移動速度に差が生じるため, 移動位置から分子量を決定することはできない. そこでタンパク質の電荷密度を均一化し, さらに形状も一定にすることで移動速度の

差を分子の大きさのみとして，目的タンパク質の分子量を知ることができる電気泳動として SDS-PAGE がある．

SDS-PAGE はドデシル硫酸ナトリウム（SDS）という界面活性剤を加えて行う電気泳動である．試料溶液はジチオトレイトール（DTT）などの還元剤で処理し，タンパク質内の S-S 結合を切断しておく．タンパク質は SDS の疎水性部分と結合し，図 9・2 に示したように SDS の親水性部分がタンパク質と近接して存在することになり，その静電的な反発によりタンパク質の三次元構造はほどけて棒状の形となり，形状による移動速度の差はなくなる．またタンパク質に結合する SDS 分子の数はおおよそタンパク質の分子量に比例するため，タンパク質はその大きさにかかわらず SDS に由来する同じ負の電荷密度をもつことになる．その結果，電気泳動でタンパク質の移動速度に差が生じる理由は分子の大きさのみとなり，小さい分子量のタンパク質は速く，大きい分子量のタンパク質はゆっくりと動く．したがって，目的とするタンパク質バンド位置と標準タンパク質（分子量のわかっているタンパク質）のバンド位置を比較することにより，目的タンパク質の分子量を決めることができる．

SDS: sodium dodecyl sulfate

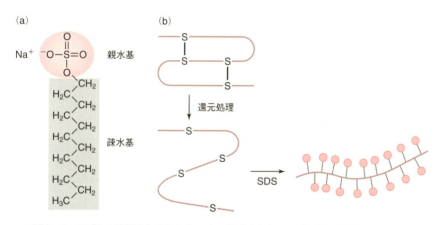

図 9・2　ドデシル硫酸ナトリウム（SDS）の構造 (a) とタンパク質立体構造の変化 (b)

9・2　アフィニティークロマトグラフィー　高分子

二つのタンパク質間，あるいはタンパク質-低分子間の生物的親和性（アフィニティー）に基づいて目的成分を精製する方法である．生物的親和性として利用されるものには，以下のようなものがある．

- 抗原と抗体
- 酵素と基質
- 受容体とそのリガンド

上記の一方をデキストランやアガロースなどの担体に固定したものをガラス管に詰め，もう片方を含む溶液を流し込むと，親和性をもつもののみが特異的にカラムに吸着し，それ以外の不純物を除去することができる（図 9・3）．

二つの物質間に特有の生物学的親和性を利用するため，一度のクロマトグラフィーで精製度が非常に上がることが多く，効率的な精製ができる．目的成分のカラムからの溶出には，NaCl 濃度を上げたあるいは pH を変えた緩衝液を流し，タンパク質−担体間の電気的な結合力を弱めて，担体から溶離させる．あるいは，担体に固定させた化合物を含む溶液を流し，担体から溶離させる．さまざまな物質を精製するためのアフィニティー担体が市販されている．

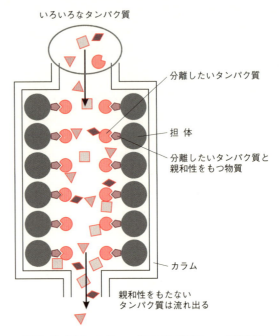

図 9・3 アフィニティークロマトグラフィーの概念図

アフィニティークロマトグラフィーは，特に遺伝子工学的手法で発現させたタンパク質の精製に汎用される．たとえば遺伝子工学でタンパク質の末端にヒスチジン(His)が 6 個程度結合しているように工夫したタンパク質（このようなタンパク質はニッケルや亜鉛といった金属と配位結合するため，非常に強い親和性を示す．His タグとよばれる）を大腸菌で発現させる．その後，大腸菌破砕抽出液を，ニッケル(Ni)を固定した担体カラムに Ni-His の親和性を利用して吸着させることにより，効率的に組換えタンパク質を精製することができる．タンパク質のカラムからの溶出には，pH を下げる，イミダゾール（ヒスチジンと似た化合物）溶液を流す，EDTA（ニッケルとより強い配位結合をする化合物）溶液を流す，といった方法がある．

またグルタチオン-S-トランスフェラーゼ（GST）の 3′ 末端に目的の遺伝子を挿入して発現させたタンパク質は，グルタチオンを担体とするアフィニティーカラムに選択的に吸着するので，これを利用して非常に簡便に精製することが可能である．カラムからの溶出には，グルタチオンを含む溶液を流せばよい．

10 物質の単離

　さまざまな精製法を組合わせて，目的とする物質を純粋な物質（純品）として取出すことを**単離**という．物質を純品とすることは，その物質の生化学的な特性を詳しく調べるうえでも，また第Ⅳ部で説明する物質の化学構造を解析するうえでも，欠かせない工程である．目的とする物質により，極性，官能基，分子量などは異なるので，単一の実験方法として"単離"を説明することはできない．そこで本章では，具体的にいくつかの物質の単離に至る精製方法の積重ね（**スキーム**という）を示すことで，"単離"という工程のイメージを紹介する．

　各スキームには，精製の対象となる，最終的に単離された物質の名称が赤枠内に示されている．また単離された物質のいくつかについては構造式も示した．第Ⅲ部で学んださまざまな手法が組合わされて単離が行われることを理解してほしい．なお，ここで示す各例でも抽出，二相分配，クロマトグラフィーごとに用いた溶媒の濃縮除去を実施しているが，それは省略した．ヘキサン，アセトン，水以外の溶媒の表記には以下の化学式および略号を用いた．

CH_2Cl_2：ジクロロメタン　　　AcOH：酢酸
$CHCl_3$：トリクロロメタン　　　EtOAc：酢酸エチル
CH_3CN：アセトニトリル　　　　MeOH：メタノール

1. モミジガサ（山菜）からのカカロール（抗酸化物質）の単離

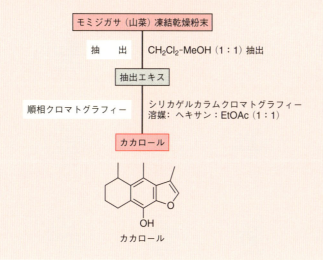

2. ホドイモ（*Apios*）からのさまざまなイソフラボン配糖体の単離

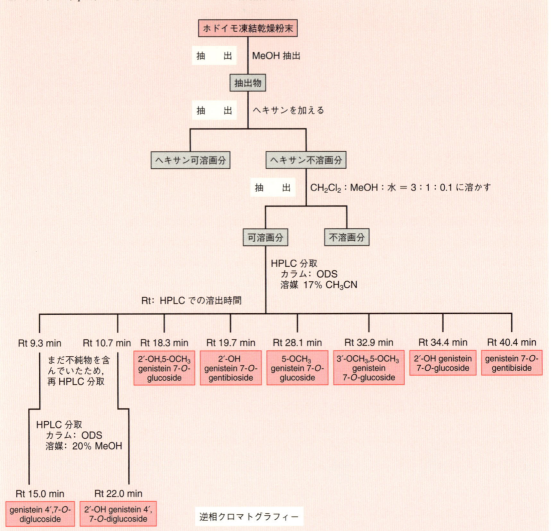

2′-OH genistein 7-*O*-glucoside

3. ヒシの実からのさまざまな可溶性タンニン類の単離

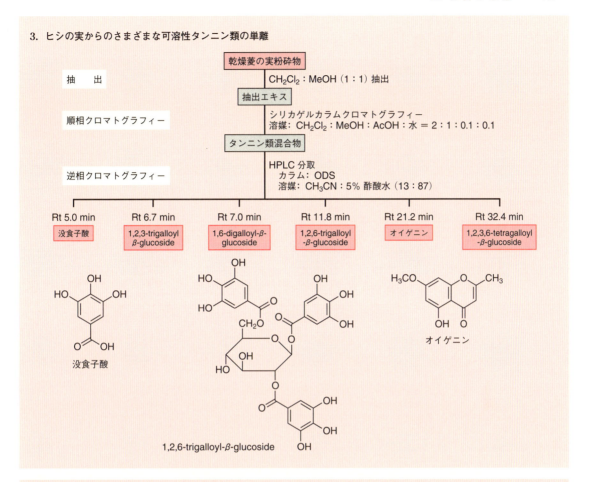

4. タケノコ煮汁からのジベレリン A_{19}（植物ホルモン）の単離

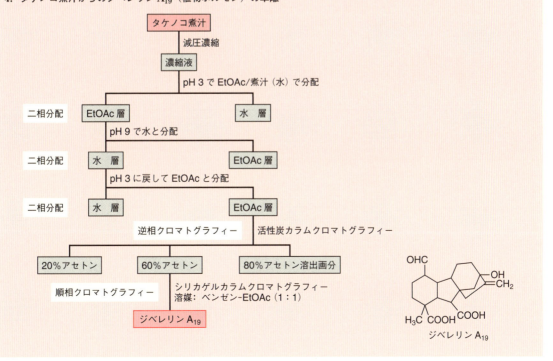

5. タラバガニに含まれるカロテノイド類の単離

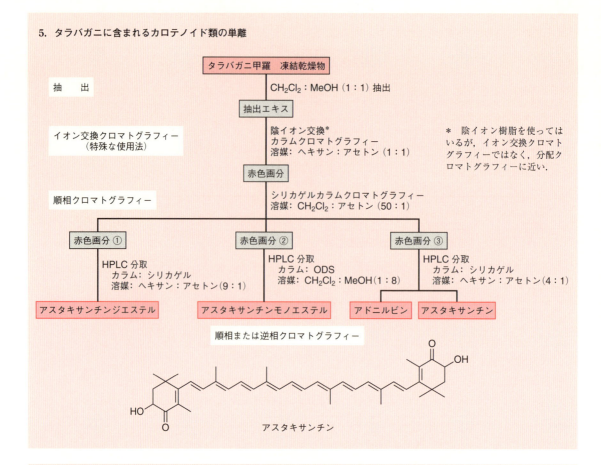

6. 微生物培養液からのフェナゾビリジン（抗酸化活性物質）の単離

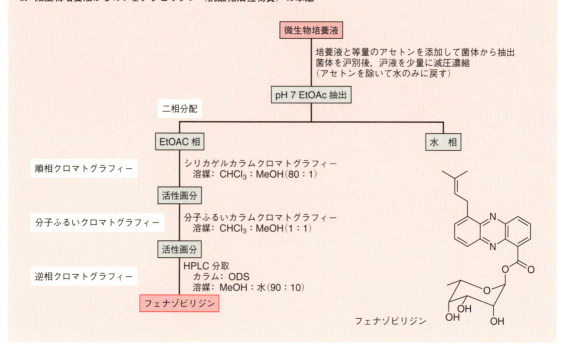

7. 微生物培養液からのハイグロマイシン（抗生物質）の単離

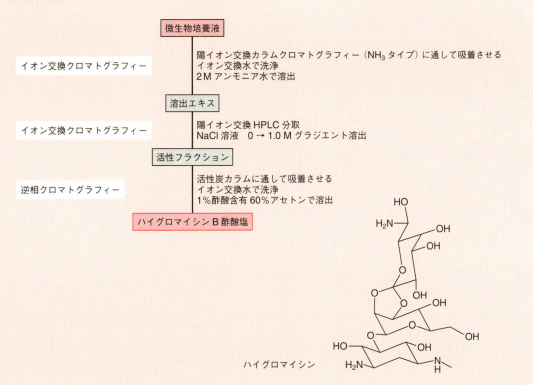

8. カイメンからのアデノシンβ受容体刺激薬 S1319 の単離

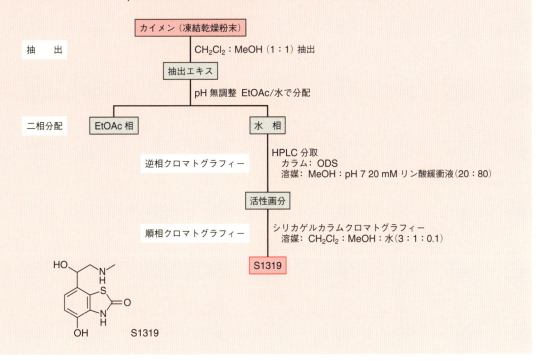

9. 米ぬかからのリパーゼ（酵素）の単離

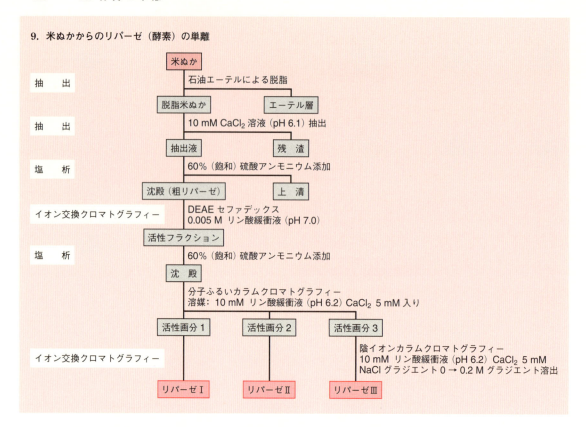

10. 組換え大腸菌に発現させた GST-融合ダイニン（タンパク質）の精製

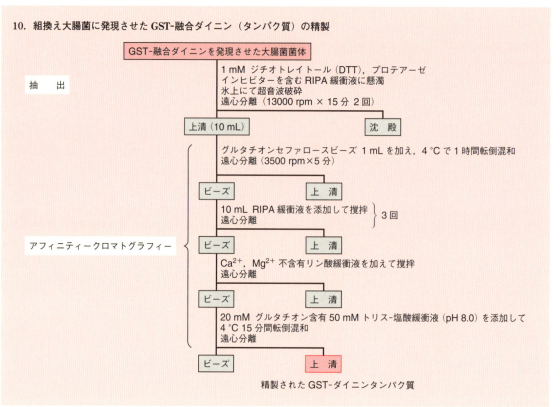

第 IV 部

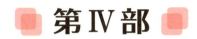
機器分析

　第 10 章で，さまざまな手法を組合わせることにより，粗抽出物中に含まれる目的物質を単一の物質へ精製する"単離"について説明した．単離された，色のない純粋な物質は，砂糖や塩のような白色粉末か，あるいは植物油のようなオイル状の外観を示す（色がある物質では有色の粉末あるいはオイル状）が，それがどのような化学構造をもつ物質であるかを目視で判定することはできない．化学構造の解析には，精密な分析機器を用いて，物質がもつさまざまな性質を調べていくという方法が利用される（**機器分析**とよばれる）．

　物質の機器分析は，物質の分子量に関する情報を得る分析（**質量分析**）と，物質のもつ化学構造に関する情報を電磁波の吸収を利用して調べる分析（**分光分析**）とに大別され，前者を 11 章で後者を 12 章で概説する．本書では，利用頻度の高い低分子物質を対象とした機器分析について解説する（多くはタンパク質のような高分子物質にも適用できるものでもある）．一方，タンパク質に特有な構造解析方法（アミノ酸一次配列決定法など）もあるが本書では省略した．

11 質量分析

質量分析(**MS**)は，高真空中（$10^{-4} \sim 10^{-2}$ Pa）で，物質 M をさまざまな方法で気化したイオン〔M^+, M^-, $(M+H)^+$, $(M-H)^-$ など〕とし，得られたイオンをその質量および電荷（z，通常は $+1$ あるいは -1）に従って分離して，物質の分子量，部分構造に関する情報を得る分析法である．質量分析の主たる目的は，多くの場合は，分析物質をなるべく壊さずにイオン化して，物質の分子量（あるいは分子式）に関する情報を得ることにある．応用として，イオン化時に受ける衝撃でどのように分子が開裂するかにより，その化学構造に関する情報を求めることもできる（衝撃に弱い化学結合が開裂するため）．

MS: mass spectrometry

11·1 質量分析の原理

最も古典的な質量分析計（単収束質量分析装置）の構成を図 11·1 に示す．

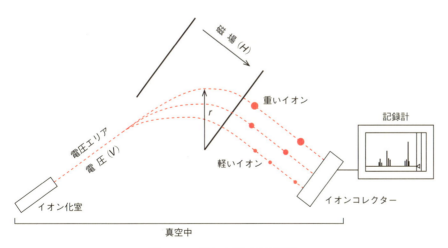

図 11·1 単収束質量分析装置

物質はまず，イオン化室内でイオン化される．生じるイオンの形はイオン化法（§11·3）によってさまざま〔M^+, M^-, $(M+H)^+$, $(M-H)^-$〕であるが，ここでは質量 m の物質 M がイオン化されて M^+ になったものとする．M^+ は電圧*（V）のかかったエリアへ放出され，そこでその質量（m）および電荷（z）に従って

* ＋イオン分析の場合は －の電圧，－イオン分析の場合は ＋の電圧をかける．

(11・1)式で示される速度 (v) を得る．

$$\frac{1}{2}mv^2 = |z|eV \qquad (11・1)$$

ここでは $z = +1$ であるので（一般的にも $+1$ あるいは -1），これを代入すると，

$$\frac{1}{2}mv^2 = eV \qquad (11・1')$$

となる．

(11・1')式の v の速度で磁場偏向部（磁場強度 H）に到達．磁場中では直進してきた方向と 90 度ベクトルの異なる力が与えられるため[*1]，結果，イオンは下記の (11・2)式に従った r（半径）の弧を描いて磁場中を移動していく．

$$\frac{mv^2}{r} = Hev \qquad (11・2)$$

(11・1')式および (11・2)式から，v を消去して左を m としてまとめると[*2]，

$$m = \frac{eH^2r^2}{2V}$$

となり，m（分子量）が大きいほど r（半径）が大きいことがわかる（大きな弧を描いて曲がる）．したがって，イオンが磁場を出るときには図 11・1 に示したようにイオンの大きさ（質量）によって位置が異なることになり，この位置をもって目的イオンの大きさ（質量）を調べることができる．負電荷をもったイオン ($z = -1$) の分析については，装置の電圧および磁場の向きを反対に設定すれば M^- イオンは M^+ イオンと同一の位置に検出される．

[*1] ＋イオンの場合は N→S 方向へ，－イオンの場合は S→N 方向へ与えられる．

[*2] 式の展開：
(11・1')式を変形し
$$v = \sqrt{\frac{2eV}{m}}$$
(11・2)式を変形し
$$v = \frac{Her}{m}$$
両者を合わせると
$$\sqrt{\frac{2eV}{m}} = \frac{Her}{m}$$
$$\frac{2eV}{m} = \frac{H^2e^2r^2}{m^2}$$
$$m = \frac{eH^2r^2}{2V}$$

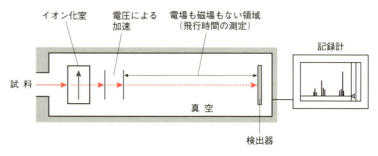

図 11・2 飛行時間 (TOF) 型質量分析装置

また図 11・2 のように電圧加速したイオンが一定の距離を飛行するのにかかる時間を測定することで速度 (v) を算出し，この値を (11・1')式に代入するだけで質量 (m) を計測することもできる．これを**飛行時間 (TOF) 型質量分析計**という．TOF 型の質量分析装置は装置構成がシンプルであることから感度が良く，装置も小さくて済むために急速に広まっている[*3]．

TOF: time-of-flight

[*3] これら以外にも，二重収束質量分析装置，四重極型質量分析装置といった，異なる原理でイオンを分離・分析する装置もある．

11・2 質量分析スペクトル

11・2・1 質量分析スペクトルの解釈

質量分析の分析結果は**質量分析スペクトル**という形で示される．ベンズアミドを EI 法[*1] で陽イオン化したときの質量分析スペクトルを図 11・3 下段に示す．質量分析スペクトルでは横軸の単位は m/z（質量/電荷）である．一般的には分析物質のイオン化により電荷（z）が $+1$ あるいは -1 のイオンを発生させて，それらを観測・分析する．したがって，横軸で示される数値は $m/\pm1 = \pm m$ すなわち，そのイオンの質量に等しい．縦軸は観察された各イオンのうち，最も強度の強かったものを 100 とした%（図 11・3 の場合は m/z 77 のピーク）で表示されている．

[*1] EI 法については§11・3a を参照．

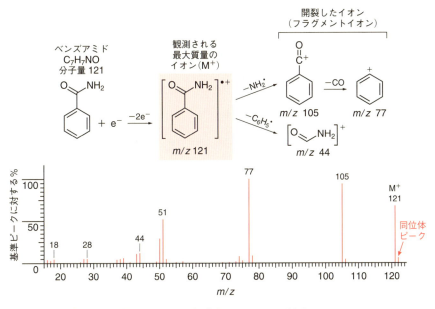

図 11・3 ベンズアミドの EI-MS スペクトル

EI 法でベンズアミドを陽イオン化したときに生じるイオンを図 11・3 の上段に示した．EI 化法で陽イオンを観測する質量分析スペクトルでは，観測される最大質量のイオンは，物質から電子が一つ脱離した M^+ イオン[*2]（**分子イオンピーク**という）であり，図 11・3 ではこれが m/z 121 に観測されている．m/z 121 より小さい質量のピークがいくつか観測されているが（m/z 44, 51, 77, 105 など），これらを**フラグメントイオンピーク**といい，物質がイオン化されるときに，その化学構造が開裂して生じるものである．開裂は化学結合のうち衝撃に弱い部分で優先して起こるため，どのようなフラグメントイオンが生じるかが，物質の構造を考えるうえで重要なヒントを与えることもある．

また，図 11・3 では m/z 121 の M^+ イオンピークより 1 大きい m/z 122 にも小さなピークが観測されている（m/z 121 以外のピークでも同様に，1 大きい小さいピークがある）．これは物質を構成する炭素原子には，原子量が 1 大きいも

[*2] 陰イオンを観測するスペクトルでは，物質に電子が一つ付加した M^- イオンが分子イオンピーク．

* 各原子の原子量（表2・1）とは，表11・1中の各同位体を加重（重みづけ）平均した値であるが，質量分析スペクトルで観測される分子イオンピークは，主たる同位体のみで構成されたものであることに注意する．

の（^{13}C 同位体）が1%程度存在することに起因して観測されるものである（表11・1に主要な元素の各同位体の精密質量を示した*）．表11・1より，同様に分析物質がその分子中にCl原子を一つ含む場合は，M$^+$イオンは3：1の強度で質量数が2隔たった2箇所に現れる．

表11・1 有機化合物に含まれる代表的な元素同位体の精密質量表[a]

元　素	原子量	同位体	精密質量	天然存在比(%)
H	1.008	^{1}H	1.007825	99.9885
		^{2}H	2.014102	0.0115
C	12.018	^{12}C	12.000000	98.93
		^{13}C	13.003355	1.07
N	14.007	^{14}N	14.003074	99.636
		^{15}N	15.000109	0.364
O	15.999	^{16}O	15.994915	99.757
		^{17}O	16.999131	0.038
		^{18}O	17.999160	0.205
Na	22.990	^{23}Na	22.989770	100
P	30.974	^{31}P	30.973762	100
S	32.066	^{32}S	31.972071	94.99
		^{33}S	32.971459	0.75
		^{34}S	33.967867	4.25
		^{36}S	35.967081	0.01
Cl	35.433	^{35}Cl	34.968853	75.76
		^{37}Cl	36.965903	24.24

a) 米国国立標準技術研究所 National Institute of Standard and Technology のウェブサイトデータより（2016年11月現在）．

11・2・2 高分解能質量分析スペクトル

一般的な質量分析においては，m/zの値が小数点以下1～2桁程度の精度で測定できる条件で測定を行う．したがって得られる結果はほぼ整数値の情報と考えてよい（図11・3のベンズアミドもその例である）．一方で，装置の調整や能力によっては小数点以下4～5桁の精度まで上げた精密な質量を求めることができる．これを**高分解能質量分析スペクトル**（HR-MS）という．このような条件下では，分析物質の分子式まで求めることが可能である．

高分解能質量分析スペクトル：high resolution-mass spectrum, HR-MS

表11・1の精密質量を用いて，たとえば質量数がいずれも整数としては122となる分子式 $C_8H_{10}O$ と $C_7H_{10}N_2$ の物質が与える分子イオンピークの精密質量を考えると，

$C_8H_{10}O = 12.000000 \times 8 + 1.007825 \times 10 + 15.994915 = 122.073165$

$C_7H_{10}N_2 = 12.000000 \times 7 + 1.007825 \times 10 + 14.003074 \times 2 = 122.08439$

と，小数点以下の2桁目以降は大きく異なることがわかる．

高分解能質量分析スペクトルでは，±5 ppm の誤差内に目的物質ピークの精密質量が存在する．〔質量（m）が 500.00000 の物質であれば，499.99750（500.00000 × 0.999995）～500.00250（500.00000 × 1.000005）の間に M$^+$ が観測される〕．上

記例の $C_8H_{10}O$ であれば，122.07255〜122.07376 の間に M^+ が観測されるので，$C_7H_{10}N_2$ ではないことは判定できる．

　物質の分子式を決定する場合は，物質を構成する可能性のある元素とその数の下限・上限を設定して，観測された精密な M^+ ピークの分析値から 5 ppm 以内となる分子式の可能性をコンピュータ(PC)に計算させる．計算結果として可能性のある分子式が一覧で示されるが，物質を構成する元素数に関する他の付加情報（たとえば§12・3 で示す NMR 分析を行えば，目的物質のおおよその H，C 数は予想できる）を加味して考えると，表示された分子式の中でその付加情報を満たす分子式は 1 種類のみとなって，その物質の分子式を決定することができる．

11・3　分析物質のイオン化法

　質量分析では分析物質をイオン化することが必須である．また多くの質量分析では分子イオンピーク〔分析物質が開裂せず（壊れず）にイオン化したもの〕の観測が主たる目的であることが多い．そこで分析物質を壊さずに分子イオンピークを観測するために，さまざまなイオン化法が考案されてきている．

　a．電子衝撃イオン化（EI）法　　図 11・4 のように，高エネルギーの熱電子ビーム（約 70 eV）を気化*1 した物質に当ててイオン化する方法．古くからあるイオン化法であるが，低極性（脂溶性）物質で分子量が小さなもの（500 以下程度）では分子イオンピークは観察される．分子イオンとしては，陽イオンの場合は M^+，陰イオンの場合は M^- を与える．分析物質に強い衝撃を与えるイオン化法なので，フラグメントイオンピーク（どのように開裂するか）を観測したい場合にも有用である．

電子衝撃イオン化: electric impact ionization, EI

*1　EI 法では測定時に試料室を昇温（室温→300 ℃程度まで）して物質を気化させることが必要．

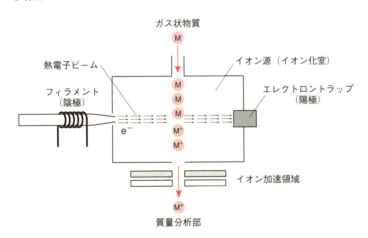

図 11・4　電子衝撃イオン化法（EI 法）の概念図

　ガスクロマトグラフィー*2（GC）分析では壊れずに気化する有機化合物を精密に分離・分析できるが，この GC でカラムから溶出された気体の有機化合物を順次 EI 法でイオン化して質量分析することにより，目的物質の確実な同定を行う **GC-MS** 分析装置は，低極性の低分子物質の分析に広く用いられている．

*2　ガスクロマトグラフィーについては§8・4・2 を参照．

GC-MS: gas chromatography-mass spectrum

高速原子衝撃: fast atom bomberdment, FAB

b. 高速原子衝撃 (FAB) 法 図 11・5 の試料ホルダー上に，分析物質を含む溶液をグリセロールなどの液体（マトリックスという）と混ぜて塗り，この試料層に高速中性粒子（キセノン原子）を当てると，キセノン (Xe) 原子から運動エネルギーが物質に移動することによって分析物質のイオン化が起こる．その際，分子の振動に使われるエネルギーが小さいので，イオン化した分子の開裂はあまり起こらない（分子イオンピークが観察されやすい）．グリセロールはイオン化の溶媒として働き，イオンの生成を起こりやすくする．高極性な低分子物質や大きな分子量の物質（1000～2000 程度まで）でも分子イオンピークを与えやすく，また EI と異なり物質に熱をかけないので熱不安定物質の分析にも有効である．分子イオンとしては，陽イオンの場合は $(M+H)^+$, $(M+Na)^+$, 陰イオンの場合は $(M-H)^-$ を与える（H^+ はマトリックス由来，Na^+ は分析試料に含まれているもの）．なお，類似のイオン化法に**二次イオン (SI) 法**がある．

二次イオン: secondary ion, SI

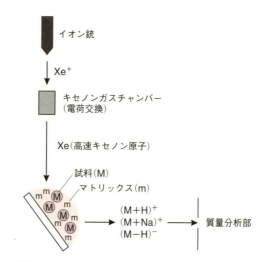

図 11・5 高速原子衝撃イオン化法 (FAB) の概念図

エレクトロスプレーイオン化: electrospray ionization, ESI

c. エレクトロスプレーイオン化 (ESI) 法 水またはメタノール/水などに溶解した分析物質を 50～200 µL/分の流速で，約 4 kV の電位をかけたキャピラリー（きわめて細いガラス管）先端を通して噴射すると，分析物質を溶液からイオン化した気体へと直接変化させることができる．キャピラリー先端からの噴射液は，水やメタノールがイオン化され高度に荷電した微細な霧状の液滴となる（図 11・6）．これらイオンと物質が反応して物質がイオン化する．真空下で行うので溶媒は速やかに蒸発するが，溶媒が蒸発し終わると，最後にイオン化された物質が残った状態となって，これが質量分析部に入っていく．ESI 法で作製・観測されるおもな分子イオンピークは，陽イオンは $(M+H)^+$, $(M+Na)^+$, 陰イオンは $(M-H)^-$ であるが，多価イオン ($z=2, 3$) も発生しやすい．

現在のところ最も穏やかなイオン化法であるとされ，高極性な低分子物質や分子量数万までの高分子物質でも分子イオンピークの検出が可能である．HPLC*でカラムから溶出された溶液を，ESI 法で検出する質量分析計につないだ **LC-**

* HPLC については§8・7 を参照．

LC-MS: liquid chromatography-mass spectrum

MS装置は，GC-MSでは分析不可能な高極性物質や高分子量物質の分析に広く用いられている（p.130 コラムを参照）．

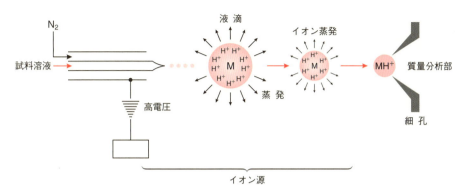

図 11・6　エレクトロスプレーイオン化法（ESI）の概念図

d. マトリックス支援レーザー脱離イオン化（MALDI）法　図 11・7 に示すように，分析物質を多量のマトリックスと混合させた状態とし，ここに紫外光である窒素レーザー光（波長 337 nm）を照射する．マトリックスは紫外光を吸収して熱エネルギーに変換するため，マトリックスの最表面が急速（数ナノ秒）に加熱され，物質とともに気化する．低分子〜高分子に適用される．

MALDI は ESI とならび穏やかなイオン化法の代表的なものであり，高極性物質や高分子量物質（タンパク質，多糖など）の分析に利用される．一般には ESI 法よりも高感度であり，多価イオン（$z = 2, 3$）も発生しやすい ESI 法に比べて，MALDI では 1 価イオンが観察されやすいのも，解析上は有用である．MALDI 法で観測される物質 M の分子イオンピークとしては，陽イオンは M^+，$(M+H)^+$，$(M+Na)^+$，$(M+m+H)^+$，$(M+m+Na)^+$，陰イオンは M^-，$(M-H)^-$，$(M+m-H)^-$ などである（m: マトリックス）．

マトリックス支援レーザー脱離イオン化法: matrix assisted laser desorption/ionozation ionization, MALDI

質量分析とノーベル賞: ESI 法や MALDI 法のイオン化技術の登場により，それまで困難だった大きなタンパク質の質量分析も可能となり，生化学，医学上の研究に大きく貢献した．この功績により，2002 年に ESI 法の開発で J. B. Fenn が，MALDI 法の開発で田中耕一氏がノーベル化学賞を授与されている．

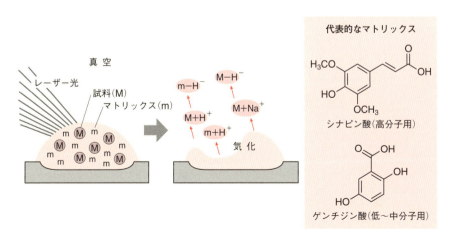

図 11・7　マトリックス支援レーザー脱離イオン化（MALDI）法の概念図

生命科学分野における LC-MS の応用例

　生命科学分野において LC-MS の応用と利用が急速に進み，分析対象は食品成分や生体成分，医薬品，高分子化合物（ペプチドやタンパク質，DNA 断片など）と幅広い．また，これらを摂取したあとの代謝物や化学修飾を受けた状態（体内動態という）を知る手立てとしても，LC-MS の重要性が高まっている．

　LC-MS 分析の最も有用な点は，抽出物や血清，尿などの多成分からなる試料を簡単な前処理だけで分析に用いることができるところである．すなわち，単離や精製を伴わずに，混合物のまま LC-MS 分析が行え，定性や定量が可能である．

　食品の機能性成分が体内でどのように代謝されているかの情報も LC-MS 分析で得られる．一例をあげよう．沖縄のミカン（シークヮーサー，カーブチーなど）には，血栓抑制効果や高血圧抑制効果が期待されており，このミカンに多く含まれるタンゲレチン（フラボノイドの一種）には血小板凝集抑制作用がある．カーブチージュースを飲ませたマウスの血清を LC-MS 分析した結果を図 11・8 に示す（HPLC カラムは ODS）．(b)～(e)の図から，タンゲレチンだけでなく，タンゲレチンの 4′ 位が脱メチルされグルクロン酸（糖の一種）抱合を受けた代謝物が検出されていることがわかる（15 分と 19 分のピーク）．ODS カラムを用いているため，タンゲレチンより極性の大きい（糖が結合したため），タンゲレチングルクロン酸抱合体が早く溶出されている．

　このように保持時間と MS スペクトルにより，微量の物質を確実に分析できる．

タンゲレチン
（分子量 372）

タンゲレチングルクロン酸抱合体
（分子量 534）

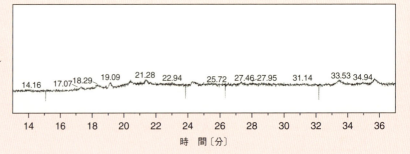

(a) TIC（トータルイオンクロマトグラフィー，イオン化した物質の総量を示したもの）

TIC ではどのような大きさのイオンがどこに溶出されているかわからない．

図 11・8　カーブチーみかんジュースを飲ませたマウス血清の LC-MS 分析

(b) MS クロマトグラフィー（m/z 534～536 のピーク強度総量を示したもの）

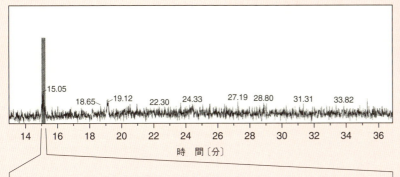

タンゲレチングルクロン酸抱合体イオン$(M+H)^+$（分子量 535）が 15 分に溶出されたことがわかる（保持時間 15 分）．

(c) 溶出時間 15 分のピークの MS スペクトル

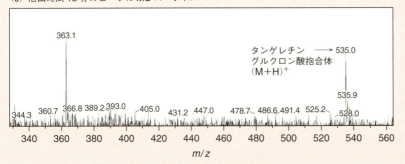

(d) MS クロマトグラフィー（m/z 372～374 のピーク強度総量を示したもの）

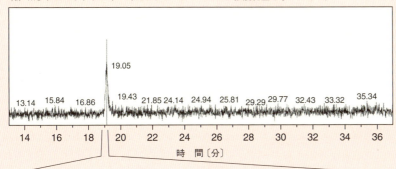

タンゲレチンイオン$(M+H)^+$（分子量 373）が 19 分に溶出されたことがわかる（保持時間 19 分）．

(e) 溶出時間 19 分のピークの MS スペクトル

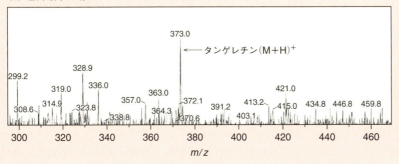

12 分光分析

　有機化合物は特定の波長の**電磁波**を吸収する性質をもっている．この吸収を観測することにより，有機化合物の化学構造に関する情報を得るのが**分光分析**である．分光分析で使われる電磁波の波長と名称を図12・1に示す．光は電磁波の一種である．

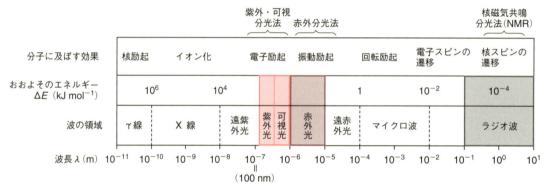

図12・1　電磁波の波長と名称

　有機化合物がある特定波長の電磁波を吸収するのは，物質中の電子，結合，原子核が二つの異なるエネルギー準位をとりえて，低エネルギーと高エネルギーの差（ΔE）に等しいエネルギーをもった電磁波のみを選択的に吸収して低→高エネルギー状態へ遷移する性質をもつからである（波数 ν の電磁波のエネルギーは $h\nu$ で示されるので，$\Delta E = h\nu$ となる電磁波．h はプランク定数）．有機化合物に存在する結合の電子エネルギー差に等しいエネルギーをもつ電磁波は紫外～可視光領域〔波長（λ）100～1000 nm〕のものであり，原子間の結合の振動エネルギー差に等しいエネルギーをもつ電磁波は赤外光領域（1000～10000 nm）に，そして強い磁場の中におかれたときに特定の核（^{1}H, ^{13}C など）で観測される原子核のエネルギー差に等しいエネルギーをもつ電磁波はラジオ波領域（0.1～1 m）にある．

　本章では電子のエネルギー遷移を観測する**紫外・可視分光法**，原子間の結合のエネルギー遷移を観測する**赤外分光法**，そして磁場中の原子核のエネルギー遷移を観察する**核磁気共鳴分光法**について説明していく．

12・1 紫外・可視分光法

　すべての有機化合物は，結合の電子エネルギー準位間の遷移を起こし，波長100〜1000 nm の電磁波を吸収する性質がある．紫外・可視分光法では，このうち200〜700 nm 程度までの波長の電磁波を利用する．200〜400 nm は**紫外光（線）**，370〜700 nm は**可視光**とよばれ，可視光領域の電磁波はわれわれに色として観察される波長の光である．分析対象の有機化合物を溶解させた溶液にこの領域の電磁波を照射し，どの波長をどのくらい強く吸収するかを観察することで，物質中に存在する化学構造（おもに共役二重結合）に関わる情報を入手することができる．

　§3・3で説明した定量分析の吸光光度法も原理は本分光法に基づくもので，その物質が最も強く吸収する波長（**極大吸収波長**，λ_{max}）の紫外光あるいは可視光を用いて，その物質の量（濃度）を調べる方法である．

12・1・1 紫外・可視分光法の原理

　有機化合物が紫外光〜可視光（波長100〜1000 nm）を吸収するのは，図12・2に示すように物質中に存在する電子軌道間でエネルギー遷移が起こることに由来する．

　電子は，σ結合*，π結合，非共有電子対（n）のいずれかの状態で物質中に存在

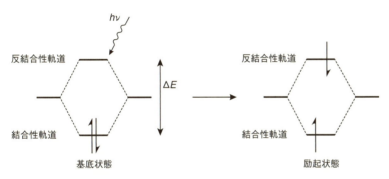

図12・2　紫外光〜可視光で励起される電子軌道間のエネルギー遷移概念図

* 共有結合を形成する電子軌道の重なり方には，σ結合のように結合している原子間に電子軌道が存在しているものと，π結合のように結合している原子間には電子軌道は存在せず，両原子を含む平面の上下に電子軌道が存在するものがある（下図）．

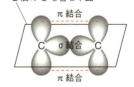

エチレンのC＝C結合

表12・1　電子軌道とそれに関係する電子遷移

電子軌道		電子遷移	極大吸収波長 λ_{max} 〔nm〕
σ結合系	C−C, C−H	σ→σ*	〜150
非共有電子対	−Ö−	n→σ*	〜185
	−N<	n→σ*	〜195
	−S̈−	n→σ*	〜195
	C=Ö	n→σ*	〜190
	C=Ö	n→π*	〜300
π結合系	C=C	π→π*	〜190

* がないものは基底状態，* がついたものは励起状態．非共有電子対は，π結合と共役していない場合はσ*のエネルギー準位へ励起する．

している．それぞれ基底状態から励起状態へ遷移するときに必要な ΔE に該当する波長の目安を表 12・1 に示す．

表 12・1 を見ると，電子が励起される波長は 100〜200 nm（紫外光領域の一部）に集中している．したがって，ほとんどすべての有機化合物はこの領域の光を吸収する性質をもつ．しかし，この吸収がどのような化学構造に基づくのかは，普遍的すぎるために判定することはできない．また，測定に用いる溶媒や容器（ガラス，石英）も 100〜200 nm に吸収をもつ（図 12・3）ことから，この領域は測定自体にも不都合である．そこで紫外・可視分光法では 100〜200 nm の波長は使わず，これより長波長側の 200〜700 nm の吸収を観測する*．

* 700 nm 以上の波長を吸収する電子遷移は非常にまれであるため，これ以上の波長は一般的に測定する必要はない．

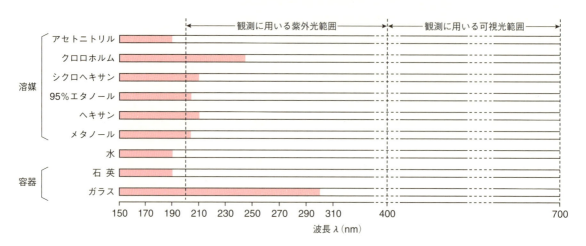

図 12・3　紫外・可視分光法においてよく使用される溶媒および容器の 150〜700 nm 領域における吸収　棒グラフの白い部分は吸収のない部分．

表 12・1 に示したように，200 nm 以上の吸収をもつ電子遷移はほとんど見当たらない．したがって 200 nm よりも長波長の光の吸収を観測しても，一見意味がないように思われる．しかし π 結合（二重結合）が連続した構造（共役構造という）をもつ有機化合物は，共役により図 12・2 中の ΔE が小さくなる性質があるため，200 nm よりも大きい紫外光領域の光（200〜400 nm）を吸収するようになる（$\Delta E = h\nu$ で ΔE が小さくなれば，波数 ν も小さくなる．波数 ν と波長 λ は反比例の関係にあるので（$\lambda\nu = c$），波数が小さくなれば波長は長くなる）．したがって，共役構造をもつ化合物では紫外光領域の光の強い吸収が観測される（共役した二重結合数が多いほど ΔE は小さくなり，より長波長側の紫外光を吸収する）．さらに共役した二重結合の数が一定数(8〜10)を超えると，紫外光より長波長領域である可視光領域の光（400 nm 以上の波長をもつ光）を強く吸収するようになり，それらの化合物はわれわれには色のある物質として認識されるようになる（カロテノイドやクロロフィルなどはその例）．天然の有機化合物には共役構造をもつものがかなり多く，これら共役した π 結合に基づく吸収（共役構造をもつ有機化合物に特徴的な吸収）を観測するのが，紫外・可視分光法のおもな目的である．

12・1・2 紫外・可視スペクトル測定装置とスペクトル

　紫外・可視スペクトルを測定する装置の概要を図12・4に示す．光源として，紫外光領域は重水素ランプ，可視光領域はタングステンランプを用いる．光源から発射されたさまざまな波長の電磁波（光）をまず回折格子（プリズム）で波長ごとに分け，波長を連続的に変化させながら，試料設置部に置かれた測定セル[*1]中の試料溶液に照射していく．溶媒のみが入った溶液で光の吸収がない状態のデータを測定しておき（ブランクデータ），次に分析試料が溶解した溶液で同様の操作を行って，試料溶液で減少した光の量をスペクトルとして示す．

[*1] §3・3の吸光光度法と同一の容器．§3・3で説明した分光光度計は，紫外・可視スペクトル測定機能ももっているものが多い．一点の波長の光の吸収を用いて物質量を定量するのが分光光度計であるが，波長を連続的に変化させられれば紫外・可視スペクトル測定装置になるからである．

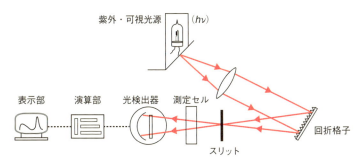

図12・4　紫外・可視スペクトル測定装置の構成

　得られる紫外・可視スペクトルは，縦軸を吸光度[*2]（A），横軸を波長として示される（図12・5）．その化合物が強く吸収する波長（スペクトル中に現れるいくつかのピークの各頂点の波長）は極大吸収波長 λ_{max} で示され，化合物の構造に基づく固有の情報を示している．また $A = \varepsilon c$（ε：モル吸光係数，c：化合物のモル濃度）から λ_{max} 波長での ε を求めることができるが，この ε は遷移が起こる割合を示す数値であり，値が大きいほどその遷移が起こりやすいことを示している．前述したように，紫外・可視分光法で観測しているのはおもに共役系での π→π* への遷移であるが，この場合の ε は数千から数十万程度となる．紫外・可視スペクトルでは A が2を超える（＝光の透過率が1%以下）と正確

[*2] §3・3で示した吸光光度法では，通常，分析物質の複数の λ_{max} 波長のうち，最大の ε をもつものの波長が選ばれている（図12・5中であれば③）．最も感度良く定量できるからである．

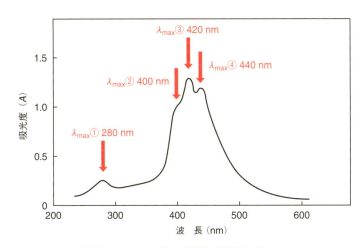

図12・5　β-カロテンの紫外・可視スペクトル

な定量性が保証されないため，適切な濃度の試料溶液を用いて測定することが重要である．

12・1・3　化学構造からの λ_{max} 値予想

紫外・可視分光法は1930年代から化学構造の解析に用いられ，多くの有機化合物でそのスペクトルが測定・解析されてきており，どのような化学構造をもつと，どのような λ_{max} 値となるかについてだいたいの予想をつけることができる．化学構造ごとに予想に用いる計算のもととなるルールが異なるので，本書では1) エノンおよびジエノン（α,β-不飽和カルボニル化合物）吸収波長に関するルール（表12・2）と，2) 置換ベンゼン誘導体 Ar-COG の主要吸収波長に関するルール（表12・3）の二つの例についてのみ示した．

それぞれの計算例に示したように，適用表を利用して，化学構造からどのような λ_{max} 値をもつかを推定することができる．また目的物質の構造が未知の場合は，予測する構造に関して計算上の λ_{max} 値予想を行い，実測の紫外・可視スペ

表12・2　エノンおよびジエノン（α,β-不飽和カルボニル化合物）吸収波長の法則（エタノール中）

$$\overset{\beta}{\text{C}}=\overset{\alpha}{\text{C}}-\text{C}=\text{O} \quad \text{および} \quad \overset{\delta}{\text{C}}=\overset{\gamma}{\text{C}}-\overset{\beta}{\text{C}}=\overset{\alpha}{\text{C}}-\text{C}=\text{O}$$
エノン　　　　　　　　　ジエノン

基本値			
非環式 α,β-不飽和ケトン			215
五員環環式 α,β-不飽和ケトン			202
六員環環式 α,β-不飽和ケトン			215
α,β-不飽和アルデヒド			210
α,β-不飽和カルボン酸およびエステル			195
増加分			
二重結合への共役			30
アルキル基，環残基		α	10
		β	12
		γおよびこれ以上	18
極性基:	−OH	α	35
		β	30
		δ	50
	−OAc	α, β, δ	6
	−OMe	α	35
		β	30
		γ	17
		δ	31
	−SAlk	β	85
	−Cl	α	15
		β	12
	−Br	α	25
		β	30
	−NR$_2$	β	95
環外二重結合			5
同環共役ジエン分			39
		$\lambda_{(計算)}$ =	総計

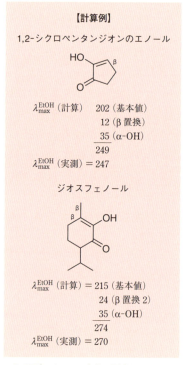

【計算例】

1,2-シクロペンタンジオンのエノール

λ_{max}^{EtOH}（計算）　202（基本値）
　　　　　　　　　　 12（β置換）
　　　　　　　　　　 35（α-OH）
　　　　　　　　　 ─────
　　　　　　　　　　249

λ_{max}^{EtOH}（実測）= 247

ジオスフェノール

λ_{max}^{EtOH}（計算）= 215（基本値）
　　　　　　　　　　 24（β置換 2）
　　　　　　　　　　 35（α-OH）
　　　　　　　　　 ─────
　　　　　　　　　　274

λ_{max}^{EtOH}（実測）= 270

EtOH（エタノール）中で測定した λ_{max} であることを λ_{max}^{EtOH} として示している．

表 12・3　置換ベンゼン誘導体 Ar-COG 吸収波長の法則（エタノール中）

ArCOR/ArCHO/ArCO$_2$H/ArCO$_2$R		
基本値		
G＝アルキル，または環残基（例 ArCOR）		246
G＝H（例 ArCHO）		250
G＝OH, OR（例 ArCO$_2$H, ArCO$_2$R）		230
Ar への各置換基による増加分		
－アルキル，または環残基	o-, m-	3
	p-	10
－OH, －OCH$_3$, －OAlk	o-, m-	7
	p-	25
－O$^-$（オキシアニオン）	o-	11
	m-	20
	p-	78
－Cl	o-, m-	0
	p-	10
－Br	o-, m-	2
	p-	15
－NH$_2$	o-, m-	13
	p-	58
－NHCOCH$_3$	o-, m-	20
	p-	45
－NHCH$_3$	p-	73
－N(CH$_3$)$_2$	o-, m-	20
	p-	85
	$\lambda_{(計算)}$ ＝総計	

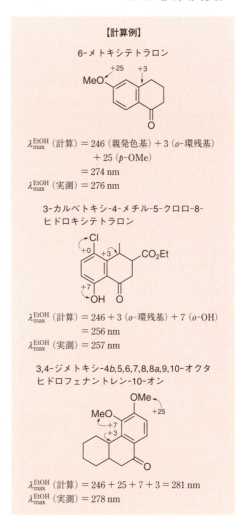

クトルの結果と合致するかどうかで，予想構造の妥当性を検討することにも利用できる．

12・2　赤 外 分 光 法

　波長が 2500〜25000 nm の電磁波を**赤外光（線）**とよぶ．赤外光は有機化合物によって吸収され，分子振動（共有結合の振動）のエネルギーに変換される．この吸収を観測するのが**赤外分光法**である．赤外分光法は 1940 年代に開発され，今日でもおもに高分子化合物の物性評価等に利用されているが，有機化合物の構造情報を得る手段としてはあまり用いられなくなっている．そこで本書では，簡単に赤外分光法の原理と，官能基ごとの特性吸収帯波長に関する情報を示すにとどめる．

12・2・1　赤外分光法の原理
　分子の振動には伸縮および変角という 2 種類の型がある．図 12・6 に示すよう

に，**伸縮振動**は原子間の距離が増減するような，化学結合軸に沿った周期的運動である．一方，**変角振動**は1個の共通原子をもった二つの化学結合間の運動である．有機化合物中に存在する各原子間の結合で励起されうる振動と同じエネルギーをもつ波長の電磁波（赤外光）が有機化合物に照射されると，その電磁波は有機化合物に吸収されてそれらの結合間の振動が励起される．

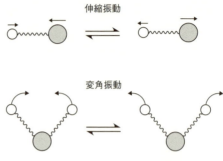

図 12・6　原子間の二つの振動形式

12・2・2　赤外スペクトル測定装置とスペクトル

赤外スペクトルを測定する装置の基本構成は紫外・可視スペクトル測定装置と同様である．ただし光源にはこの領域の電磁波を放出するネルンストフィラメント（ジルコニウム，トリウム，セリウムの酸化物を混ぜたもの）を加熱したものを用いている．また分析試料は液膜（非常に少量の溶媒に溶かした試料を岩塩などの間に挟み込んだ状態），あるいは固体状態（目的試料の粉末を臭素化カリウム KBr の粉末と混合して加圧して固化・錠剤化させたものなど）で測定を行う．

得られる赤外スペクトルでは，紫外・可視スペクトルとは異なり，横軸を波長ではなく波数（cm^{-1}，この単位を**カイザー**という）で示すのが慣例で，赤外光領域の波長 2500〜25000 nm が波数 4000〜400 cm^{-1} として表示される．図 12・7 にベンズアルデヒドの赤外スペクトルを例として示す．

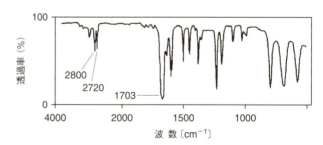

図 12・7　ベンズアルデヒドの赤外スペクトル　1703 cm^{-1} にアルデヒド基の吸収が，2720 および 2800 cm^{-1} に CH 基に由来する吸収が観測されている．

12・2・3　官能基ごとの吸収波数

有機化合物に含まれる官能基が，おおよそどの領域の波数の赤外光を吸収するかを以下に列記する．

- OH 基（アルコール性 OH 基，フェノール性 OH 基，カルボン酸を構成する OH 基） 3500〜3600 cm^{-1}
- NH 基（アミン，アミドの NH 基） 3500〜3600 cm^{-1}（OH 基と NH 基の区別は困難）
- CH 基 3300〜2700 cm^{-1}（ほとんどすべての有機化合物で観測される）
- カルボニル(C=O)基．通常カルボニル基は赤外スペクトル中で最も強い吸収として観測され，赤外スペクトルでその存在が確定できる官能基である．官能基ごとに以下のような詳細な吸収帯に関する情報が得られている[*1]．
  - エステル 1750〜1735 cm^{-1}
  - ケトン 1725〜1705 cm^{-1}
  - アルデヒド 1720〜1700 cm^{-1}
  - アミド 1690 cm^{-1}，1690〜1520 cm^{-1}
  （後者は C=O ではなく N−H 基によるもの）

[*1] ただし各カルボニル基間での差がわずかであること，またカルボニル基に隣接する構造（たとえば共役構造）によって数十 cm^{-1} 程度の吸収帯のずれは生じうるため，カルボニル基が存在することは証明できても基の種類の特定は困難なことが多い．

12・3 核磁気共鳴（NMR）分光法

原子核（以降，核）は陽子および中性子から構成され，それらの数に応じて，それぞれの核に固有な角運動量（**核スピン**）で回転している．核スピンはその量子数（**核スピン量子数 I**）で分類される（$I=0, 1/2, 1, 3/2, 2$ など）が，$I=0$ である原子核以外は**磁気モーメント**をもち，小さな棒磁石と考えることができる．これを磁場の中におくと，I の値に対応してエネルギー準位の異なるスピン状態に分裂[*2]（ゼーマン効果）し，エネルギー準位間のエネルギー差と等しいエネルギーをもつ電磁波が照射されると，これを吸収→放出する特性を示す．この電磁波の吸収→放出を利用して，核の状態を分析するのが**核磁気共鳴（NMR）分光法**である．NMR 分光法でわれわれが利用するのは核スピン量子数 1/2 のもので，代表的な核種として，^{1}H, ^{13}C, ^{19}F, ^{31}P がある．有機化合物の分析では，なかでも主たる構成元素である ^{1}H, ^{13}C に関する NMR 情報が大切であるので，本書ではこの 2 核種に絞って説明する．

[*2] $I=\frac{n}{2}$ の場合，$n+1$ のエネルギー準位に分裂する．

NMR: nuclear magnetic resonance

12・3・1 核磁気共鳴現象の原理

^{1}H や ^{13}C のような核スピン量子数 1/2 の核は，磁場によって二つのスピン状態に分裂する．すなわち磁場のないところでは核スピンの向きはランダムでバラバラであるが（図 12・8 左），磁場をかけるとその磁場と同じ向きの安定（低エネルギー準位）な状態（α スピン）と逆向きの不安定（高エネルギー準位）な状態（β スピン）に半分ずつ分かれる（図 12・8 右）．そのエネルギー差 ΔE はかけた磁場の強度 B_0 に比例する．

$$\Delta E = h\left(\frac{1}{2\pi}\right)\gamma B_0 \qquad (12・1)$$

h はプランク定数であり，γ は**磁気回転比**とよばれ，原子核に固有の値である．^{1}H, ^{13}C の磁気回転比は，磁場強度の単位 T（テスラ）を用いて示すと，^{1}H の $\gamma=$

磁気回転比: gyromagnetic ratio

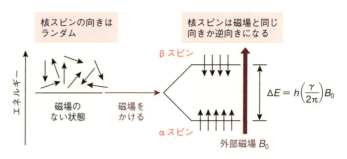

図 12・8 核スピンと磁場におけるエネルギー準位の変化 α スピンと β スピン状態のエネルギー差 ΔE は外部磁場 B_0 に比例する.

$2.675\times 10^8\,\mathrm{T^{-1}s^{-1}}$, $^{13}\mathrm{C}$ の $\gamma = 6.688\times 10^7\,\mathrm{T^{-1}s^{-1}}$ である.

　磁場中で二つのスピン状態のエネルギー差 ΔE に等しいエネルギーをもつ電磁波, つまり $\Delta E = h(\frac{1}{2\pi})\gamma B_0 = h\nu$ が成立する周波数 ν をもつ電磁波 (ラジオ波領域) が照射されると, 核は電磁波を吸収し α スピン状態の核が一部反転して β スピン状態になる (励起)[*1]. 励起された核は同じ周波数の電磁波を放射してまた α スピン状態に戻る. すなわち, 磁場の中に置いた核に電磁波を照射すると, 核は照射電磁波に応答して α と β スピン状態を行き来する状態になる. このような状態を **共鳴している** という. 前述したように, それぞれの核種は固有の磁気回転比 γ をもっているので, かけた磁場に応答して一定の周波数で共鳴する[*2]. たとえば, NMR 分光装置が 9.40 T の磁場をもつ磁石を備えていれば, $^1\mathrm{H}$ は 400 MHz (メガヘルツ), $^{13}\mathrm{C}$ は 100 MHz 付近で共鳴する. NMR 分光装置は, 通常 $^1\mathrm{H}$ の共鳴周波数で命名され, 9.40 T の超伝導磁石を備えている装置は 400 MHz 型とよばれている.

　ところで, かけた磁場に対して有機化合物中のすべての $^1\mathrm{H}$ あるいは $^{13}\mathrm{C}$ が同じ周波数で共鳴するのでは, 分子構造に関する情報は何も得られないことになる. 実際には, 有機化合物中の各 $^1\mathrm{H}$, $^{13}\mathrm{C}$ 核はそれが結合した原子に由来する固有の電子雲に囲まれており, その電子雲は磁場に応答して局所磁場を生じている. したがって, 各核が受ける実際の磁場は, "装置の磁石によって発生する外部磁場" と "外部磁場によって誘起される局所磁場" の和となり, その結果それぞれ異なる共鳴周波数で共鳴することになる (有機化合物中の各 $^1\mathrm{H}$, $^{13}\mathrm{C}$ 核をそれぞれ分離したシグナルとして観測できる). これが NMR 分析の大きな利点である. さらに局所磁場は核周囲の電子に依存するので, どのような周波数で共鳴するかはその核の置かれている環境を反映することになり, 分子構造に関する情報も得られる. NMR 分光法により有機化合物の構造に決定的な情報が得られるため, 構造解析において最も重要なスペクトルとなっている.

12・3・2　NMR スペクトル測定装置

　NMR スペクトル測定装置は, 測定核 ($^1\mathrm{H}$, $^{13}\mathrm{C}$) の共鳴に関与しうる全周波数領域をカバーする周波数の電磁波を照射してすべての核を励起し, その後基底状態 (α スピン) に戻るときに放射される電磁波を **自由誘導減衰** とよばれる時間関

[*1] 励起される核の割合は非常に低く, 一般的な装置で 0.01〜0.08 % 程度である. これが NMR スペクトルの感度が悪い原因となっている.

[*2] (12・1)式から, 周波数は以下で求まる.
$$\nu = \frac{1}{2\pi}\gamma B_0$$

自由誘導減衰: free induction decay, FID

数として検知し，これを周波数関数である**フーリエ**に変換してシグナル強度を算出・記録する装置である．装置の概略を図 12・9 に示す．NMR スペクトルの感度はよくないが，測定結果を積算することにより，100 μg〜数 mg の物質量で測定が可能である．NMR スペクトルの測定は，通常，数 mg 程度の試料を約 0.5 mL の重水素化溶媒*1（D_2O, CD_3OD, $CDCl_3$ など）に溶かした溶液として，外径 5 mm の専用ガラス管に入れて行う．

フーリエ変換: fourier transfer, FT

*1 重水素化したものでないと溶媒に由来する ^1H の巨大シグナルが現れてしまい，試料の構造解析を妨害してしまう．

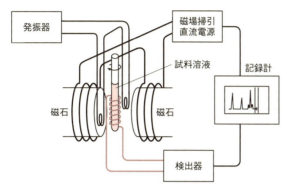

図 12・9 NMR 装置構成

12・3・3 ^1H NMR スペクトル

水素はほとんどすべての有機化合物に含まれ，核スピン $\frac{1}{2}$ をもつ同位体 ^1H（プロトン）の天然存在度がほぼ 100% であることから測定感度が高く，NMR 測定核種として大変有用である．^1H NMR スペクトルから有機化合物に含まれる水素の種類と数，および各水素間の位置関係も決定することができる．

a. 化学シフト

各 ^1H 核周囲の電子雲によって生じる局所磁場は外部磁場に対して逆向きになる．したがって ^1H 核が受ける有効磁場は，その分だけ小さくなる（外部磁場から遮蔽されているという）．このため周囲の電子密度が高いほど遮蔽効果は大きくなり，その ^1H が受ける有効磁場は小さくなって共鳴する周波数は小さくなる（$\nu = \frac{1}{2\pi}\gamma B_0$ で B_0 が小さくなれば ν も小さくなる）．逆に，周囲の電子密度が低いと有効磁場は大きくなり，共鳴周波数は大きくなる．^1H NMR スペクトルでは，共鳴周波数を右から左に向けて大きくなるように示し，そのなかのどの周波数でどの ^1H 核が共鳴現象を起こすかを観測する．またスペクトルにおいてより大きい周波数（左側）を**低磁場**または**非遮蔽**，小さい周波数（右側）を**高磁場**または**遮蔽**とよぶ慣わし*2 となっている（右図）．

非遮蔽: desielding

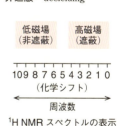

^1H NMR スペクトルの表示

*2 ここで言う低磁場，高磁場は，^1H 核周囲の有効磁場が低い，高いということを意味しているのではない（そうであれば逆の表示になるはず）．現在の NMR 装置は，固定強度の磁場下，照射する周波数を変化させ（掃引という），特有の周波数で共鳴する各 ^1H シグナルを観測しているが，旧式の NMR 装置は照射する周波数を固定し，磁場強度を変化させて，特有な磁場強度で共鳴する各 ^1H シグナルを観測するものであった．このような装置では，化学シフトの右側に観測される ^1H シグナルほど共鳴に大きな磁場を必要とするので〔固定照射周波数（=共鳴観測周波数）を ν_0 とすれば，共鳴周波数 ν（$\nu = \frac{1}{2\pi}\gamma B_0$）が小さいものほど ν_0 で共鳴させるには大きな（高い）磁場（B, $B = \nu_0/\nu B_0$）をかける必要がある〕，スペクトルの右側を高磁場，左側を低磁場と示すようになった．現在でもこの表示が継続されている．

142 12. 分光分析

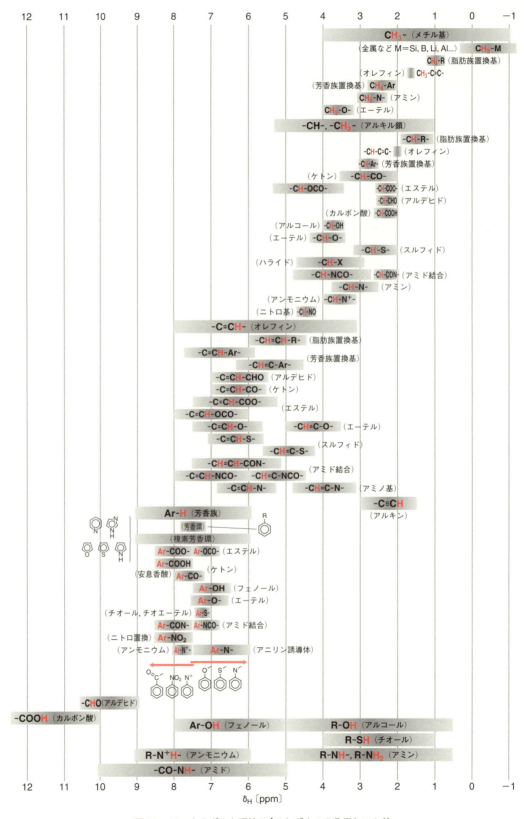

図 12・10　さまざまな環境の ^1H シグナルの化学シフト値

テトラメチルシラン〔**TMS**, Si(CH$_3$)$_4$〕に存在する 9 個の等価な ^{1}H 核は，すべての有機化合物の ^{1}H のなかで最も強く遮蔽されている（^{1}H NMR スペクトル中で最も右に観測される）．

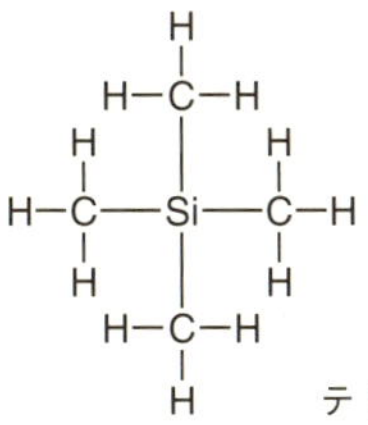

テトラメチルシラン(TMS)

そこで，このテトラメチルシランの ^{1}H 核が共鳴する周波数を基準（0）とし*，この共鳴周波数から，どのくらい増加した周波数（ΔHz）で共鳴を起こすかを装置の磁場強度（MHz）で除した値が，ある ^{1}H の**化学シフト**として与えられる．単位は 100 万分の 1 を表す parts per million（ppm）あるいは $δ_H$ で表す．たとえば 400 MHz の NMR 装置でテトラメチルシランの ^{1}H 共鳴周波数よりも 440 Hz 大きい周波数で共鳴する ^{1}H の化学シフトは 440 Hz/400 MHz = 1.1×10^{-6} = 1.1 ppm（= $δ_H$ 1.1）となる．化学シフトはテトラメチルシランとの共鳴周波数の差を外部磁場で除した値であるため，外部磁場強度の違いには影響を受けず，磁場強度の異なる NMR 装置でも常に同じ値となる．有機化合物中のほとんどの ^{1}H は $δ_H$ 0〜10 間（以降，^{1}H 化学シフトはすべて $δ_H$ で示す）に化学シフトをもつ．ただし，水素結合した OH の ^{1}H など，例外的に $δ_H$ 10〜15 と非常に低磁場に観測されるものもある．

さまざまな環境の ^{1}H の化学シフトを図 12・10 にまとめた．

まず単結合した炭素原子(^{12}C)に結合した ^{1}H の化学シフトを考える．この場合の C-C 結合による遮蔽，非遮蔽効果は図 12・11(a) に示される通りであり，単結合した炭素に結合した ^{1}H はその炭素による非遮蔽効果を受けている．しかしこれらの効果は小さいので，単結合した炭素に結合する ^{1}H シグナルは高磁場領域に観測される（$δ_H$ 0.5〜5）．前述したように ^{1}H 周囲の電子密度が低いほど低磁場側で共鳴するので，^{1}H と結合した炭素に酸素(O)や窒素(N)といった電気陰性度の大きい元素が結合している場合は，炭素のみと結合している場合に比較し

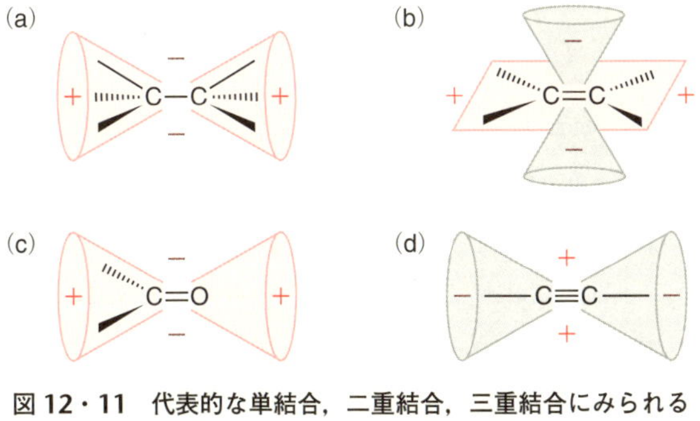

* TMS の代わりに，測定に用いた重溶媒で観測される残留 ^{1}H シグナルの化学シフトを基準にすることも多い．代表的な重溶媒シグナルの化学シフトを表 12・4 に示す．

表 12・4 おもな重溶媒で観測される溶媒由来ピークの化学シフト値

溶 媒	$δ_H$
D$_2$O	4.63
CD$_3$OD	3.30
CDCl$_3$	7.26
(CD$_3$)$_2$SO	2.49

図 12・11 代表的な単結合，二重結合，三重結合にみられる化学シフトの異方性　＋は非遮蔽方向（化学シフトが大きくなる方向）へのシフトを示し，－は遮蔽方向（化学シフトが小さくなる方向）へのシフトを示す．

て，より強く ^{1}H 周囲の電子が奪われる．このため ^{1}H 周囲の電子密度は低くなり，より低磁場に観測される〔O-CH$_3$ (δ_H 3〜4)，N-CH$_3$ (δ_H 2〜3)，C-CH$_3$ (δ_H 1〜2.5)〕．また電気陰性度の小さい ^{1}H が多く炭素に結合しているほど ^{1}H の周囲の電子密度は高くなるため，周辺環境が類似する場合，CH（メチン）＞ CH$_2$（メチレン）＞ CH$_3$（メチル）の順に ^{1}H の化学シフトは大きくなる（それぞれの差は δ_H 0.5〜1.5 程度）．

　二重結合した炭素に結合した ^{1}H の化学シフトについては，まったく異なる理解が必要である．二重結合をもつ炭素原子には π 結合した電子（π 電子）が存在するが，図 12・11(b) に示すようにこの π 電子は外部磁場に応答して環状の電流を生じ，この電流により外部磁場と同方向をもつ大きな局所磁場（C=C 結合平面上）を生じる．このような局所磁場中の ^{1}H（二重結合した炭素に結合した ^{1}H は C=C 結合平面上に存在する）は外部磁場よりも強い有効磁場中に置かれているので，通常 δ_H 6〜7 という低磁場領域の化学シフトをもつ．特にベンゼン環などの二重結合が共役した芳香環では外部磁場と同方向の大きな局所磁場が生じるため，ベンゼン環に結合した ^{1}H は δ_H 6.5〜8 と，より低磁場に観測される．アルデヒド基が δ_H 8〜10 に観測されるのも C=O 二重結合に由来する同様の理由からである（図 12・11 c）．

　三重結合した炭素では，三重結合中の π 結合電子が外部磁場に直角に円運動をして，外部磁場と反対向きの磁場を誘引する．この結果，三重結合に直接結合した ^{1}H（C≡C 結合の直線上に存在する）は外部磁場よりも小さな磁場中に存在することとなり（図 12・11 d），δ_H 1〜3 と高磁場領域の化学シフトをもつこととなる．

　酸素に結合した ^{1}H については，その酸素が単結合した炭素に結合している場合（アルコール性 OH 基）は，酸素の電気陰性度および水素結合による非遮蔽効果の影響で，δ_H 1〜5 程度に観測される．一方，酸素が二重結合した炭素に結合している場合（フェノール性 OH 基，カルボン酸 OH 基）は，上述した π 結合による外部磁場と同方向の局所磁場の影響および水素結合の影響を受け，より低磁場の δ_H 6〜15 に観測されるようになる[*1]．ただし NMR 測定溶媒として D$_2$O や CD$_3$OD を利用すると，これらの OD と化合物中の OH 基の ^{1}H が交換されてしまい，シグナルは観察されない．窒素に結合した ^{1}H は，より複雑な状況に支配されており，δ_H 1〜9 と非常に広い範囲で観測される．また OH と同様に，NH も D$_2$O や CD$_3$OD 中では交換により観測することはできない．

b. シグナル強度（積分）

　^{1}H NMR シグナルの強度は，H 1 個あたりはみな等しい．したがって観測されたシグナルに対して積分計算をすることにより，各シグナルに含まれる ^{1}H 数を判定することができる．図 12・12 に酢酸ベンジルの ^{1}H NMR スペクトルを示した．図 12・12 で ⓐ にはアセチル基 -CH$_3$ のシグナルが，ⓑ にはベンゼン環に結合した -CH$_2$- のシグナルが，ⓒ にはベンゼン環に直接結合したシグナルが観測されている[*2]が，それぞれのシグナル強度（積分）を行うと，3：2：5（それぞれを構成する ^{1}H 数の比）となっていることがわかる．

*1 アルコール性 OH，カルボン酸 OH 基では，シグナル幅が非常に広くなってしまい（ブロード化），観測できないことも多い．

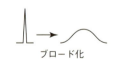

ブロード化

*2 ⓐ，ⓑ は単一な ^{1}H に由来するシグナルであるが，ⓒ ではベンゼン環上の複数の異なる ^{1}H シグナルが化学シフトが近いため重なって観測されている．

c. スピン-スピン分裂

ある ^{1}H 核の 3 結合以内に別の ^{1}H が存在しない場合，その ^{1}H シグナルは単一の共鳴周波数で励起される．このため ^{1}H シグナルは一重線（図 12・12 の ⓐ の形）で観測される．これを**シングレットシグナル**という（シングレットシグナルとは"分裂していない"という意味）．一方，ある ^{1}H シグナルから 3 あるいは 2 結合隔たった位置に別の ^{1}H 核が存在する場合（図 12・13）は，相互の影響で両者のシグナルが二つに分かれる（分裂する）現象が観察される．これを**スピン-スピン分裂**という．前述したように各 ^{1}H シグナルは半数ずつ α あるいは β スピン状態で存在しており，それぞれの状態が 3 あるいは 2 結合離れた ^{1}H 周囲の局所磁場の強さに与える影響は異なる．このため，その ^{1}H から 3 あるいは 2 結合隔たった ^{1}H は，半分ずつ二つ（異なる）の共鳴周波数で励起されることになり，スピン-スピン分裂が生じる．このときの分裂の幅を**スピン結合定数**（J）といい，J 値は二つに分裂したシグナル間の周波数差（Hz）で表される．

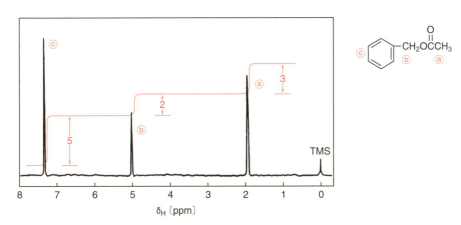

図 12・12 酢酸ベンジルの ^{1}H シグナルの積分結果

たとえば図 12・13 に示すような関係の H_A，$H_{A'}$，H_B がある場合，
1) H_A は $H_{A'}$ の影響で二つに分裂し，かつ H_B の影響で二つに分裂する．
2) $H_{A'}$ は H_A の影響で二つに分裂し，かつ H_B の影響で二つに分裂する．
3) H_B は H_A の影響で二つに分裂し，かつ $H_{A'}$ の影響で二つに分裂する．

ことになる．この分裂の結果，H_A，$H_{A'}$，H_B がどのような形で観測されるかのイメージを図 12・14 に示す．

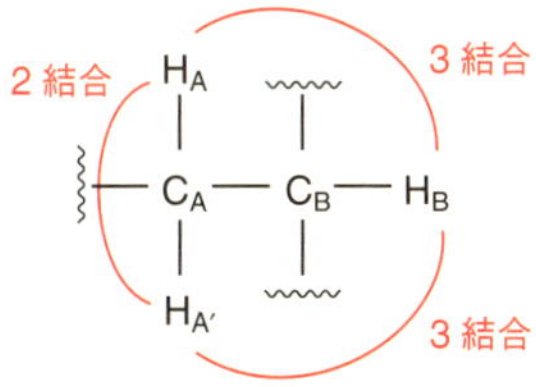

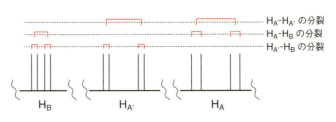

図 12・13 ^{1}H-^{1}H スピン分裂が観測される位置関係

図 12・14 H_A，$H_{A'}$，H_B の分裂イメージ

ダブレット: doublet

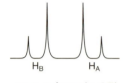

AB タイプのスピン分裂

NOE: nuclear Overhauser effect

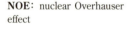

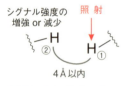

図 12・15　核オーバーハウザー効果（NOE）

* ①の ^{1}H の共鳴周波数の電磁波を照射すると①のβスピンの割合が増加するが，空間を通じてこのβスピンの増加が近傍の②の ^{1}H のβスピンを増加させる．増加したβスピンがαスピンに戻る分，②の ^{1}H シグナル強度が増加する．高分子化合物では他の因子が介入し，その結果シグナル強度が減じる．

H_B が H_A の影響で分裂する J 値と，H_A が H_B の影響で分裂する J 値は等しい．したがって，同じ J 値で分裂した ^{1}H シグナルは 2 あるいは 3 結合の関係にあるとも判定できる．ある ^{1}H が別の ^{1}H の影響で二つに分裂しているとき，これを**ダブレットシグナル**という．図 12・14 の H_A，$H_{A'}$，H_B はそれぞれ異なる二つの ^{1}H の影響を受けて分裂しているが，このような場合は**ダブレット-ダブレットシグナル**（ダブレットが二つ重なって分裂している）という．

なお図 12・14 には ^{1}H シグナルが均等の大きさで二つに分裂するイメージで描かれている．互いに分裂する ^{1}H シグナル間の化学シフトの差が大きいときはこのイメージどおりの分裂となるが，化学シフトの差が小さくなると〔厳密には $\Delta\delta(Hz)/J(Hz)$ の値が 10 以下になる場合，たとえば 400 MHz の NMR 装置では $J=10$ Hz で互いに分裂する各シグナルの化学シフトの差が 0.25 ppm 以内のとき（1 ppm＝400 Hz なので）〕，左図に示すように内側の 2 本の強度は増し，外側の 2 本の強度が減じたシグナルとして観測される．均等に二つに分裂したものを AX タイプ，左図のように不均一に二つに分裂したものを AB タイプの分裂とよぶ．アルファベット順で遠い A と X で化学シフト値の差が大きいことを示し，近い A と B で差が小さいことを示している．

d．核オーバーハウザー効果

核オーバーハウザー効果（**NOE**）は，ある ^{1}H 核②と空間的に近くにある ^{1}H 核①が，自身が共鳴する電磁波の照射を受けることによって，核②のシグナル強度を変化させる現象である*（図 12・15）．有機化合物の立体化学に関する情報を与えるため，大変有用である．

核オーバーハウザー効果は近傍の ^{1}H 核同士の直接的な磁気相互作用により空間経由で起こるため，互いのスピン分裂があってもなくても（$J=0$ Hz でも，あるいは 4 結合以上離れていても）観測される．この効果は相互作用する ^{1}H の距離が約 0.4 nm（4 Å）より小さいことが必要であり，核オーバーハウザー効果の情報を集めて有機化合物の立体化学が決定されることも珍しくない．一般にタンパク質のような分子量が数万に達する高分子化合物では核オーバーハウザー効果によって空間的に近い ^{1}H の強度は減少し（このため**負の NOE** といわれる），分子量が 1000 以下の低分子では ^{1}H の強度は増加する（**正の NOE**）．

図 12・16 に実際の核オーバーハウザー効果測定例を示す．図 12・16(a) 中の①は重水中でガラクトースの ^{1}H NMR を測定したスペクトルである．ガラクトースは図 12・16(b) に示したように水溶液中で α, β 構造を行き来しているため，両者のシグナルが観測されている．図 12・16(a) 中の②は β-ガラクトースの 1 位（H-1β）の共鳴周波数を照射した状態で測定した ^{1}H NMR スペクトルである．一見すると①と大きな違いはないように観察される．ここで①－②の演算処理をしたのが③である．この処理によって H-1β から遠くシグナルの強度に変化がないシグナルは相殺されて消失しているが，H-2β, H-3β, H-5β は H-1β と 4 Å 以内にあって核オーバーハウザー効果現象でシグナル強度が増しているため，同演算処理で増加したシグナル分が消え残っていることがわかる．この

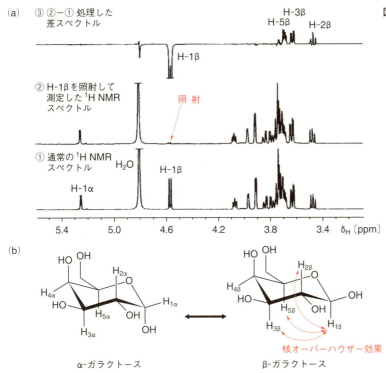

図12・16 ガラクトースの核オーバーハウザー効果(NOE) (a) ガラクトースの重水中の NOE 実験. α, β-ガラクトースのシグナルがともに観測されるなかで H-1β を照射した. (b) α-ガラクトース, β-ガラクトースの水中での相互変換.

ような実験から, H-1β と H-2β, H-3β, H-5β は空間的に近く (4Å以内) に存在していることが確かめられる (図 12・16b に観測された核オーバーハウザー効果を矢印で示した).

12・3・4 ^{13}C NMR スペクトル

炭素は有機化合物の基本元素であり, その情報を得ることは大変有用である. しかし炭素の主要な同位体 (約 99%) である ^{12}C は核スピン量子数 $I=0$ であり磁気モーメントをもたないので NMR スペクトルを観測できない. 一方, 天然存在比 1.11% の同位体 ^{13}C は磁気モーメント (核スピン量子数 $I=1/2$) をもち, NMR スペクトルの測定が可能である. このため, 測定感度は ^{1}H NMR に比較して著しく低い (約 1/6000) が, ^{13}C NMR スペクトルも有機化合物の構造解析においては必須のものである.

^{1}H NMR スペクトルで説明したように, 核磁気モーメントをもつ二つの核が 3 結合以内に存在すると, シグナルはそれぞれ二つに分裂する[*1]. ^{1}H 核が結合している炭素原子は 99% が ^{12}C であるので, ^{1}H NMR スペクトルでは ^{1}H–^{13}C の分裂を考える必要はなかった. しかし ^{13}C NMR スペクトルは 1% しか存在しない ^{13}C 核を測定対象とするものであり, ^{13}C に結合しているのはほぼ 100% が ^{1}H 核であるので, ^{1}H–^{13}C 核間では必ずスピン分裂が発生している[*2]. したがって有機化合物の ^{13}C NMR スペクトルを単純に測定すると, 3 結合以内に存在する ^{1}H 核の影響で, 複雑に分裂したシグナルとして観測される. そのようなシグナルは

[*1] §12・3・3c スピン-スピン分裂を参照.

[*2] 観測対象である ^{13}C が別の炭素原子と結合している場合, それが ^{13}C である確率は 1% である (99% は ^{12}C) ので, ^{13}C-^{13}C による分裂は考えなくてよい.

^{1}H シグナルの J 値

単結合した炭素に結合した3結合以内にある ^{1}H-^{1}H 間のスピン結合定数 J (Hz) は,それらが自由回転せずに ^{1}H-^{1}H 間の二面角の角度(図 12・17 上段中の θ)が固定している場合は,ほぼその角度に依存する.3結合間のスピン結合をビシナルスピン結合,2結合間のスピン結合をジェミナルスピン結合といい,それぞれは図 12・17 に示すカープラス相関図に従って分裂する.

ビシナルスピン結合定数は以下の式で近似できる.

$$J = 4.22 - 0.5\cos\theta + 4.5\cos 2\theta$$

^{1}H NMR で観測された J 値から,ビシナルスピン結合相関図あるいは近似式を用いて,3結合隔たった二つの ^{1}H 間の二面角を考えることができる.これは,化合物の構造解析では大変有用なことが多い.たとえば六員環を形成する化合物は多いが(ピラノース構造をとる糖など),これらは多くの場合,安定ないす形のコンホメーションをとっている(図 12・18 上段).環内の ^{1}H はアキシアルあるいはエクアトリアルのいずれかの配向性をとるが,隣接した炭素に結合した ^{1}H 同士(3結合)がアキシアル-アキシアルの関係である場合は二面角 $\theta=180°$ 付近となり,このため $J=8\sim10$ Hz という大きな分裂となる.一方,同様の関係の ^{1}H 同士がアキシアル-エクアトリアルあるいはエクアトリアル-エクアトリアルの関係である場合は $\theta=60°$ 程度となるため,$J=2\sim4$ Hz という小さな分裂となる.そこでピラノース構造をとる糖では,隣接した ^{1}H 間の J 値から各 ^{1}H の配向性を決定できることが多い.

六員環構造では,大きな置換基がエクアトリアル配向している方が安定であり,ピラノース構造をとる糖では炭素に結合した ^{1}H はアキシアル配向であることが多い.グルコースは H-2〜H-5 まですべてアキシアル配向なので(図 12・18 中段左),$J_{2,3}$(H-2 と H-3 のスピン結合をこのように書く),$J_{3,4}$,$J_{4,5}$ はいずれも大きな値(8〜10 Hz)で

分裂する.一方,ガラクトース(図 12・18 中段右)は H-4 だけはエクアトリアル配向であるので,$J_{3,4}$,$J_{4,5}$ は小さく(2〜4 Hz),$J_{2,3}$ は大きい(8〜10 Hz).このように J 値から糖の種類を判定することができる.また H-2 がアキシアル配向の糖である場合(マンノース以外の一般的な糖はアキシアル配向と考えてよい),$J_{1,2}$ が 8〜10 Hz であれば,その糖は β 結合(H-1 はアキシアル配向),2〜4 Hz であれば α 結合(H-1 はエクアトリアル配向)していることも判定できる(図 12・18 下段).

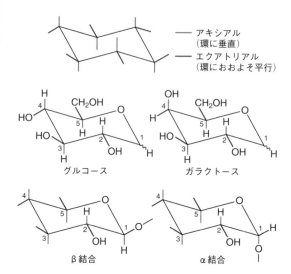

図 12・18 シクロヘキサン環およびピラノースの側鎖配向性

実際の ^{1}H NMR シグナル例として,図 12・19 に 4-ニトロフェノール-α-グルコピラノシドの α-グルコース部分を示す.δ_H 5.65 の H-1 はエクアトリアル配向のため $J_{1,2}$ は

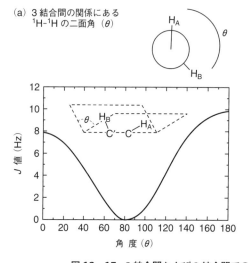

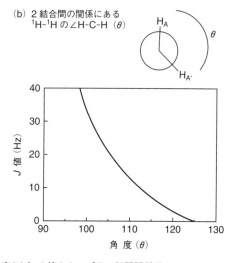

図 12・17 3結合間および2結合間での角度(θ)と J 値のカープラス相関関係図

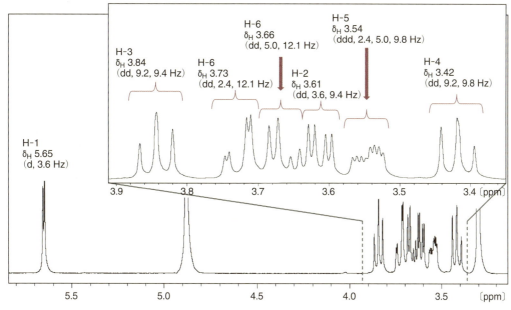

図12・19 4-ニトロフェノール-α-グルコピラノシドのα-グルコース部分の ^{1}H-NMRスペクトル

3.6 Hzと小さいが，H-2～H-5 はいずれもアキシアル配向であるため $J_{2,3}$，$J_{3,4}$，$J_{4,5}$ はいずれも10 Hz前後と大きい．

なお，自由回転できる炭素に結合した相互に等価な（同じ化学シフトをもつ）^{1}H間では，ジェミナルスピン結合による分裂は観察されない（たとえばメチル基内の三つの ^{1}H は分裂しない）．また等価な炭素が n 個ある場合，これとビシナルスピン結合した ^{1}H は 7 Hz前後の等しい J 値（自由回転できる ^{1}H-^{1}H 間のビシナルスピン結合の J 値は，すべて 7 Hz 前後となる）をもつ $(n+1)$ 本に分裂したピークとして観察される（図12・20）．強度は，2 本に分裂している場合（**ダブレット**）は 1:1，3 本に分裂している場合（**トリプレット**）は 1:2:1，4 本に分裂している場合（**カルテット**）は 1:3:3:1 となる．

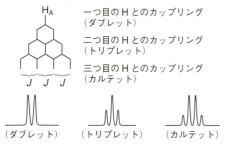

図12・20 等価な ^{1}H によるスピン分裂パターン
ダブレット（double）は d，トリプレット（triplet）は t，カルテット（quartet）は q と略記される．

二重結合した炭素に結合した 2 あるいは 3 結合間の ^{1}H-^{1}H 間の J 値も互いの成す角度で決まるが，単結合の場合の J 値とは異なる．二重結合した ^{1}H-^{1}H 間では自由回転はできず，角度はほぼ一定になるため，図12・21のように各状態での J 値は一律に定まってくる．すなわち図12・21 に示すようにジェミナルスピン結合は 0～2 Hz，*cis* 二重結合のビシナルスピン結合は 8～12 Hz，*trans* 二重結合のビシナルスピン結合は 14～16 Hz，ベンゼン環内のビシナルスピン結合は 6～8 Hz である．（さまざまな他の芳香環内のビシナルスピン結合も当然明らかとなっている．本書には記載しないが，必要であれば成書を参照されたい）

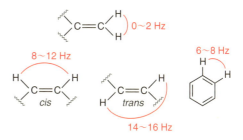

図12・21 二重結合した炭素に結合した ^{1}H-^{1}H 間のスピン結合定数（J 値）

なお，通常は 4 結合以上隔たった ^{1}H-^{1}H 間のスピン結合（**遠隔スピン結合**という）は考えなくてよいが，ベンゼン環に直接結合した ^{1}H-^{1}H 間では 4 結合（*meta* の位置関係のとき）で 1～2 Hz 程度の分裂が観測されることがよくある．これを**メタカップリング**という（観測されないこともある．その場合は $J=0$ Hz）．二重結合炭素に結合した ^{1}H シグナルは低磁場領域に観測され，かつ図12・21 に示したように決まったスピン結合定数で分裂する特徴をもつため，化合物がこれらの部分構造をもつことが，^{1}H スペクトルから簡単に判別できることも多い．

解析上不都合なことが多いので，一般的には ^{1}H 核が観測される全域の共鳴周波数の電磁波を照射してすべての ^{1}H を共鳴状態とし，^{1}H との分裂を消去する条件（デカップリングという）で，^{13}C NMR スペクトルを測定する．したがって通常の ^{13}C NMR スペクトルでは，各シグナルはシングレット（分裂していない）で与えられる．

また ^{1}H 核では各シグナルの信号強度に定量性があるが，^{13}C では ^{1}H ほど厳密な定量性を議論することはできない（おおまかには可能なことも多い）．ただ ^{13}C NMR シグナルは非常に広い観測周波数にシングレットシグナルとして観測されるため，二つのシグナルが完全に重なり合うことはまれで，観測されたシグナル数から物質に存在する炭素数を考えることが可能である（対称構造をもつものは考慮が必要である）．

a. 化学シフト

^{13}C NMR の化学シフトも ^{1}H 同様で，テトラメチルシラン（TMS）の ^{13}C 核が共鳴する周波数を基準(0)とし，この共鳴周波数からどのくらい増加した周波数（ΔHz）で共鳴が起こったかを装置の磁場強度（MHz）で除した値が，ある ^{13}C の化学シフトとして与えられる*．単位は parts per million（ppm）あるいは $δ_C$ で表す（本書では以降 $δ_C$ で示す）．^{13}C NMR では各状態の ^{13}C シグナルが $δ_C$ 0〜250 と非常に広い範囲にシングレットピークとして現れるので，$δ_H$ 0〜10 程度の狭い範囲に複雑に分裂したシグナルとして観測される ^{1}H NMR に比べると解析が比較的容易である．図 12・22 に TMS を基準とした 2-フェニルブタンの ^{13}C NMR を示す．類似した環境の炭素でも，上述したように分布が広くシングレットであるために化学シフトがすべて分離して観察されている（C-2，C-3 は等価な ^{13}C が二つあるので，他のシグナルより強度が高く観測されている）．

* ^{1}H 同様，TMS の代わりに測定で用いた重溶媒で観測される ^{13}C シグナルの化学シフトを基準にすることも多い（表 12・5）．

表 12・5 おもな重溶媒で観測される溶媒由来ピークの化学シフト値

溶　媒	$δ_C$
CD$_3$OD	49.0
CDCl$_3$	77.0
(CD$_3$)$_2$SO	39.7

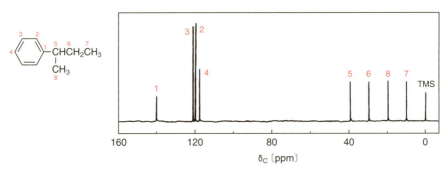

図 12・22　2-フェニルブタンの ^{13}C NMR スペクトル

^{13}C シグナルの化学シフトも ^{1}H 同様，各 ^{13}C 核の周囲の電子が及ぼす局所磁場に従って観測される．すなわちその ^{13}C 核の周囲に外部磁場と同じ方向の局所磁場が存在していれば，低磁場（化学シフトが大きい）側に共鳴周波数（そのシグナルの化学シフト）があり，逆向きの局所磁場が存在すれば高磁場側で共鳴周波数があることになる．さまざまな状況の ^{13}C 核がどのような化学シフトをもつかの一覧を図 12・23 に示す．

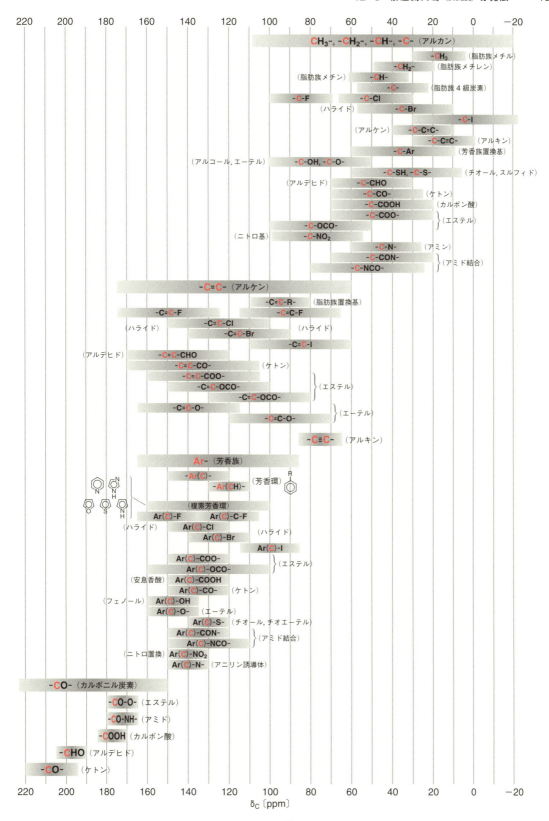

図 12・23 さまざまな環境の ^{13}C シグナルの化学シフト値

図12・23の化学シフト値を大まかにまとめると以下の通りである.

- 単結合した ^{13}C のうち,炭素(^{12}C)に結合したものについては δ_C 0〜50 程度に観測される.^1H シグナル同様に,酸素や窒素などの電気陰性度の大きい元素に結合しているものは低磁場側に現れる(N-^{13}C: δ_C 30〜60,O-^{13}C: δ_C 50〜100).
- 炭素-炭素二重結合(アルケン,芳香族炭素)した ^{13}C のうち,炭素(^{12}C)に結合したものは δ_C 100〜120 に観測され,カルボニル炭素に結合したものは δ_C 120〜150 程度に観測される.酸素や窒素といった電気陰性度の大きい元素に結合しているものは δ_C 140〜170 に観測される.
- 炭素-炭素三重結合した ^{13}C〔水素あるいは炭素(^{12}C)と結合したもの〕は δ_C 60〜90 に観測される.
- 炭素-酸素二重結合(カルボニル)の ^{13}C は特徴的な低磁場に観測され,エステル,アミド,カルボン酸は δ_C 165〜180,アルデヒドは δ_C 180〜210,ケトンは δ_C 190〜220 に観測される.

12・3・5 二次元(2D)NMR スペクトル

^1H,^{13}C NMR スペクトルは,すべての情報(化学シフトやスピン結合)が一つの周波数軸上に現れるため,**一次元(1D)NMR スペクトル**とよばれる.それに対して,一次元の軸に加えて二番目の周波数軸をもつ一連のスペクトルを**二次元 NMR** とよぶ.二次元に NMR スペクトルをプロットして解析することにより,^1H スペクトル中のどのシグナル同士がスピン-スピン分裂しているかを一次元 ^1H NMR スペクトルからの解析に比較してはるかに容易に取出すこと〔同種核(^1H-^1H)2D NMR〕や,^1H 核と ^{13}C 核間のスピン-スピン分裂を取出すこと〔異種核(^1H-^{13}C)2D NMR〕ができる.このため,有機化合物の詳細な構造解析は,おもに二次元 NMR スペクトルによりなされている.一般に二次元 NMR にはスピン-スピン分裂情報を得るもの(^1H-^1H 間:**^1H-^1H COSY**,^1H-^{13}C 間:**HSQC**,

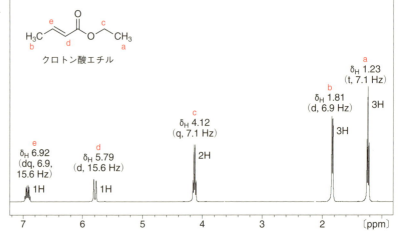

図12・24 クロトン酸エチルの ^1H NMR(CDCl$_3$ 中)と各シグナル(a〜e)の帰属図

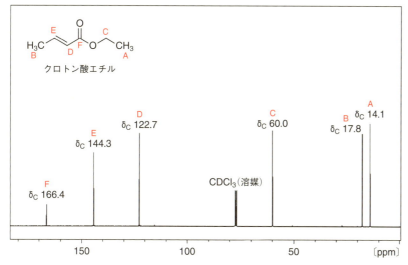

図 12・25 クロトン酸エチルの ^{13}C NMR（CDCl$_3$ 中）と各シグナル（A〜F）の帰属図

HMQC，HMBC）と ^{1}H-^{1}H 核オーバーハウザー効果（NOE）相関情報を求めるもの（NOESY）があるので，これらについて順に説明する．なお本書では，それぞれのスペクトルからどのような情報が得られるかの解説にとどめ，測定原理や測定に用いるパルス系の詳細については省略する．

二次元 NMR の例として，クロトン酸エチル*の測定データを取上げる．まず一次元 NMR スペクトル（^{1}H NMR，^{13}C NMR）の各シグナルがクロトン酸エチル構造のどれにあたるかを書き入れたものを図 12・24 および図 12・25 に示す．これらを基本情報として，以降の各二次元 NMR スペクトルでどのような情報が得られているかを理解してほしい．

* イチゴなどのフルーツ系の香料として用いられる．

a. ^{1}H-^{1}H COSY スペクトル

§12・3・3c で，2 結合または 3 結合内に存在する ^{1}H 同士は同じスピン結合定数（J 値）でスピン-スピン分裂すること，したがって同じ J 値で分裂しているシグナルを探せば，それらは 3 結合以内に存在することについて説明した．しかしながら実際には関係ない（4 結合以上離れている）が，類似の J 値で分裂していることも多く，一次元 NMR スペクトルから読み取った J 値のみから，どのシグナルとどのシグナルが互いにスピン-スピン分裂しているかを判定できるとは限らない．そのような場合に，縦軸と横軸にそれぞれ ^{1}H NMR スペクトル周波数をとって，どのシグナル同士が相互にスピン-スピン分裂しているかを判定する目的で利用されるのが ^{1}H-^{1}H COSY スペクトルである（図 12・26）．図に示されるように，スピン-スピン分裂したシグナル間で相関ピークとよばれるシグナルが観測されていることがわかる．このスペクトルを用いれば，近い J 値を示すシグナルが複数あっても，どの ^{1}H シグナルとどの ^{1}H シグナルが分裂しているかがわかる．^{1}H-^{1}H COSY スペクトルでは大きい J 値で分裂している ^{1}H 間の相関ピークは強く，小さい J 値で分裂している ^{1}H 間の相関ピークは弱い．

^{1}H-^{1}H COSY: ^{1}H-^{1}H correlation spectroscopy

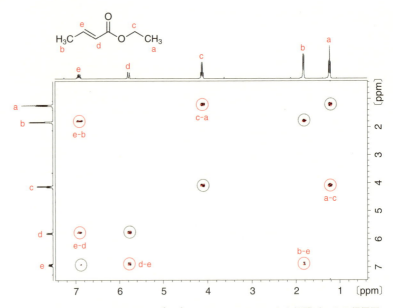

図 12・26 クロトン酸エチルの ^{1}H-^{1}H COSY スペクトルと各相関ピークの帰属図
○ は相関ピークとよばれ，2〜3 結合以内にあることを示す．○ は自分同士の相関を示す対角ピークであるので，ここから得られる情報はない．

^{13}C NMR スペクトルの節（§12・3・4）で，各 ^{13}C シグナルは実際は 3 結合以内に存在する ^{1}H 核との間でスピン-スピン分裂していることを述べた（通常の ^{13}C NMR スペクトル測定では，このスピン-スピン分裂が消去されてシングレットシグナルで観測される条件で測定している）．そこで横軸に ^{1}H NMR スペクトル周波数，縦軸に ^{13}C NMR スペクトル周波数をとり，^{1}H-^{13}C 間の相互のスピン結合を検出して相関ピークとして表すのが ^{1}H 検出異種核 2D NMR スペクトルとよばれる二次元スペクトルである．^{1}H 検出異種核 2D NMR スペクトルには，HSQC，HMQC，HMBC などの種類がある．

HSQC: heteronuclear single-quantum correlation

HMQC: heteronuclear multiple quantum correlation

b. HSQC スペクトル，HMQC スペクトル

直接結合（1 結合）した ^{1}H-^{13}C 間は必ず J_{CH} 120〜250 Hz という大きな J 値で分裂しているので，これを検出して互いに直接結合している ^{1}H-^{13}C 間に相関ピークを示すのが HSQC，HMQC スペクトルである（HSQC と HMQC は測定方法が若干異なるだけで，得られる情報は同一）．図 12・27 中でも直接結合した ^{1}H-^{13}C 間（a-A，b-B など）に相関ピークが観察されていることがわかる．

HMBC: heteronuclear multiple bond coherence

c. HMBC スペクトル

HSQC，HMQC は J_{CH}＝120〜250 Hz という直接結合した ^{1}H-^{13}C 間の大きな分裂を観測するものであった．一方，HMBC は 2 または 3 結合内にある ^{1}H-^{13}C が，両者が形成する二面角の大きさに応じて J_{CH} 0〜15 Hz 程度の小さな J 値で分裂している（^{1}H-^{13}C 遠隔スピン結合という）ことを検出して相関ピークとして表す二次元 NMR スペクトルである．HMBC スペクトルで ^{1}H-^{13}C 間に相関ピーク

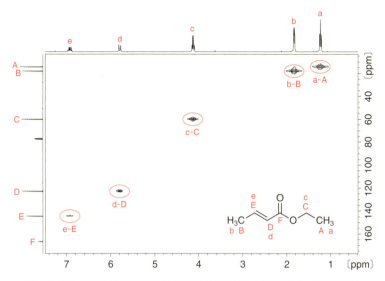

図 12・27 クロトン酸エチルの HSQC スペクトルと各相関ピークの帰属図
○ は相関ピーク.

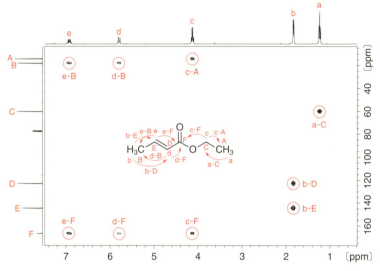

図 12・28 クロトン酸エチルの HMBC スペクトルと各相関ピークの帰属図　○ は相関ピーク. 観測された ^{1}H-^{13}C 遠隔スピン結合を構造式中に → で示した.

が観察されれば，その ^{1}H と ^{13}C は 3 結合以内にあるといえる．一般的には，その相関ピークが 2 結合由来なのか 3 結合由来なのかの判定は困難であるが，ベンゼン環に直接結合した ^{1}H からの ^{1}H-^{13}C 遠隔スピン結合に関しては 2 結合よりも 3 結合が強く観察される（J_{CH} の値が 3 結合の方が大きくなるため）．また 3 結合以内にある ^{1}H-^{13}C 間であっても，それらの二面角の関係から $J \fallingdotseq 0\,\text{Hz}$ となることがあり，その場合は HMBC スペクトルでは相関ピークは認められない．したがって HMBC スペクトルで相関ピークがあれば 3 結合以内にあるといえるが，相関ピークがないから 3 結合以内にないとはいえない（図 12・28 中でも d-E 間は 3 結合以内だが，^{1}H-^{13}C 遠隔スピン結合による相関は認められていない）．

NOESY: nuclear overhauser effect correlated spectroscopy

d. NOESY スペクトル

NOESY は縦軸，横軸ともに ^{1}H NMR スペクトル周波数をとり，^{1}H シグナル間の核オーバーハウザー効果（NOE）相関を調べる二次元 NMR スペクトルである（図 12・29）．前述したように分子量が 1000 以下の低分子では空間的に近い（4 Å 以下）シグナル間では信号強度が増し（正の NOE），分子量が数万の高分子ではシグナル強度が減る（負の NOE）ので，これを相関ピークとして検出する．

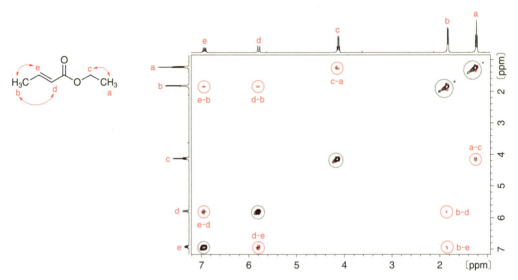

図 12・29　クロトン酸エチルの NOESY スペクトル（CDCl$_3$ 中）と各相関ピークの帰属図　○ は 4 Å 以内にある相関ピークを示し，観測された NOE を構造式に ⌒ で示した．○ は自分同士の相関を示す対角ピークで，ここから得られる情報はない．

13 スペクトルを利用した有機化合物の構造解析

　第11, 12章で説明した各種機器分析で得られたデータをもとに，単離した有機化合物の化学構造を決定することができる．これを**構造解析**という．本章では，具体的に二つの化合物を例として一次元および二次元NMRスペクトル，質量分析(MS)スペクトルを用いた構造解析を演習する．

13・1　クロトン酸エチルの構造解析

　構造解析の最初の実際例として，構造が未知の化合物Aがあるとし，NMR解析，質量分析の結果，それがクロトン酸エチル(§12・3・5で2D NMRスペクトルを例示した化合物)であることが決定されていく過程を説明する．

　まず，化合物Aの一次元NMR(^{1}H NMRと^{13}C NMR)を測定する．化合物Aの^{1}H NMRスペクトル(CDCl$_3$中)は図13・1に示す通りである．このスペクトルから，化合物Aにはトリプレットに分裂したCH$_3$ (3H) (δ_H 1.23, ⓐ)，ダブレットに分裂したCH$_3$ (3H) (δ_H 1.81, ⓑ)，カルテットに分裂したCH$_2$ (2H) (δ_H 4.12, ⓒ)，ダブレットに分裂したCH (1H) (δ_H 5.79, ⓓ)，ダブレットカルテットに分裂したCH (1H) (δ_H 6.92, ⓔ) が各一つずつあることがわかる．ⓐ〜ⓔまでの^{1}Hシグナル数の合計は3+3+2+1+1=10なので，少なくとも化合物Aの分子式中に水素は10以上あると判断できる(交換性のOH, NHなどは観測できないこともあるので，一応10+αと考えておく)．またはその化学シフト

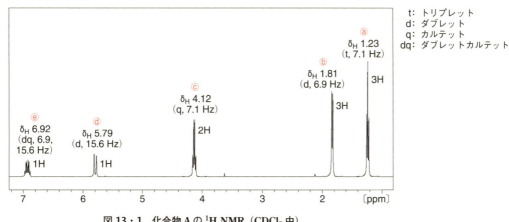

図13・1　化合物Aの^{1}H NMR (CDCl$_3$中)

からおそらく酸素に結合した CH_2 の ^1H シグナルであり，ⓓ，ⓔ もそれぞれの化学シフトから，二重結合した炭素に結合した ^1H シグナルであると判定できる．

化合物 A の ^{13}C NMR は図 13・2 に示す通りであり，化合物 A には炭素が全部で 6 個（Ⓐ〜Ⓕ）あることが確定する．またその化学シフトから，Ⓒ（δ_C 60.0）は酸素に結合した ^{13}C シグナルであり，Ⓓ（δ_C 122.7），Ⓔ（δ_C 144.3）は二重結合している ^{13}C シグナルと判定できる．二重結合している ^{13}C シグナルは Ⓓ と Ⓔ の二つしかないので，Ⓓ と Ⓔ は直接結合して二重結合を形成しているはずである．また Ⓕ もその化学シフト（δ_C 166.4）から，カルボニル炭素（カルボン酸 -COOH，エステル -COOR，アミド -CONH$_2$ のいずれか）であると推定できる．

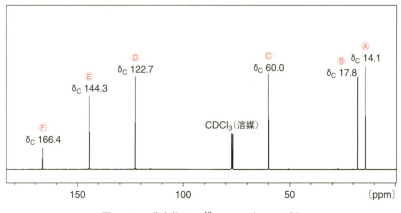

図 13・2　化合物 A の ^{13}C NMR（CDCl$_3$ 中）

つぎに高分解能質量分析（HR-MS）を行う．図 13・3 に EI イオン化法で測定した化合物 A の質量分析スペクトルを示す．化合物 A の精密分子量は 114.0684 に観測されている．化合物 A を構成する可能性のある元素を C, H, O, N と仮定して[*1]，水素数 $10+\alpha$，炭素数 6 で分子量の整数値が 114 となる分子式の組合わせを考えると[*2]，$C_6H_{10}O_2$（114.0681）あるいは $C_6H_{14}N_2$（114.1157）である．このうち，HR-MS での観測値から 5 ppm 以内（±0.0005 %）（114.0678〜114.0690）の分子式は $C_6H_{10}O_2$〔精密原子量（M$^+$）114.0681〕しかない．この結果，化合物 A の分子式は $C_6H_{10}O_2$ と決定できる．

[*1] 食物成分のような天然有機化合物の場合，まずは C, H, O, N から構成されると考えてよい．S, Cl, Na などを含む可能性がある化合物については，これらの元素も含めて HR-MS の結果を解析する．

[*2] 実際には質量分析装置の PC 上で各構成元素数の制約を加えて可能な分子式を計算させれば，それらが一覧で表示される．

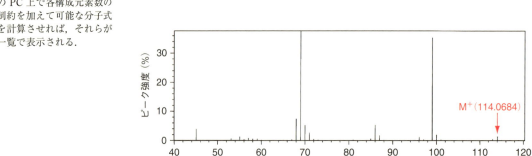

図 13・3　クロトン酸エチルの HREI-MS スペクトル

つぎに二次元 NMR 解析に移る．まず化合物 A の HSQC スペクトルを測定し，直接結合した C-H 間の情報を得る（図 13・4，a-A，b-B，c-C，d-D，e-E）．この情報をもとに ^{1}H-^{1}H COSY（図 13・5）を解析すると，まず a-c 間に相関ピークが観測されていることから，ⓐ と ⓒ は 3 結合以内の関係にあることがわかる．ⓐ はトリプレット CH_3，ⓒ はカルテット CH_2 であり，また前述したように ⓒ の化学シフトは δ_H 4.12 で ⓒ と直接結合した Ⓒ の化学シフトが（δ_C 60.0）であることから Ⓒ は酸素と結合していると判断でき，化合物 A には図 13・6 に示す部分構造 ① -OCH$_2$CH$_3$（エトキシ基）が存在することがわかる．また ^{1}H-^{1}H

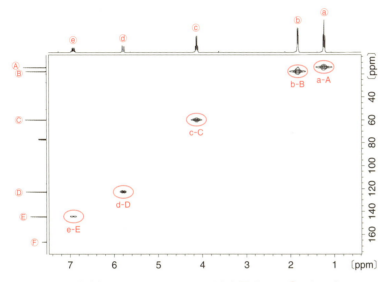

図 13・4 化合物 A の HSQC スペクトルと各相関ピーク ○ は相関ピーク．

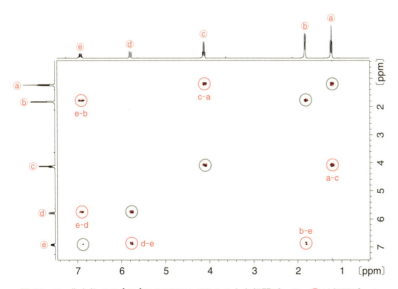

図 13・5 化合物 A の ^{1}H-^{1}H COSY スペクトルと各相関ピーク ○ は相関ピークとよばれ，互いに 2〜3 結合以内にあることを示す．○ は自分同士の相関を示す対角ピークで，ここから得られる情報はない．

COSY では d-e, e-b 間でも相関ピークが観測されている．前述したように ⓓ, ⓔ はその化学シフト (δ_H 5.79, δ_H 6.92) から二重結合炭素に結合した ^{1}H であり，ⓑ は CH$_3$ であるので，化合物 A には図 13・6 の部分構造 ② も存在することが明らかとなった．この時点で，化合物 A 中に存在する炭素で，部分構造 ①, ② に登場しない ^{13}C シグナルは Ⓕ (δ_C 166.4) のみである．前述したように Ⓕ はカルボニル炭素であり，また分子式から化合物 A に窒素は存在しないことが判明しているため，Ⓕ はエステルあるいはカルボン酸のいずれかである．これを部分構造 ③ とする*．

* 図 13・6 に示すように ^{1}H, ^{13}C NMR スペクトル中の各シグナルが化合物中のどの H, C に該当するかの判定を行うことを**帰属**（アサイン）という．

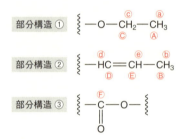

図 13・6 HSQC, ^{1}H-^{1}H COSY 解析までで化合物 A 中に存在することが判明した部分構造

部分構造 ①〜③ に，化合物 A の ^{1}H, ^{13}C NMR で観測された各シグナルはすべて登場している．したがってこれら部分構造がどのように結合しているかを決定できれば，化合物 A の構造は決まるはずである．また化合物 A の分子式は C$_6$H$_{10}$O$_2$ と決定しているが，部分構造 ①〜③ には酸素が計 3 個登場している（部分構造 ① に 1 個，部分構造 ③ に 2 個）．したがって部分構造 ① の酸素と部分構造 ③ の単結合した酸素は同一であるはずである（まだ直接証拠はないため，この時点で確定とはいえないが，部分構造 ③ の酸素の先が部分構造 ① であると予想はしてよい）．

部分構造 ①〜③ がどのように結合しているかを確定するのは，HMBC スペクトル（図 13・7）から得られる情報である．HMBC スペクトルでは部分構造 ① の ⓒ から部分構造 ③ の Ⓕ へ相関ピーク（^{1}H-^{13}C 遠隔スピン結合）が観測されており，ⓒ と Ⓕ は 3 結合以内に存在していることが確定する．したがって予想通り Ⓕ はエステルであり，エステル結合の酸素を介して Ⓕ と Ⓒ が結合している（部分構造 ① と ③ が酸素を介して結合している）ことが確定できる（図 13・8）．また ⓔ, ⓓ からも Ⓕ に相関ピークが観測されることから，部分構造 ② の Ⓓ と部分構造 ③ の Ⓕ が直接結合していることも判明し，化合物 A の平面構造は図 13・8 のように推定される．この平面構造は化合物 A の分子式と矛盾しない（ともに C$_6$H$_{10}$O$_2$）．

残る問題は二重結合の幾何異性のみであるが，これは ⓔ と ⓓ のスピン結合定数 (J) が 15.6 Hz であることから *trans* (*E*) と決まり，この結果，化合物 A はクロトン酸エチルと一義的に決定できる．またこの構造であれば，NOESY で観測された NOE 相関（図 12・29 参照）にも矛盾はない．

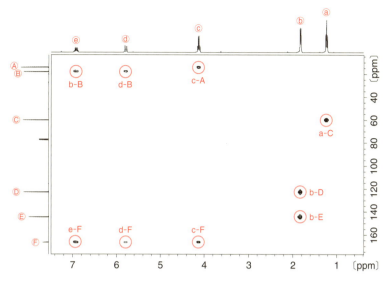

図 13・7 化合物 A の HMBC スペクトルと各相関ピーク ◯ は相関ピーク．

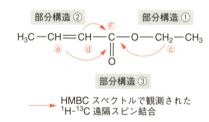

図 13・8 HMBC スペクトル解析で明らかとなった化合物 A の平面構造

13・2 オイゲノールの構造解析

　もう 1 例，化合物の構造解析を演習する．今回は化合物 B とする．DMSO-d_6 中の化合物 B の ^{1}H NMR，^{13}C NMR を図 13・9，図 13・10 に示す．

　化合物 B の ^{1}H NMR スペクトル（図 13・9）ではダブレット CH$_2$ (2H) (δ_H 3.24, ⓐ)，シングレット CH$_3$ (3H) (δ_H 3.73, ⓑ)，ダブレット CH (1H) (δ_H 5.00, ⓒ)，ダブレット CH (1H) (δ_H 5.05, ⓓ)，複雑に分裂した（マルチプレットという）CH (1H) (δ_H 5.92, ⓔ)，ダブレット CH (1H) (δ_H 6.56, ⓕ)，ダブレット CH (1H) (δ_H 6.69, ⓖ)，シングレット CH (1H) (δ_H 6.72, ⓗ)，シングレット CH (1H) (δ_H 8.75, ⓘ) の計 12 本の ^{1}H シグナルが観測されている．したがって化合物 B の分子式中に存在する H は 12+α と考えることができる．またその化学シフトから ⓑ は OCH$_3$ であり，ⓒ～ⓗ は二重結合炭素に結合した ^{1}H シグナルであると判定される．さらに ⓕ と ⓖ は互いに 8.0 Hz で分裂していることから，化合物 B 中にはベンゼン環が存在し，ⓕ と ⓖ はベンゼン環内の隣接した炭素に結合している ^{1}H という位置関係にあることが予想できる．

化合物 B の ^{13}C NMR スペクトル（図 13・10）では計 10 本（高磁場側から δ_C 39.2 の Ⓐ, δ_C 55.5 の Ⓑ, δ_C 112.5 の Ⓒ, δ_C 115.3 の Ⓓ, δ_C 115.4 の Ⓔ, δ_C 120.5 の Ⓕ, δ_C 130.4 の Ⓖ, δ_C 138.4 の Ⓗ, δ_C 144.7 の Ⓘ, δ_C 147.5 の Ⓙ）の シグナルが観測され，化合物 B を構成する炭素数は 10 と確定される．またその

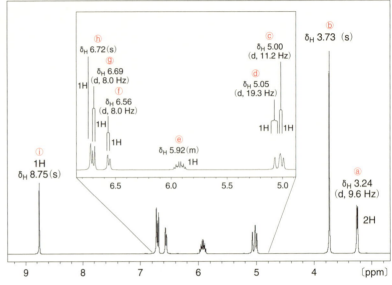

図 13・9　化合物 B の ^{1}H NMR スペクトル（DMSO-d_6 中）

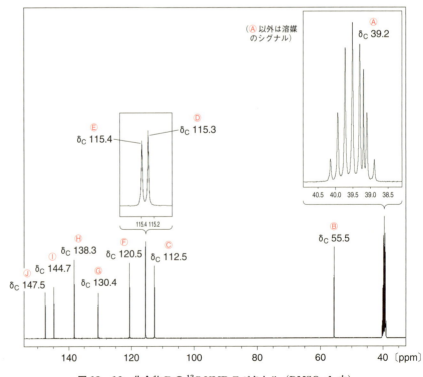

図 13・10　化合物 B の ^{13}C NMR スペクトル（DMSO-d_6 中）

化学シフトから，Ⓑは酸素と結合した ^{13}C シグナルであり，Ⓒ～Ⓙまでの八つの ^{13}C シグナルは二重結合 ^{13}C シグナルであることも判定できる．^{1}H NMR スペクトルからベンゼン環の存在が予想されているので，八つの二重結合 ^{13}C シグナルのうち六つはベンゼン環由来と考えられ，化合物 B にはベンゼン環一つと二重結合一つが存在すると推定される．

ここで化合物 B の HR-MS を測定する．EI イオン化法での質量分析測定結果を図 13・11 に示す．観測された M$^+$ イオンの精密原子量は 164.0831 であり，前化合物 A の場合と同様に水素数 $12+\alpha$，炭素数 10 で 5 ppm 以内の誤差で可能な C, H, O, N からなる分子式は，$C_{10}H_{12}O_2$（精密分子量 164.0837）しかない．この結果，化合物 B の分子式は，$C_{10}H_{12}O_2$ と決定できる．

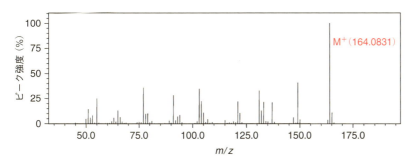

図 13・11　化合物 B の HREI-MS スペクトル

つぎに化合物 B の二次元 NMR スペクトルでの解析に移る．まず化合物 B の HSQC スペクトルを測定し（図 13・12），直接結合した ^{1}H-^{13}C 情報として，a-A, b-B, c,d-D, e-H, f-F, g-E, h-C を得る．Ⓓの化学シフトは δ_C 115.3 であり二つの ^{1}H（ⓒとⓓ）シグナルと直接結合していることから，エキソメチレン

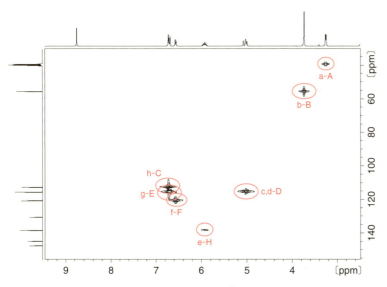

図 13・12　化合物 B の HSQC スペクトル　○は互いに直接結合している相関ピークを示す．

(=CH₂) と判定できる．またこのスペクトルでは ⓘ（δ_H 8.75）はいずれの ^{13}C シグナルとも相関が認められないことから交換性プロトン（OH または NH）であることが明らかであるが，化合物 B は窒素を含まないため，必然的に ⓘ は OH シグナルと決まる．

つぎに化合物 B の ^{1}H-^{1}H COSY スペクトル（図 13・13）を解析する．^{1}H-^{1}H COSY では ⓖ と ⓕ の間で相関ピークが観察され（g-f, f-g），予想通り ⓖ, ⓕ はベンゼン環の ^{1}H であり，互いに隣接した位置関係であることが確認される．この結果，化合物 B には図 13・14 中の部分構造 ① として示される構造が存在することが決定する．またエキソメチレン ^{1}H シグナルである ⓒ, ⓓ と二重結合炭素に結合した ^{1}H シグナルである ⓔ の間に相関が認められ（c-e, d-e, e-c, e-d），ⓔ はさらに CH₂ である ⓐ と相関している（a-e, e-a）．

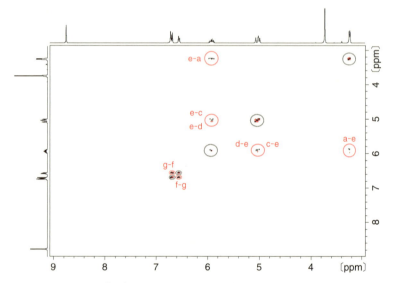

図 13・13 化合物 B の ^{1}H-^{1}H COSY スペクトル　○ は互いに 2〜3 結合にある相関ピークを示す．○ は自分同士の相関を示す対角ピークで，ここから得られる情報はない．

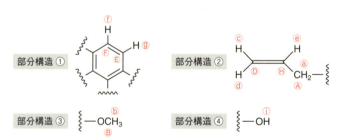

図 13・14　^{1}H-^{1}H COSY までの解析で明らかとなった化合物 B に存在する部分構造

この結果，化合物 B には図 13・14 の部分構造 ② が存在していることが明らかとなった．また前述したように化合物 B には -OCH₃ 基（部分構造 ③）と -OH 基（部分構造 ④）の存在も明らかになっている．

13・2 オイゲノールの構造解析　165

　図 13・14 中に示された部分構造 ①～④ の中にまだ出てきていない化合物 B の ^{1}H シグナルは ⓗ のみである．ⓗ は δ_H 6.72 のシングレット CH であるため，部分構造 ① で未決定の四つの結合手のいずれかに結合していると推定される（ただし分裂していないので，ⓕ や ⓖ と隣接しない位置）．また図 13・14 の部分構造中で決まっていない ^{13}C シグナルは，Ⓒ, Ⓖ, Ⓘ, Ⓙ であるが，これも部分構造 ① で未決定のベンゼン環の各炭素と考えることが妥当である．

　これら未決定の ^{1}H, ^{13}C シグナルの帰属および部分構造 ①～④ の結合については HMBC スペクトルから得られる情報を用いて解析する．まず部分構造 ① 中で未決定の ^{1}H, ^{13}C シグナルについて解析する．HMBC スペクトルの節（§ 12・3・5c）で説明したように，ベンゼン環では 3 結合の ^{1}H-^{13}C 間で強い相関ピーク（^{1}H-^{13}C 遠隔スピン結合）が観察される．HMBC スペクトル（図 13・15）では，部分構造 ① の ⓕ から Ⓒ（HSQC スペクトルから Ⓒ にはシングレット ^{1}H シグナルである ⓗ が直接結合していることは判明している）と Ⓘ に対して相関ピークが観察されている（f-C, f-I）．

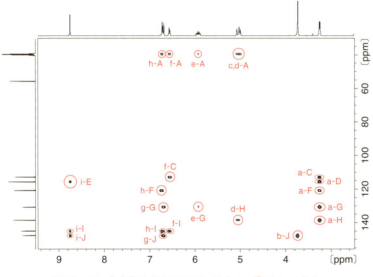

図 13・15　化合物 B の HMBC スペクトル　◯ は 2～3 結合以内にある相関ピークを示す．

　この結果，図 13・16(a)に示す二つの ＊ 印のどちらかが Ⓒ で残りが Ⓘ である．両方のケースを図 13・16(b)に示したが，左の場合は，ⓗ は ⓖ の影響でダブレット（7 Hz 程度）に分裂していなければならないはずである．そこで左は否定され，Ⓒ と Ⓘ の位置は図 13・16(b)の右であることが決まる．

　HMBC では同じように，部分構造 ① の ⓖ から Ⓖ と Ⓙ に相関ピーク（g-G, g-J）が観測されている．したがって図 13・16(c)に示すように ＊＊ のいずれかが Ⓖ で残りが Ⓙ である．この場合も図 13・16(d)に示すように二つのパターンがありうるが，ここまでの時点では左右のいずれが正しいかは判断できない．ただし，図 13・16(d)でまだ結合相手の決まっていない部分構造 ① のベンゼン環

の三つの手に，図 13・14 で残っている部分構造②〜④ が結合していることは，この時点で決定である（部分構造②〜④ までは残りの結合手が一つずつしかないので，たとえば②と④が結合していれば，それで一つの化合物になってしまう）．

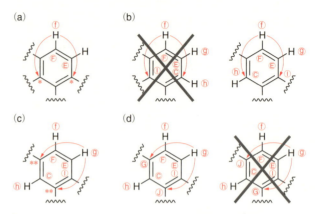

図 13・16 化合物 B のベンゼン環（部分構造①）^{13}C シグナルのHMBC スペクトルからのアサイン

つぎに部分構造②がベンゼン環のどこに結合しているかを考える．図 13・17 に示したように，部分構造②の ⓐ からはベンゼン環の Ⓒ, Ⓕ, Ⓖ に相関ピークが観察されている（a-C, a-F, a-G）．この結果，図 13・16(d)の左の構造が正しく（Ⓒ, Ⓕ, Ⓖ が並んでいる），部分構造②は Ⓖ に結合していることが明らかとなる（このパターンでないと，ⓐ と Ⓒ, Ⓕ, Ⓖ は 3 結合以内とならない）．また部分構造③の ⓑ からはベンゼン環の Ⓙ に相関ピークが観察されているため（b-J），部分構造③は Ⓙ に結合していると判定される．さらに部分構造④の ⓘ からはベンゼン環の Ⓔ, Ⓘ, Ⓙ に HMBC 相関が観察されていることから（i-E, i-I, i-J），部分構造④ はベンゼン環の Ⓘ に結合していることが明らかとなり，この結果，化合物 B は図 13・17 に示すように一義的に決定される．

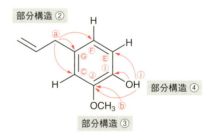

図 13・17 部分構造①〜④ までのつながりによって明らかとなった化合物 B の構造

図 13・17 中に示した構造は，分子式情報（$C_{10}H_{12}O_2$）を満たしており，この構造で正しいと考えてよい．この化合物はオイゲノールという化合物であり，クローブ（丁子）などのスパイスに多く含まれている．

章末問題

〈一次元 NMR スペクトルの解析〉

問題 13・1～13・4 の ^{1}H NMR スペクトルあるいは ^{13}C NMR スペクトルは，タンパク質を構成する 20 種の α-アミノ酸のものである．それぞれのアミノ酸名と，各シグナルが構造中のどの H あるいは C に由来するか，を答えよ．問題 13・2～13・4 では完全な由来の決定は困難であるので，可能な組合わせ（ある H のシグナルは $δ_H$ aaa あるいは $δ_H$ bbb などとして）を示すこと．なお，問題はすべて重水（D_2O）中の ^{1}H NMR スペクトルであるので，NH_2, COOH の H は観測されていない．

問題 13・1

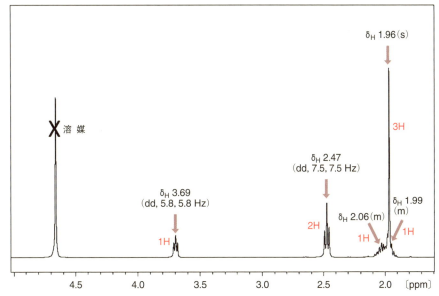

問題 13・2

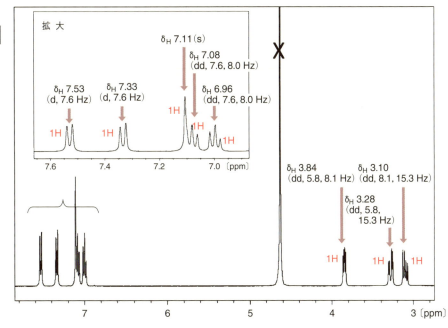

問題 13・3

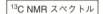

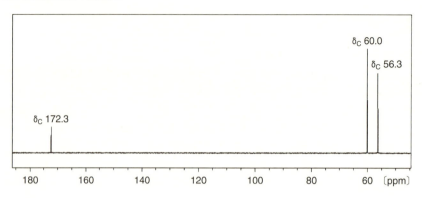

問題 13・4　分子式 $C_4H_7NO_4$

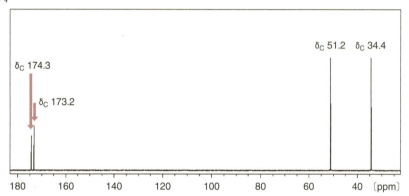

〈二次元 NMR スペクトルの解析〉

　問題 13・5〜13・7 は一次元および二次元 NMR スペクトル解析による構造決定の演習問題である．それぞれスペクトルを解析して，化合物の構造を決定せよ．各シグナルの帰属も行うこと．なお，δ_H, δ_C の表記は省略した．

問題 13・5　以下のスペクトルを解析して，化合物の構造を決定せよ．各シグナルの帰属も行うこと．

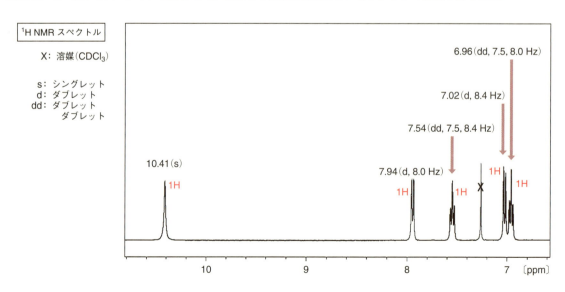

問題 13・5（つづき）

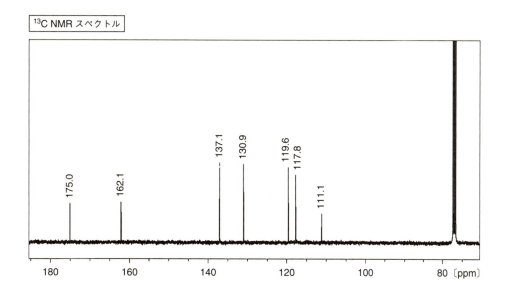

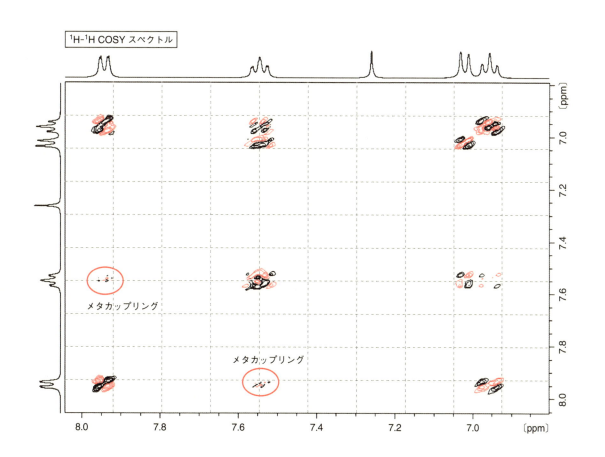

問題 13・5 (つづき)

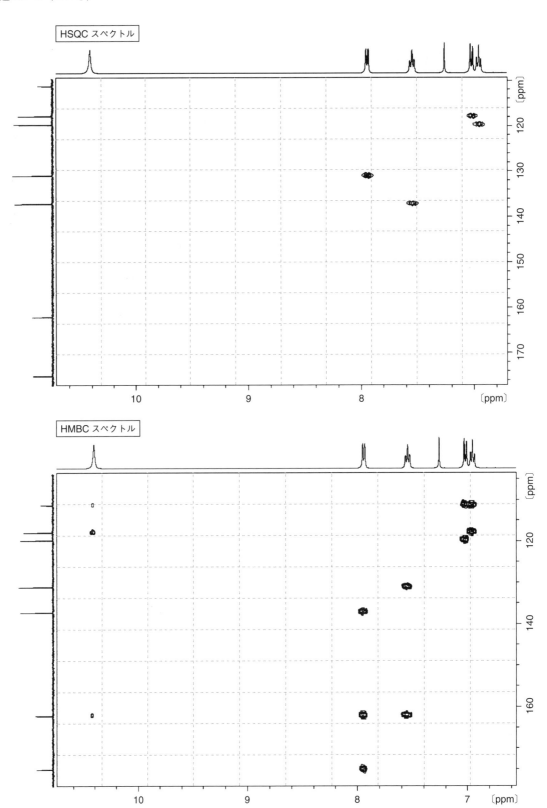

問題 13・6　分子式 $C_5H_8O_2$

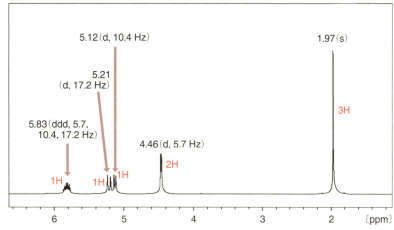

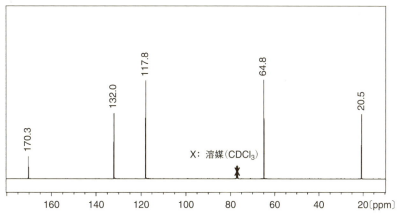

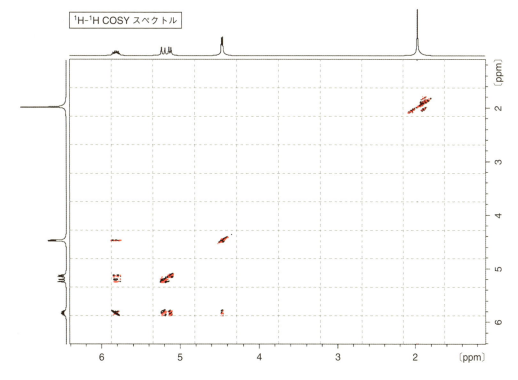

問題 13・6（つづき）

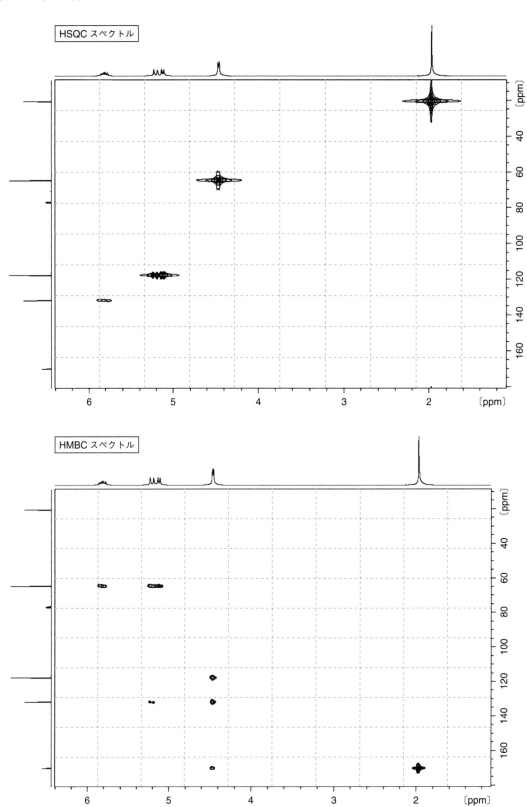

問題 13・7　分子式 $C_{10}H_{10}O_3$

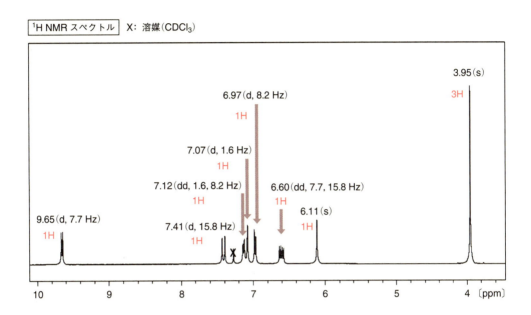

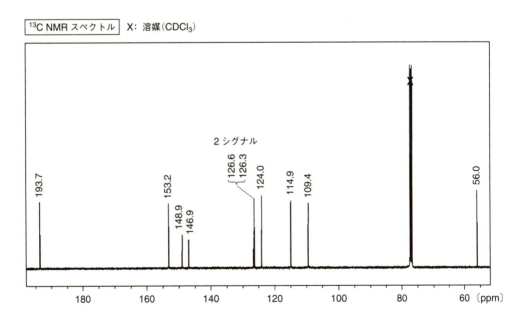

問題 13・7（つづき）

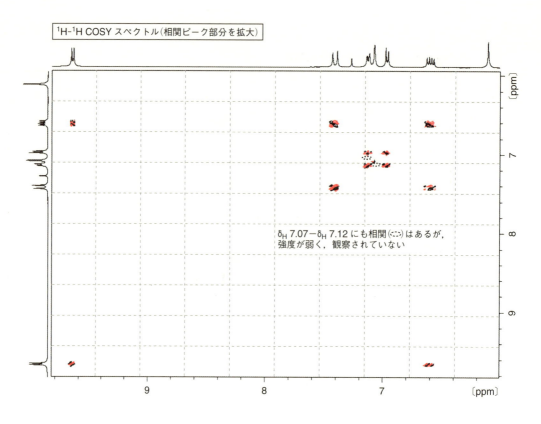

^{1}H-^{1}H COSY スペクトル（相関ピーク部分を拡大）

δ_H 7.07–δ_H 7.12 にも相関（⋯）はあるが，強度が弱く，観察されていない

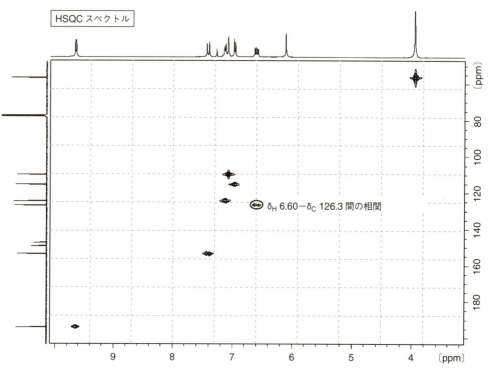

HSQC スペクトル

δ_H 6.60–δ_C 126.3 間の相関

問題 13・7（つづき）

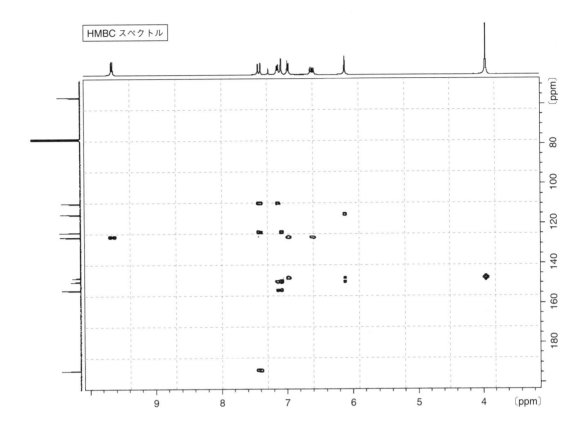

HMBC スペクトル

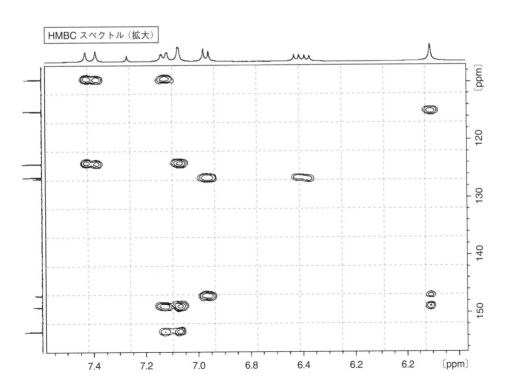

HMBC スペクトル（拡大）

章末問題解答

第1章 分析データの取扱い

問題 1・1

1) $4.2765 - 3.33 = 0.9465 \fallingdotseq 0.95$
   - 4.2765: 小数点以下4桁
   - 3.33: 小数点以下2桁
   - 0.95: 小数点以下2桁

2) $1.004 \times 13.33 \div 5.2 = 2.573\cdots \fallingdotseq 2.6$
   - 1.004: 有効数字4桁
   - 13.33: 有効数字4桁
   - 5.2: 有効数字2桁
   - 2.6: 有効数字2桁

3) $(3.8775 - 3.3835) \div 1.67$
   - 3.8775: 小数点以下4桁
   - 3.3835: 小数点以下4桁
   - 1.67: 有効数字3桁

   $= 0.4940 \div 1.67 = 0.29580\cdots \fallingdotseq 0.296$
   - 0.4940: 有効数字4桁
   - 1.67: 有効数字3桁
   - 0.296: 有効数字3桁

問題 1・2 まず結果数値を大きい順に並べる．

15.3777, 15.3524, 15.3515, 15.3510,
15.3508, 15.3506, 15.3505

最も大きく，かつ隣の数値と差のある 15.3777 について Q_{90} 検定を行うと，

$$\frac{|15.3777-15.3524|}{15.3777-15.3505} = 0.93014\cdots$$

となり，$n=7$ の場合の判定値 0.507 より大きい．したがって，この数値は棄却される．

次の 15.3524 を同様に検定すると，

$$\frac{|15.3524-15.3515|}{15.3524-15.3505} = 0.47368\cdots$$

となり，$n=6$ の場合の判定値 0.560 より小さい．したがって，この数値は棄却されない．

最小値の 15.3505 についても検討を行うと，

$$\frac{|15.3505-15.3506|}{15.3524-15.3505} = 0.0526$$

となり，棄却されない．この結果，容器の恒量は，

$$\frac{15.3524+15.3515+15.3510+15.3508+15.3506+15.3505}{6}$$

$$= 15.351133\cdots \fallingdotseq 15.3511 \text{ (g)}$$

実験標準偏差 (S) は，

$$S = \sqrt{\frac{\begin{array}{c}\{(15.3524-15.3511)^2+(15.3515-15.3511)^2+\\(15.3510-15.3511)^2+(15.3508-15.3511)^2+\\(15.3506-15.3511)^2+(15.3505-15.3511)^2\}\end{array}}{(6-1)}}$$

$= 0.000714\cdots \fallingdotseq 0.0007$

$$\text{RSD} = \frac{0.000714 \times 100}{15.3511} \fallingdotseq 0.005$$

第2章 分析化学に関わる基礎理論

問題 2・1 必要な水酸化カリウム分子の質量は，

$$200 \text{ g} \times 0.055 = 11 \text{ g}$$

試薬水酸化カリウム a (g) をはかりとって溶液を調製するとすれば，

$$a \text{ g} \times 0.85 \text{ g/g} = 11 \text{ g}$$

$$a = 12.94\cdots \fallingdotseq 13 \text{ g}$$

したがって電子天秤で試薬水酸化カリウム 13 g をはかりとり，ここに水を 200 g－13 g＝187 g 加えればよい．水は体積ではかりとるので，187 g÷1.00 g/mL＝187 mL 加えればよい．

問題 2・2 必要な塩酸分子の質量 (g) は，

$$50 \text{ g/L} \times 0.500 \text{ L} = 25 \text{ g}$$

試薬塩酸 a mL をはかりとって溶液を調製するとすれば，

$$a \text{ mL} \times 1.18 \text{ g/mL} \times 0.35 = 25 \text{ g}$$

$$a = 60.532\cdots \fallingdotseq 60.5 \text{ mL}$$

したがって，メスシリンダーで試薬塩酸 60.5 mL をはかりとってビーカーなどに入れ，ここに水を 300 mL 程度加えて撹拌後，溶液を 500 mL 容メスシリンダーなどに移して 500 mL にフィルアップすればよい．

問題 2・3 必要な塩酸分子の mol 数は，

$$2.0 \text{ mol/L} \times 0.500 \text{ L} = 1.0 \text{ mol}$$

試薬塩酸 a mL を用いて，本溶液を調製するとすると，

$$\frac{a \text{ mL} \times 1.18 \text{ g/mL} \times 0.35}{36.461 \text{ g/mol（塩酸分子量）}} = 1.0 \text{ mol}$$

$$a = 88.28\cdots \fallingdotseq 88 \text{ mL}$$

したがってメスシリンダーなどで試薬塩酸 88 mL をはかりとってビーカーなどに入れ，ここに水を 300 mL 程度加えて撹拌後，溶液を 500 mL 容メスシリンダーなどに移して 500 mL にフィルアップすればよい．

問題 2・4 必要な硫酸分子の mol 数は，

$$0.50 \text{ mol/L} \times 0.25 \text{ L} = 0.125 \text{ mol}$$

試薬硫酸 a mL を用いて，本溶液を調製するとすると，

$$\frac{a \text{ mL} \times 1.84 \text{ g/mL} \times 0.95}{98.09 \text{ g/mol（硫酸分子量）}} = 0.125 \text{ mol}$$

$$a = 7.014\cdots \fallingdotseq 7.0 \text{ mL}$$

したがって，あらかじめ水 200 mL 程度を入れたビーカー中に，メスシリンダーなどではかりとった試薬硫酸 7.0 mL をゆっくりと加えて撹拌後，溶液を 500 mL メスシリンダーなどに移して 250 mL にフィルアップすればよい．

問題 2・5 ブドウ糖 1.00 g は,

$$1.00 \text{ g} \div 180.16 \text{ g/mol} = 0.0055506\cdots \text{ mol}$$

これを水に溶かして 0.1000 L としたので, モル濃度 (M, mol/L) は,

$$0.0055506\cdots \text{ mol} \div 0.1000 = 0.0555 \text{ M}$$
有効数字 3 桁

第 3 章 容量分析, 重量分析, 吸光分析

問題 3・1 当量濃度を a N とすれば, $cv = c'v'$ より,

$$a \text{ N} \times \frac{10.00 \text{ L}}{1000} = (0.2 \times 1.033) \text{ N} \times \frac{15.81 \text{ L}}{1000}$$

$$a = 0.326637\cdots \fallingdotseq 0.3266 \text{ N}$$
有効数字 4 桁

問題 3・2 質量/体積濃度は,

$$3.578 \text{ g} \div 0.2500 \text{ L} = 14.312 \fallingdotseq 14.31 \text{ g/L}$$
有効数字 4 桁

モル濃度は,

$$\frac{3.578 \text{ g}}{294.20 \text{ g/mol}} \div 0.2500 \text{ L} = 0.048647\cdots \text{ M}$$
$$\fallingdotseq 48.65 \text{ mM}$$
有効数字 4 桁

当量濃度は,

$$\text{モル濃度} \times 6 = 0.291883\cdots \fallingdotseq 0.2919 \text{ N}$$
有効数字 4 桁

チオ硫酸ナトリウム溶液のファクター (F) は, 以下の式から計算される.

$$(0.1 \text{ N} \times F) \times \frac{13.92 \text{ L}}{1000} = 0.291883\cdots \times \frac{5.00 \text{ L}}{1000}$$

$$F = 1.0484\cdots \fallingdotseq 1.05$$

ホールピペットの 5.00 mL が 3 桁なので, 有効数字は 3 桁である.

問題 3・3 まずシュウ酸二水和物 0.5855 g 中のシュウ酸量を求めると,

$$0.5855 \times \frac{126.07 - (18.02 \times 2)}{126.07} = 0.418121\cdots \text{ g}$$

質量/体積濃度は,

$$0.418121\cdots \text{ g} \div 0.1000 \text{ L} \fallingdotseq 4.181 \text{ g/L}$$
有効数字 4 桁

モル濃度は,

$$\frac{0.5855 \text{ g}}{126.07 \text{ g/mol}} \div 0.1000 \text{ L} = 0.0464424\cdots \text{ M}$$
$$= 46.44 \text{ mM}$$
有効数字 4 桁

モル数の計算は, 以下でもよい.

$$\frac{0.418121\cdots \text{ g}}{90.03 \text{ g/mol}(\text{シュウ酸分子量})}$$

当量濃度は,

$$\text{モル濃度} \times 2 = 0.0928849\cdots \text{ N} \fallingdotseq 92.88 \text{ mN}$$
有効数字 4 桁

水酸化ナトリウム水溶液のファクター (F) は, 以下の式から計算される.

$$(0.1 \text{ N} \times F) \times \frac{13.75 \text{ L}}{1000} = 0.0928849\cdots \times \frac{15.00 \text{ L}}{1000}$$

$$F \fallingdotseq 1.013 \quad \text{有効数字 4 桁}$$

問題 3・4 1) 希釈溶液のモル濃度 a M とすると,

$$0.755 = 8.20 \times 10^3 \times a \times 1.000$$
$$a = 0.092073\cdots \times 10^{-3} = 9.21 \times 10^{-5} \text{ M}$$
吸光係数および吸光度が 3 桁なので 有効数字 3 桁

したがって元溶液のモル濃度 b M は,

$$b \times \frac{1.00}{100.0} = a(9.21 \times 10^{-5})$$

$$b = 9.21 \times 10^{-3} \text{ (M)} = 9.21 \text{ mM}$$
有効数字 3 桁

2) A 値を c とすれば,

$$c = 1.50 \times 10^4 \times a(9.21 \times 10^{-5}) \times 1.000$$
$$c = 1.38 \quad \text{有効数字 3 桁}$$

問題 3・5 希釈液中の A のモル濃度を a M, B のモル濃度を b M, C のモル濃度を c M とすると, 以下の連立方程式が成立する.

1) 250 nm での吸光度 A

$$1.20 \times 10^4 \times a + 2.80 \times 10^4 \times b + 1.00 \times 10^4 \times c$$
$$= 1.601 \cdots \text{①}$$

2) 320 nm での吸光度 A

$$2.00 \times 10^4 \times a + 0.00 \times b + 2.00 \times 10^4 \times c$$
$$= 1.306 \cdots \text{②}$$

3) 500 nm での吸光度 A

$$4.80 \times 10^4 \times a + 0.00 \times b + 0.00 \times c = 0.600 \cdots \text{③}$$

まず③式から,

$$a = 1.25 \times 10^{-5} \text{ M} \cdots \text{④}$$

③を②に代入して,

$$2.00 \times 10^4 \times 1.25 \times 10^{-5} + 2.00 \times 10^4 \times c = 1.306$$
$$2.00 \times 10^4 \times c = 1.056$$
$$c = 5.28 \times 10^{-5} \text{ M} \cdots \text{⑤}$$

④, ⑤を①に代入して,

$$1.20 \times 10^4 \times 1.25 \times 10^{-5} + 2.80 \times 10^4 \times b +$$
$$1.00 \times 10^4 \times 5.28 \times 10^{-5} = 1.601$$
$$2.80 \times 10^4 \times b = 0.923$$
$$b = 3.30 \times 10^{-5} \text{ M} \cdots \text{⑥}$$

④～⑥は, 元溶液を 1.00/100.0 倍したものの濃度であるから, 元溶液中のそれぞれの濃度は,

$$\text{A} = 1.25 \times 10^{-3} \text{ M}$$

$$B = 3.30 \times 10^{-3} \text{ M}$$
$$C = 5.28 \times 10^{-3} \text{ M}$$

第5章 食品成分の定量分析

問題5・1 水分%は,
$$\frac{21.8355 + 2.4863 - 23.8990 \text{ g}}{2.4863 \text{ g}} \times 100 = \frac{0.4228}{2.4863} \times 100$$
$$= 17.0051\cdots$$
$$\fallingdotseq 17.01 \%$$
有効数字4桁

有効数字4桁と5桁の割り算なので,有効数字は4桁である.

問題5・2 1) 捕集されたアンモニアの当量数(=mol数)は,
$$0.05 \text{ N} \times 0.9987 \times \frac{45.88 \text{ L}}{1000} = 2.291017\cdots \times 10^{-3} \text{ mol}$$

この中の窒素の重量は,
$$2.291017\cdots \times 10^{-3} \text{ mol} \times 14.01 \text{ g/mol} = 0.03209\cdots \text{ g}$$

上記窒素重量は試料0.5022 g 中にあるので,窒素%は,
$$\frac{0.03209\cdots \text{ g}}{0.5022 \text{ g}} \times 100 = 6.39130\cdots \fallingdotseq 6.391 \%$$
有効数字4桁

2) タンパク質%は,
$$6.39130\cdots (\text{窒素\%}) \times 6.25 = 39.945\cdots \fallingdotseq 39.9 \%$$

6.25 が3桁なので,有効数字3桁である.

問題5・3 脂質%は,
$$\frac{0.1566 \text{ g}}{2.3908 \text{ g}} \times 100 = 6.55010\cdots \fallingdotseq 6.550 \%$$
有効数字4桁

問題5・4 灰分%は,
$$\frac{(8.1268 - 7.8162) \text{ g}}{2.0872 \text{ g}} \times 100 = \frac{0.3106 \text{ g}}{2.0872 \text{ g}} \times 100$$
$$= 0.148811\cdots$$
$$\fallingdotseq 14.88 \% \quad \text{有効数字4桁}$$

引き算終了後,4桁(分子)と5桁(分母)の割り算となるので,有効数字は4桁である.

問題5・5 1) A: 白, a: $AgCl$. B: 赤, b: Ag_2CrO_4.

2) 塩分濃度を a (mol/L) とすると,
$$a \text{ mol/L} \times \frac{1.00 \text{ mL}}{100.0 \text{ mL}} \times \frac{10.00 \text{ L}}{1000}$$
$$= 0.1 \times 1.005 \times \frac{3.05 \text{ L}}{1000}$$
$$a = 3.06525 \fallingdotseq 3.07 \text{ mol/L} \quad \text{有効数字3桁}$$

3) 醤油1Lを考えると,この中のNaCl量(g)は,
$$3.06525 \text{ mol} \times 58.44 \text{ g/mol} = 179.13\cdots \text{ g}$$
有効数字3桁　　　　　　　　　　　　　　　　　有効数字3桁

醤油1Lの重量は,
$$1000 \text{ mL} \times 1.05 \text{ g/mL} = 1.05 \times 10^3 \text{ g}$$
有効数字3桁

したがって質量%濃度は,
$$\frac{179.13\cdots \text{ g}}{1.05 \times 10^3 \text{ g}} \times 100 = 17.060\cdots \fallingdotseq 17.1 \%$$
有効数字3桁

第7章 抽出と二相分配

問題7・1 1) (7・1)式より,
$$K = \frac{0.60 \text{ g/L}}{0.40 \text{ g/L}} = 1.5$$

2) 酢酸エチル中に x g とすると,
$$\frac{x}{1.0} \text{ g/L} \div \frac{(0.4-x)}{1.0} \text{ g/L} = 1.5$$
$$x = 0.24 \text{ g}$$

水層には 0.40 − 0.24 = 0.16 g.

3) 酢酸エチル中に x g とすると,
$$\frac{x}{0.5} \text{ g/L} \div \frac{(1-x)}{1.0} \text{ g/L} = 1.5$$
$$x \fallingdotseq 0.43 \text{ g}$$

水層には 1.0 − 0.43 = 0.57 g.

4) 化合物Aは $K=1.5$ であるので,酢酸エチルと水の中間点よりやや低い極性をもつ物質である.したがって分配係数を大きくするためには,酢酸エチルより極性の高い溶媒を選べばよい.したがってブタノール,エタノール,アセトンが適していることになる.しかしエタノールとアセトンは水と任意の割合で混ざり合うため,二相分配が成立しない.したがって利用できる溶媒はブタノールとなる.

第8章 クロマトグラフィー

問題8・1 1) 糖は極性の高い物質の代表である.したがって糖がたくさんついているほど極性が高くなる.シリカゲル TLC では極性が低いほど R_f 値は大きくなるので,1: 化合物C, 2: 化合物B, 3: 化合物A. 1 の R_f 値は 11 mm/24 mm ≒ 0.46.

2) fr. 10〜15: 化合物C, fr. 20〜25: 化合物B, fr. 40〜50: 化合物A. シリカゲル TLC で上にあがるほど早く溶出される.

3) 1: 化合物A, 2: 化合物B, 3: 化合物C. 極性の高い順に R_f 値は大きくなる.

4) 最初に溶出されるもの: 化合物A. 次に溶出されるもの: 化合物B. 最後に溶出されるもの: 化合物C. 分子(量)の大きいものから順に溶出される.

第13章 スペクトルを利用した有機化合物の構造解析

略解を示す．解析の詳しい解説は，東京化学同人ホームページ（http://www.tkd-pbl.com）上に掲載してあるので参照されたい．

問題 13・1

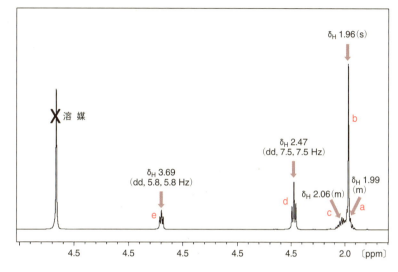

問題 13・2

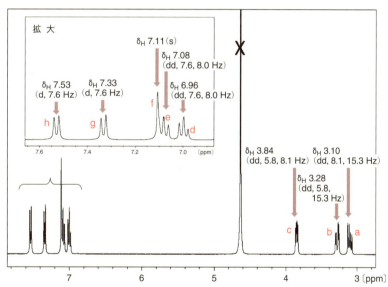

問題 13・3

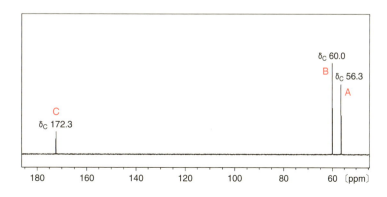

問題 13・4

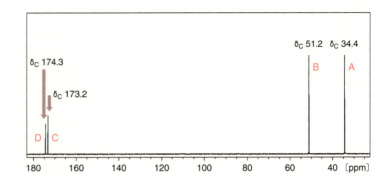

問題 13・5

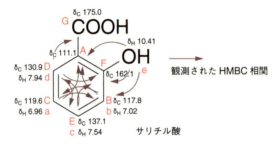
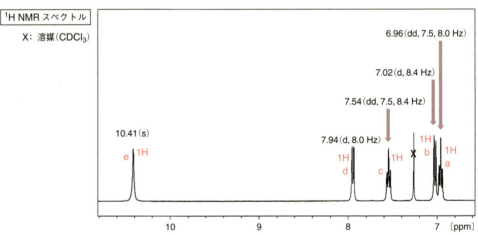
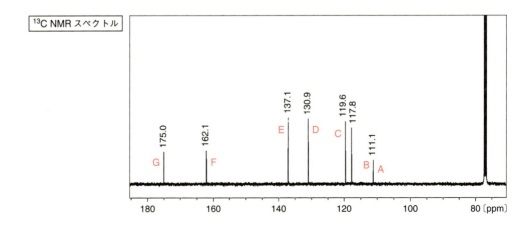

問題 13・5（つづき）

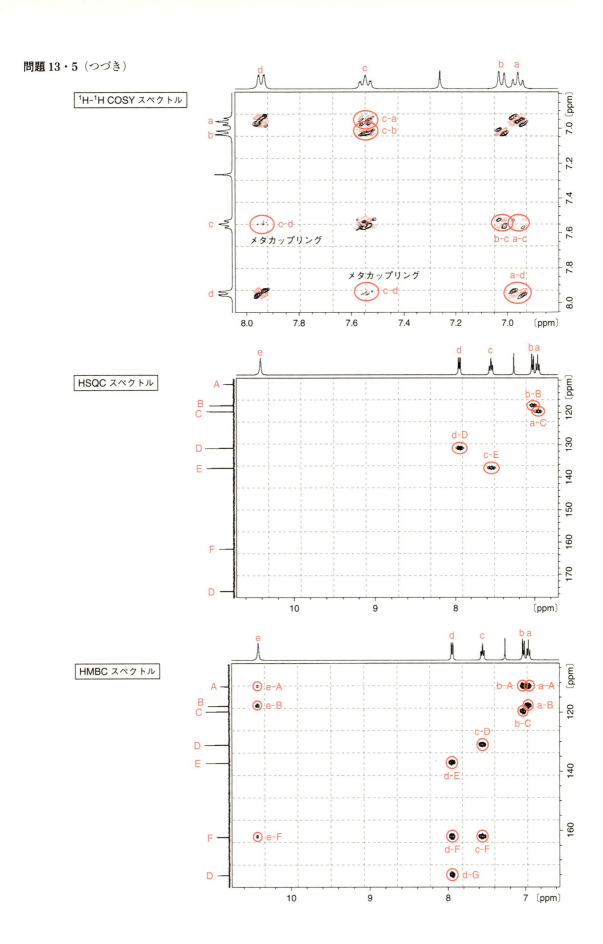

問題 13・6

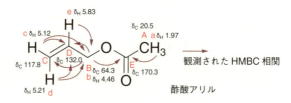

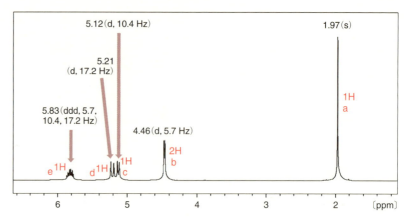

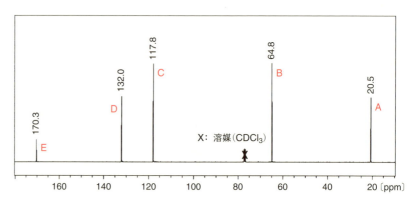

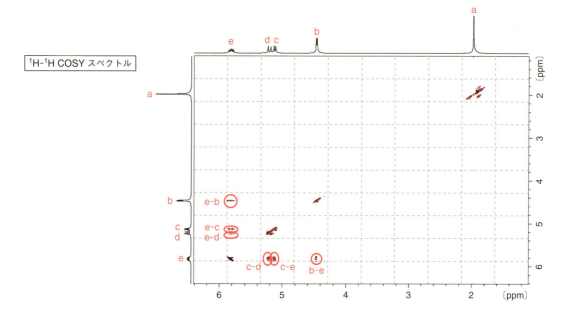

問題 13・6（つづき）

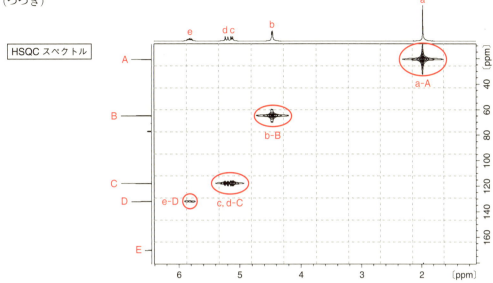

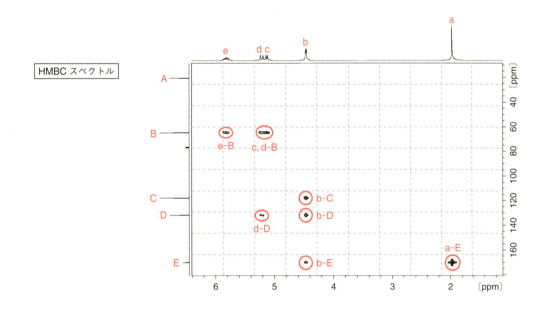

問題 13・7

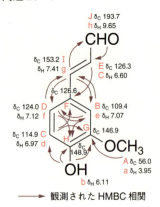

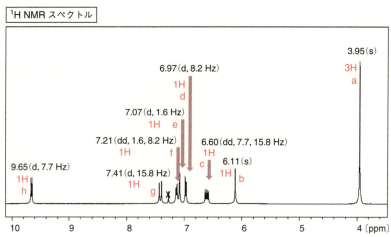

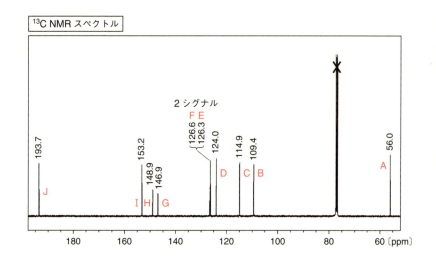

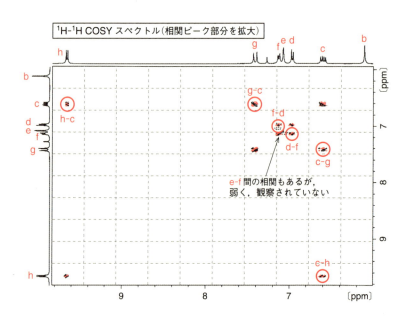

章末問題の解答 185

問題 13・7（つづき）

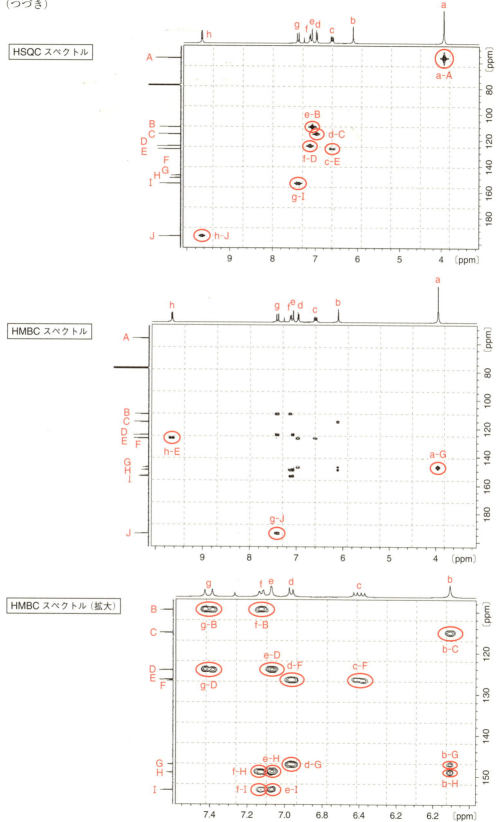

索 引

あ

アイソクラティック法　106
アクリルアミド　111
アサイン　160
アスコルビン酸　72
アセトン　79
アフィニティークロマトグラフィー
　　　　　　　　　　　　113
アボガドロ数　15
アミノ酸
　——の定性分析　50
　——の定量分析　59
アミノ酸アナライザー　59
アミロース　53
RI（示差屈折率）検出器　108
R_f 値　89
アルカリ性　21
アントロン-硫酸法　52, 63

い

EI（電子衝撃イオン化）法　127
ESI（エレクトロスプレーイオン化）法
　　　　　　　　　　　　128
イオン交換クロマトグラフィー　104
イオン交換樹脂　104
一次標準溶液　18
一定容　14
EDTA　38
移動相　89
移動率　89
EBT　38
インドフェノール滴定法　72

え

液体クロマトグラフィー　89
SDS（ドデシル硫酸ナトリウム）　113
SDS-PAGE　112
エタノール　79
エチレンジアミン四酢酸　38
HSQC　154
^1H-^1H COSY　153

^1H NMR スペクトル　141
HMQC　154
HMBC　154
NMR（核磁気共鳴）分光法　139
NOE（核オーバーハウザー効果）　146
NOESY　156
HPLC（高速液体クロマトグラフィー）
　　　　　　　　　　　　106
エバポレーター法　79
F（ファクター）　19
FAD（フラビンアデニンジヌクレ
　　　　　　　　オチド）　71
FAB（高速原子衝撃）法　128
FMN（フラビンモノヌクレオチド）　71
FW　16
MALDI（マトリックス支援レーザー
　　　　　　脱離イオン化）法　129
MS（質量分析）　123
MW　16
エリオクロムブラック T　38
LC-MS　128, 130
エレクトロスプレーイオン化（ESI）法
　　　　　　　　　　　　128
遠隔スピン結合　148
塩　析　84

お

オサゾン　73
OD（光学密度）　42
ODS（オクタデシルシリル化シリ
　　　　　　　　　カゲル）　97
ODS クロマトグラフィー　97
オリゴ糖
　——の定量分析　63

か

カイザー　138
灰　分　67
香り成分　79
化学シフト
　^1H NMR の——　141
　^{13}C NMR の——　149
化学平衡　20
核オーバーハウザー効果（NOE）　146

核磁気共鳴（NMR）分光法　139
核スピン　139
核スピン量子数　139
確定誤差　3
画　分　95
可視光　41, 132
ガスクロマトグラフィー（GC）　99
活性炭　96
加熱乾燥法　55
過マンガン酸カリウム　30, 36
カラムクロマトグラフィー　90
カリウム
　——の定量　68
カルシウム
　——の定量　68
カロテノイド　54
還　元　27
還元剤　29
還元性
　グルコースの——　61
還元糖　52, 60
緩衝域　25
緩衝液　23
緩衝作用　25

き

機器分析　121
棄却（測定値の）　5
棄却係数　5
キサントプロテイン反応　51
帰　属　160
規定度　17
逆相クロマトグラフィー　98
キャリアガス　100
吸光係数　42
吸光光度分析　41
吸光度　42
吸　着　91
Q 検定　5
キュベット　42
共沸現象　80
共沸蒸留法　56
共　鳴　140
共役な酸化還元対　27
極性脂質　53, 64
極大吸収波長　133
キレート剤　38

索引

キレート滴定　37
金属指示薬　38

く

偶然誤差　4
クマシーブリリアントブルー　112
グラジエント法　106
クリプトキサンチン　69
グルコース　61
　　――の還元性　61
　　――の検出　52
　　――の平衡状態　61
グルタチオン　114
クレゾールレッド　22
クロマトグラフィー　89
クロロホルム　79

け

K(平衡定数)　20
蛍光検出器　109
蛍光指示薬　94
蛍光物質　109
系統誤差　3
K_a(酸解離定数)　23
K_W(水のイオン積)　21
ケルダール法　56
減圧濃縮　79
限外沪過　103
原子量　15, 126

こ

光学密度　42
高極性物質　82
公　差　7
高磁場　141
構造解析　157
高速液体クロマトグラフィー(HPLC)　106
高速原子衝撃(FAB)法　128
高分解能質量分析スペクトル(HR-MS)　126
恒　量　10, 39
誤　差　3
固定液相　100
固定相　89
コリン
　　――の検出　54

さ

再結晶　84
錯化合物　38

酢　酸
　　――の解離　23
　　――の滴定曲線　24
酢酸緩衝液　25
錯　体　38
三塩化チタン　30
酸塩基滴定　32
酸　化　27
酸解離定数　23
酸化還元滴定　36
酸化還元電位　29
酸化還元反応　27
酸化剤　29
酸化数　27
三酸化ヒ素　30
酸　性　21

し

J(スピン結合定数)　145, 148
ジエチルエーテル　79
^{13}C NMR スペクトル　150
ジェミナルスピン結合　147
紫外・可視分光法　133
紫外光　41, 132
磁気回転比　139
磁気モーメント　139
式　量　16
シグナル強度　144
示差屈折率(RI)検出器　108
GC(ガスクロマトグラフィー)　99
GC-MS　127
脂　質
　　――の定性分析　53
　　――の定量分析　64
指示薬　31
湿気とり　92
実験標準偏差　6
質量作用の法則　20
質量/質量濃度　12
質量/体積濃度　12
質量%/濃度　12
質量分析(MS)　123
質量分析スペクトル　125
脂肪酸　53
弱塩基　26
弱　酸　23
遮　蔽　141
シュウ酸　30
シュウ酸-過マンガン酸カリウム滴定　36
シュウ酸二水和物　37
終　点　31
自由誘導減衰　140
重量/重量濃度 → 質量/質量濃度
重量%濃度 → 質量%濃度
重量分析　39
順相クロマトグラフィー　98
昇　華　81

食　塩
　　――の定量　68
食物繊維
　　――の定量分析　66
シリカゲル　91
シングレットシグナル　145
伸縮振動　138
真　度　4
信頼限界　5
信頼限界%と棄却係数　5

す

水素イオン濃度　21
水素炎検出器　100
水　分
　　――の定量　55
水溶性食物繊維　66
スクロース
　　――の検出　52
ステロール
　　――の定性分析　53
スピン結合定数(J)　145
スピン-スピン分裂　145

せ

正確さ　4
精　製　77
精　度　6
精密質量　126
赤外光　132
赤外分光法　137
絶対誤差　4
セリワノフ反応　52
セ　ル　42

そ

操作誤差　3
相対誤差　4
相対標準偏差　6
測容器　7
粗脂肪　64
粗タンパク量　56
ソックスレー抽出　64
粗デンプン　61
ソモギ変法　60

た

脱イオン水　105
脱　塩　105

多 糖
　　——の定性分析　52
　　——の定量分析　60
w/w 濃度　12
w/w%　12
wt%　12
w/v 濃度　12
ダブレットシグナル　146
炭水化物
　　——の定性分析　52
　　——の定量分析　60
担 体　89
単 糖
　　——の定量分析　63
タンパク質
　　——の定性分析　50
　　——の定量分析　56
　　——の電気泳動　111
単 離　77, 115

ち

チアミン　70
チオ硫酸ナトリウム　30, 36
窒素ガス吹きつけ法　80
窒素-タンパク質換算係数　58
チモールブルー　22
茶
　　——の抽出　84
抽 出　82
中 性　21
中性脂質　64
中和滴定　32
中和点　33
沈殿滴定　37

て

DAD 検出器　108
TMS(テトラメチルシラン)　143
TLC(薄層クロマトグラフィー)　89
TOF(飛行時間型質量分析計)　124
低極性物質　82
低磁場　141
定性分析　49
定量分析　49, 55
滴 定　31
滴定曲線　24, 32
デシケーター　39
鉄
　　——の定量　68
テトラメチルシラン(TMS)　143
展 開　89
電気泳動　111
電子衝撃イオン化(EI)法　127
電子天秤　40
電磁波　132

デンプン
　　——の定性分析　52
　　——の定量分析　60

と

透過度　42
透過率　42
凍結乾燥濃縮　81
糖 質
　　——の定性分析　52
　　——の定量分析　60
透 析　103
糖度計　63
当量数　17, 34
当量点　31, 33
当量濃度　17
トコフェロール　54, 74
ドデシル硫酸ナトリウム(SDS)　113
ドラーゲンドルフ反応　54
トリス塩酸緩衝液　26

な 行

ナイアシン　72
ナトリウム
　　——の定量　68
α-ナフトール-硫酸法　52

二クロム酸カリウム　30, 37
ニコチン酸　72
二次元 NMR スペクトル　152
二次標準溶液　18, 31
二相分配　84
ニンヒドリン反応　50

ネルンスト式　29

濃 縮　79
濃 度　12

は

配位結合　38
配位子　38
バイオアッセイ　72
薄層クロマトグラフィー(TLC)　89
パントテン酸　72

ひ

ビウレット反応　51
PAGE(ポリアクリルアミド電気泳動)　111

pH　20
　　二相分配における——の影響　87
pH 試験紙　22
pH 指示薬　21, 32
　　——の特徴および試薬濃度　22
pH メーター　23
ビオチン　72
飛行時間(TOF)型質量分析計　124
ビシナルスピン結合　147
非遮蔽　141
比 重　13
ビタミン
　　——の定性分析　54
　　——の定量分析　69
ビタミン A　69
ビタミン B　70
ビタミン B_1　70
ビタミン B_2　71
ビタミン C　72
ビタミン D　73
ビタミン E　54, 74
標準酸化還元電位　29
標準物質　18
標準偏差　6
標準偏差パーセント　6
標準溶液　18, 31
標 定　18
秤量形　41

ふ

ファクター　18
フィルアップ　14
フェノールフタレイン　22
不確定誤差　4
ブタノール　79
不偏分散　6
不溶性食物繊維　66
フラクション　95
フラグメントイオンピーク　125
フラビンアデニンジヌクレオチド (FAD)　71
フラビンモノヌクレオチド(FMN)　71
フーリエ　141
フルクトース
　　——の検出　52
フルフラール誘導体　52
プレパラティブ TLC　90
プロスキー変法　66
プロビタミン A　69
ブロモチモールブルー　22
分 画　95
分 極　82
分光光度計　43
分光分析　132
分 散　6
分子イオンピーク　125
分子ふるいクロマトグラフィー　102

索引

分子量　16
分　配　97
分配係数　85
分別蒸留　79
分別沈殿　84

へ

平均値　6
平衡定数　20
ヘキサン　79
ベネディクト反応　52
ペプチド　56
変角振動　138
偏　差　6
偏差平方和　6

ほ

方法誤差　3
保持時間　100
ホスファチジルコリン　54
ポリアクリルアミド電気泳動(PAGE)　111

ま

マイクロピペット　8
マグネシウム
　　——の定量　68
マトリックス支援レーザー脱離イオン化
　　　　　(MALDI)法　129
マルトース
　　——の検出　52

み

水　79
水のイオン積　21

め

メタカップリング　148
メタノール　79
メチルオレンジ　22
メチルレッド　22
メチレンブルー　57

も

最も確からしい値　6
モーリッシュ反応　52
モル　15
モル吸光係数　43
モル濃度　16
モール法　68

や行

約束分析　56
有効数字　7
油　脂　53
溶　液　12
溶解度積　37

溶　質　12
ヨウ素　30
ヨウ素酸カリウム　30, 36
ヨウ素-チオ硫酸ナトリウム滴定　36
ヨウ素-デンプン反応　53
溶　媒　12
　　——の濃縮　79
　　二相系に用いられる——　86
溶媒系　93
容量分析　31

ら

ラジオ波　132
ランベルト-ベールの法則　42

り

力　価　19
リーベルマン-バーチャード反応　53
リボフラビン　71
硫化鉛(PbS)沈殿反応　51
理論段数　107
リ　ン
　　——の定量　69
リン酸緩衝液　25
リン-モリブデン酸発色　94

れ，ろ

レシチン　54
レチノール　69
レチノール当量　70
ローリー法　58

新藤　一敏
1963年 東京に生まれる
1985年 東京大学農学部 卒
現 日本女子大学家政学部 教授
専門 生物有機化学，天然物化学
博士（農学）

森光　康次郎
1963年 北海道に生まれる
1987年 名古屋大学農学部 卒
現 お茶の水女子大学基幹研究院自然科学系 教授
専門 食品工業化学
博士（農学）

第1版 第1刷 2016年12月5日 発行
第3刷 2020年 8月27日 発行

新スタンダード栄養・食物シリーズ 18
食 品 分 析 化 学

Ⓒ 2016

著 者　　新　藤　一　敏
　　　　　森　光　康次郎
発行者　　住　田　六　連
発　行　　株式会社 東京化学同人
東京都文京区千石3丁目36-7(〒112-0011)
電話 03-3946-5311・FAX 03-3946-5317
URL：http://www.tkd-pbl.com/

印　刷　中央印刷株式会社
製　本　株式会社 松岳社

ISBN978-4-8079-1678-8
Printed in Japan
無断転載および複製物（コピー，電子
データなど）の配布，配信を禁じます．

新スタンダード 栄養・食物シリーズ
― 全 19 巻 ―

1	社会・環境と健康	大塚 譲・河原和夫・須藤紀子 編
2	生 化 学	大塚 譲・脊山洋右・藤原葉子・本田善一郎 編
3	解剖・生理学 ―人体の構造と機能―	飯田薫子・石川朋子・近藤和雄・脊山洋右 編
4	疾病の成り立ち	飯田薫子・近藤和雄・脊山洋右 編
5	食 品 学 ―食品成分と機能性―	久保田紀久枝・森光康次郎 編
6	調 理 学	畑江敬子・香西みどり 編
7	食品加工貯蔵学	本間清一・村田容常 編
8	食品衛生学 第2版	一色賢司 編
9	基礎栄養学 補訂版	池田彩子・鈴木恵美子・脊山洋右・野口 忠・藤原葉子 編
10	応用栄養学	近藤和雄・鈴木恵美子・藤原葉子 編
11	栄養教育論	赤松利恵・稲山貴代 編
12	臨床栄養学	飯田薫子・市 育代・近藤和雄・脊山洋右・丸山千寿子 編
13	分子栄養学 ―科学的根拠に基づく食理学―	板倉弘重・近藤和雄 編
14	公衆栄養学	大塚 譲・河原和夫・須藤紀子 編
15	給食経営管理論	香西みどり・佐藤瑤子・辻 ひろみ 編
16	食品微生物学	村田容常・渋井達郎 編
17	有機化学の基礎	森光康次郎・新藤一敏 著
18	食品分析化学	新藤一敏・森光康次郎 著
19	基 礎 化 学	村田容常・奈良井朝子 編

4桁の原子量表（2020）

（元素の原子量は，質量数 12 の炭素（¹²C）を 12 とし，これに対する相対値とする．）

　本表は実用上の便宜を考えて，国際純正・応用化学連合（IUPAC）で承認された最新の原子量に基づき，日本化学会原子量専門委員会が独自に作成したものである．本来，同位体存在度の不確定さは，自然に，あるいは人為的に起こりうる変動や実験誤差のために，元素ごとに異なる．従って，個々の原子量の値は正確度が保証された有効数字の桁数が大きく異なる．本表の原子量を引用する際には，このことに注意を喚起することが望ましい．

　なお，本表の原子量の信頼性は亜鉛の場合を除き有効数字の 4 桁目で ±1 以内である．また，安定同位体がなく，天然で特定の同位体組成を示さない元素については，その元素の放射性同位体の質量数の一例を（ ）内に示した．従って，その値を原子量として扱うことはできない．

原子番号	元素名	元素記号	原子量	原子番号	元素名	元素記号	原子量
1	水素	H	1.008	60	ネオジム	Nd	144.2
2	ヘリウム	He	4.003	61	プロメチウム	Pm	(145)
3	リチウム	Li	6.941†	62	サマリウム	Sm	150.4
4	ベリリウム	Be	9.012	63	ユウロピウム	Eu	152.0
5	ホウ素	B	10.81	64	ガドリニウム	Gd	157.3
6	炭素	C	12.01	65	テルビウム	Tb	158.9
7	窒素	N	14.01	66	ジスプロシウム	Dy	162.5
8	酸素	O	16.00	67	ホルミウム	Ho	164.9
9	フッ素	F	19.00	68	エルビウム	Er	167.3
10	ネオン	Ne	20.18	69	ツリウム	Tm	168.9
11	ナトリウム	Na	22.99	70	イッテルビウム	Yb	173.0
12	マグネシウム	Mg	24.31	71	ルテチウム	Lu	175.0
13	アルミニウム	Al	26.98	72	ハフニウム	Hf	178.5
14	ケイ素	Si	28.09	73	タンタル	Ta	180.9
15	リン	P	30.97	74	タングステン	W	183.8
16	硫黄	S	32.07	75	レニウム	Re	186.2
17	塩素	Cl	35.45	76	オスミウム	Os	190.2
18	アルゴン	Ar	39.95	77	イリジウム	Ir	192.2
19	カリウム	K	39.10	78	白金	Pt	195.1
20	カルシウム	Ca	40.08	79	金	Au	197.0
21	スカンジウム	Sc	44.96	80	水銀	Hg	200.6
22	チタン	Ti	47.87	81	タリウム	Tl	204.4
23	バナジウム	V	50.94	82	鉛	Pb	207.2
24	クロム	Cr	52.00	83	ビスマス	Bi	209.0
25	マンガン	Mn	54.94	84	ポロニウム	Po	(210)
26	鉄	Fe	55.85	85	アスタチン	At	(210)
27	コバルト	Co	58.93	86	ラドン	Rn	(222)
28	ニッケル	Ni	58.69	87	フランシウム	Fr	(223)
29	銅	Cu	63.55	88	ラジウム	Ra	(226)
30	亜鉛	Zn	65.38*	89	アクチニウム	Ac	(227)
31	ガリウム	Ga	69.72	90	トリウム	Th	232.0
32	ゲルマニウム	Ge	72.63	91	プロトアクチニウム	Pa	231.0
33	ヒ素	As	74.92	92	ウラン	U	238.0
34	セレン	Se	78.97	93	ネプツニウム	Np	(237)
35	臭素	Br	79.90	94	プルトニウム	Pu	(239)
36	クリプトン	Kr	83.80	95	アメリシウム	Am	(243)
37	ルビジウム	Rb	85.47	96	キュリウム	Cm	(247)
38	ストロンチウム	Sr	87.62	97	バークリウム	Bk	(247)
39	イットリウム	Y	88.91	98	カリホルニウム	Cf	(252)
40	ジルコニウム	Zr	91.22	99	アインスタイニウム	Es	(252)
41	ニオブ	Nb	92.91	100	フェルミウム	Fm	(257)
42	モリブデン	Mo	95.95	101	メンデレビウム	Md	(258)
43	テクネチウム	Tc	(99)	102	ノーベリウム	No	(259)
44	ルテニウム	Ru	101.1	103	ローレンシウム	Lr	(262)
45	ロジウム	Rh	102.9	104	ラザホージウム	Rf	(267)
46	パラジウム	Pd	106.4	105	ドブニウム	Db	(268)
47	銀	Ag	107.9	106	シーボーギウム	Sg	(271)
48	カドミウム	Cd	112.4	107	ボーリウム	Bh	(272)
49	インジウム	In	114.8	108	ハッシウム	Hs	(277)
50	スズ	Sn	118.7	109	マイトネリウム	Mt	(276)
51	アンチモン	Sb	121.8	110	ダームスタチウム	Ds	(281)
52	テルル	Te	127.6	111	レントゲニウム	Rg	(280)
53	ヨウ素	I	126.9	112	コペルニシウム	Cn	(285)
54	キセノン	Xe	131.3	113	ニホニウム	Nh	(278)
55	セシウム	Cs	132.9	114	フレロビウム	Fl	(289)
56	バリウム	Ba	137.3	115	モスコビウム	Mc	(289)
57	ランタン	La	138.9	116	リバモリウム	Lv	(293)
58	セリウム	Ce	140.1	117	テネシン	Ts	(293)
59	プラセオジム	Pr	140.9	118	オガネソン	Og	(294)

†：市販品中のリチウム化合物のリチウムの原子量は 6.938 から 6.997 の幅をもつ．
*：亜鉛に関しては原子量の信頼性は有効数字 4 桁目で ±2 である．
Ⓒ 2020 日本化学会 原子量専門委員会

元素の周期表 (2020)

族→	1	2	3	4	5	6	7	8	9	10	11	12	13	14	15	16	17	18
周期	水素												ホウ素	炭素	窒素	酸素	フッ素	ヘリウム
1	1H 1.008																	2He 4.003
	リチウム	ベリリウム											ホウ素	炭素	窒素	酸素	フッ素	ネオン
2	3Li 6.941†	4Be 9.012											5B 10.81	6C 12.01	7N 14.01	8O 16.00	9F 19.00	10Ne 20.18
	ナトリウム	マグネシウム											アルミニウム	ケイ素	リン	硫黄	塩素	アルゴン
3	11Na 22.99	12Mg 24.31											13Al 26.98	14Si 28.09	15P 30.97	16S 32.07	17Cl 35.45	18Ar 39.95
	カリウム	カルシウム	スカンジウム	チタン	バナジウム	クロム	マンガン	鉄	コバルト	ニッケル	銅	亜鉛	ガリウム	ゲルマニウム	ヒ素	セレン	臭素	クリプトン
4	19K 39.10	20Ca 40.08	21Sc 44.96	22Ti 47.87	23V 50.94	24Cr 52.00	25Mn 54.94	26Fe 55.85	27Co 58.93	28Ni 58.69	29Cu 63.55	30Zn 65.38*	31Ga 69.72	32Ge 72.63	33As 74.92	34Se 78.97	35Br 79.90	36Kr 83.80
	ルビジウム	ストロンチウム	イットリウム	ジルコニウム	ニオブ	モリブデン	テクネチウム	ルテニウム	ロジウム	パラジウム	銀	カドミウム	インジウム	スズ	アンチモン	テルル	ヨウ素	キセノン
5	37Rb 85.47	38Sr 87.62	39Y 88.91	40Zr 91.22	41Nb 92.91	42Mo 95.95	43Tc (99)	44Ru 101.1	45Rh 102.9	46Pd 106.4	47Ag 107.9	48Cd 112.4	49In 114.8	50Sn 118.7	51Sb 121.8	52Te 127.6	53I 126.9	54Xe 131.3
	セシウム	バリウム	ランタノイド	ハフニウム	タンタル	タングステン	レニウム	オスミウム	イリジウム	白金	金	水銀	タリウム	鉛	ビスマス	ポロニウム	アスタチン	ラドン
6	55Cs 132.9	56Ba 137.3	57〜71	72Hf 178.5	73Ta 180.9	74W 183.8	75Re 186.2	76Os 190.2	77Ir 192.2	78Pt 195.1	79Au 197.0	80Hg 200.6	81Tl 204.4	82Pb 207.2	83Bi 209.0	84Po (210)	85At (210)	86Rn (222)
	フランシウム	ラジウム	アクチノイド	ラザホージウム	ドブニウム	シーボーギウム	ボーリウム	ハッシウム	マイトネリウム	ダームスタチウム	レントゲニウム	コペルニシウム	ニホニウム	フレロビウム	モスコビウム	リバモリウム	テネシン	オガネソン
7	87Fr (223)	88Ra (226)	89〜103	104Rf (267)	105Db (268)	106Sg (271)	107Bh (272)	108Hs (277)	109Mt (276)	110Ds (281)	111Rg (280)	112Cn (285)	113Nh (278)	114Fl (289)	115Mc (289)	116Lv (293)	117Ts (293)	118Og (294)

s-ブロック元素　d-ブロック元素　p-ブロック元素

ランタノイド	ランタン	セリウム	プラセオジム	ネオジム	プロメチウム	サマリウム	ユウロピウム	ガドリニウム	テルビウム	ジスプロシウム	ホルミウム	エルビウム	ツリウム	イッテルビウム	ルテチウム
	57La 138.9	58Ce 140.1	59Pr 140.9	60Nd 144.2	61Pm (145)	62Sm 150.4	63Eu 152.0	64Gd 157.3	65Tb 158.9	66Dy 162.5	67Ho 164.9	68Er 167.3	69Tm 168.9	70Yb 173.0	71Lu 175.0
アクチノイド	アクチニウム	トリウム	プロトアクチニウム	ウラン	ネプツニウム	プルトニウム	アメリシウム	キュリウム	バークリウム	カリホルニウム	アインスタイニウム	フェルミウム	メンデレビウム	ノーベリウム	ローレンシウム
	89Ac (227)	90Th 232.0	91Pa 231.0	92U 238.0	93Np (237)	94Pu (239)	95Am (243)	96Cm (247)	97Bk (247)	98Cf (252)	99Es (252)	100Fm (257)	101Md (258)	102No (259)	103Lr (262)

f-ブロック元素

原子量(質量数12の炭素(^{12}C)を12とし、これに対する相対値とする)

ここに示した原子量は実用上の便宜を考えて、国際純正・応用化学連合(IUPAC)で承認された最新の原子量に基づき、日本化学会原子量専門委員会が作成した表によるものである。本来、同位体存在度の不確定さは、自然に、あるいは人為的に起こりうる変動や実験誤差のために、元素ごとに異なる。したがって、個々の原子量の信頼度は、正確度が保証された有効数字の桁数が大きく異なる。本表の原子量を引用する際には、このことに注意を喚起することが望ましい。なお、本表の元素の放射性同位体の質量数の一例を()内に示した。†市販品中のリチウム化合物のリチウムの原子量は6.938から6.997の幅をもつ。*亜鉛に関しては原子量は有効数字4桁目で±2である。

安定な同位体がなく、天然で特定の同位体組成を示さない元素については、その元素の放射性同位体の質量数の一例を()内に示した。したがって、その値を原子量として扱うことはできない。

©2020 日本化学会 原子量専門委員会